佑幼新书

王雪峰小儿病临证用药心得

主编 王雪峰

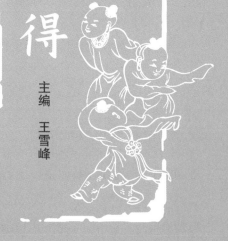

全国百佳图书出版单位

中国中医药出版社

·北京·

图书在版编目（CIP）数据

王雪峰小儿病临证用药心得 / 王雪峰主编 . —北京：
中国中医药出版社，2022.9
（佑幼新书）
ISBN 978-7-5132-7273-5

Ⅰ . ①王…　Ⅱ . ①王…　Ⅲ . ①中医儿科学—临床药学
Ⅳ . ① R272

中国版本图书馆 CIP 数据核字（2021）第 216462 号

中国中医药出版社出版

北京经济技术开发区科创十三街 31 号院二区 8 号楼
邮政编码　100176
传真　010-64405721
河北省武强县画业有限责任公司印刷
各地新华书店经销

开本 710×1000　1/16　印张 17　字数 278 千字
2022 年 9 月第 1 版　2022 年 9 月第 1 次印刷
书号　ISBN 978 – 7 – 5132 – 7273 – 5

定价　78.00 元
网址　www.cptcm.com

服 务 热 线　010-64405510
购 书 热 线　010-89535836
维 权 打 假　010-64405753

微信服务号　zgzyycbs
微商城网址　https://kdt.im/LIdUGr
官 方 微 博　http://e.weibo.com/cptcm
天猫旗舰店网址　https://zgzyycbs.tmall.com

如有印装质量问题请与本社出版部联系（010-64405510）
版权专有　侵权必究

《王雪峰小儿病临证用药心得》编委会

主　编　王雪峰

副主编　张秀英　常一川

编　委　高媛媛　徐文涛　李槟曦

　　　　刘　清　王洪霞　孙嘉忆

　　　　赵梅翔　杨建树　杨梦菲

　　　　蔡　壮

编写说明

古人谓：用药如用兵，用医如用将，善用兵者，徒有车之功；善用药者，姜有桂之效，知其才智，以军付之，用将之道也。知其方，伎以生付之用，医之道也。

《王雪峰小儿病临证用药心得》一书共分为四篇，上篇为引经报使篇，该篇以小儿病辨证特点及用药特点为基础，重点介绍了常用引经药使用经验。中篇为遣方用药篇，以系统为纲、疾病为目，共包括22个病种，既有小儿肺炎、慢性咳嗽、反复呼吸道感染、儿童哮喘、小儿腹泻、厌食症、小儿汗证等常见病种，又有功能性便秘、肠系膜淋巴结炎、多动症、抽动障碍、小儿癫痫、难治性肾病、过敏性鼻炎、特应性皮炎等疑难疾病，系统展现了疾病溯源、临证思路、常用药、对药、角药及小复方等用药体会。下篇为药食同源篇，主要以国家卫健委和国家市场监督管理总局发布的既是食品又是药品的中药名单为基础，对儿科常用的药食同源药物、常见病药膳方及调体质食疗方进行了系统整理。附篇为中药肾毒性，主要对常用的肾毒性药物进行了梳理和总结。

本书可供广大在校师生、中医临床工作者及中医学爱好者参考。由于时间仓促和水平有限，难免有偏颇与疏漏之处，敬请同道指正。

王雪峰

2022 年 7 月 7 日

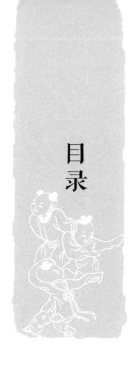

目录

上篇

引经报使

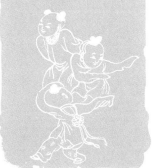

第一章　小儿病辨证特点

临床实践中小儿病辨证多以八纲辨证、脏腑辨证为主。同时，小儿具有脏腑娇嫩、形气未充和三有余、四不足的生理特点，临证时急性热病、传染病及痰湿病症也较为多见，因此，六淫辨证、疫疬辨证及痰食辨证也较为常用。

一、八纲辨证是总纲

八纲辨证是总纲，任何一种辨证方法，均离不开八纲；任何一种病症都可以用八纲加以归纳和概括。其中，阴阳是八纲的总纲，可总括病症的分类；表里可概括疾病的深浅；寒热可概括疾病的属性；虚实可概括邪正的盛衰。疾病按照八纲辨证，可以确定其类型，预测其趋势，明确其治疗方向。

八纲之间是相互联系，不可分割的，如辨别表里必须与寒热虚实联系，辨别虚实又必须与表里寒热联系。此外，尚有表证入里、里证出表、寒证化热、热证转寒、虚实互变之间的转换。因此，运用八纲进行辨证时，不仅要熟练掌握八类证候各自的特点，还要注意它们之间的相互关系。

1. 辨阴阳

《素问·阴阳应象大论》云："善诊者，察色按脉，先别阴阳。"阴阳是八纲证的总纲，可以概括其他六个方面的内容，即表、热、实属阳，里、虚、寒属阴。

（1）辨阳证、阴证

小儿为"稚阴""稚阳"之体，阴易衰，阳也易衰。一般机能亢奋，正气抗邪力强的，为阳证，可见小儿精神兴奋，身热肤温，面红腮赤，唇红而燥，哭声洪亮，烦躁不安，呼吸气粗，口渴引饮，腹痛拒按，大便干结，小便短黄，舌质干红，舌苔黄燥，津乏不润，指纹多浮，色多紫滞，脉浮、数、洪、滑等；反之，机能衰减，正气抗邪力弱的，为阴证，可见小儿神疲乏力，哭声低微，睡喜伏卧，缩手蜷足，目睛无神，不欲见人，声低息微，恶寒欲被，四肢欠温，喜偎母怀，腹痛喜按，大便稀溏，小便清长，面色无华或晦暗，舌质淡而胖嫩，舌苔白薄，滑润多津，指纹多沉，色多淡红或淡青，脉沉、迟、细、微、濡、弱等。

（2）辨阴虚、阳虚

小儿为"稚阴"之体，津液易耗。阴虚液少，阴不制阳，虚热内生则产生阴虚证候，故津液不足是阴虚证的主要病机。临床常见患儿形体消瘦，面颊潮红，午后潮热，手足心热，盗汗咽干，或干咳无痰，或虚烦不寐，口唇干燥，唇色樱红，舌红少苔或无苔，脉沉细等。

小儿为"稚阳"之体，阳气易衰。阳气亏损，温煦功能减退易产生阳虚证候，故阳气不足是阳虚证的主要病机。临床常见患儿精神倦怠，疲乏无力，少气懒言，倦卧嗜睡，虚汗自出，畏寒肢冷，大便稀溏，小便清长，口淡无味，唇舌淡白，苔润滑腻，脉沉迟无力等。

小儿肺常不足、脾常不足、肾常虚，所以小儿肺胃阴虚和脾肾阳虚较为多见。

（3）辨亡阴和亡阳

小儿疾病传变迅速，如在大热大汗、喘促惊厥、大吐大泻或失血等情况下，未予及时救治，则正气迅速亡失，最易出现阴竭阳衰的亡阴、亡阳证候。

亡阴证是机体阴液突然大量消耗或丢失，而致全身功能衰竭所表现的危重证候。患儿见目眶深陷，烦躁不安，呼吸急促，口舌干燥，渴喜冷饮，大汗淋漓，面色红赤，四肢温和，舌质红绛而干，脉细数无力。

亡阳证是机体阳气突然脱失，而致全身功能衰竭所表现的危重证候。患儿见面色苍白，冷汗自出，或大汗淋漓，汗出如油，精神萎靡，

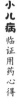

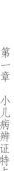

呼吸气微，口不渴，喜热饮，四肢厥冷，畏寒蜷卧，舌白而润，脉微弱欲绝，指纹淡红。

2. 辨表里

张景岳《景岳全书·小儿则》曰："小儿之病，非外感风寒，则内伤饮食，以至惊风吐泻及寒热疳痫之类……故凡外感者，必有表证而无里证，如发热头痛，拘急无汗，或因风搐搦之类是也。内伤者，止有里证而无表证，如吐泻腹痛、胀满、惊痫、积聚之类是也。"表里是辨别疾病所在部位和病势浅深的两个纲领。皮肤、毛窍、肌肉、经络等为外属表，五脏六腑、髓海为内属里。外感六淫之邪，初在肌肤属表；病邪深入，或内伤乳食，或脏腑本身病变所致属里。表证和里证可同一时期出现，称为表里同病，多见于初病既有表证又有里证；表证未解，又传于里；旧病未愈，又加新病，如本有内伤，又加外感，或先有外感，又内伤饮食等。

（1）辨表证、里证

表证多见于外感病邪的早期，症见发热恶寒，头痛身疼，鼻塞流涕，咽喉痒痛，咳嗽，舌苔薄白，脉浮，指纹浮。其中风寒袭表者为表寒证，症见恶寒、发热、无汗、鼻流清涕、口不渴、唇舌淡、舌苔薄白、脉浮紧、指纹浮红等。风热外感者为表热证，症见发热有汗、头目昏痛、鼻流浊涕、口渴、唇红舌红、舌苔薄白、脉浮数、指纹浮紫等。

里证是指病位深入于里，累及脏腑、气血、骨髓等的一类证候。多见于外感病的中后期阶段或内伤疾病，分为里寒、里热、里虚、里实等。其中里寒证症见畏寒肢冷，口不渴，恶心呕吐，腹痛便溏，或完谷不化，澄澈清冷，大便色青，唇舌淡白，舌苔白滑，脉沉迟等。里热证症见发热、出汗、烦渴、口舌生疮、大便干结、小便短黄、面赤、唇红、舌质红、舌苔黄、脉沉数、指纹沉而紫滞等。里虚证症见神疲少动，哭声无力，懒于言语，气短声低，呼吸息微，不欲乳食，大便稀溏，或久泻不止，舌质淡或红，舌苔白或中心无苔，脉沉弱，指纹沉淡。里实证症见发热，或不发热，烦躁，声壮，气粗或喘，口舌生疮，胸腹胀满，大便秘结，或谵语发狂，舌质干红，舌苔黄燥，脉沉实，指纹沉滞等。

（2）辨表里同病

既有表寒证的存在，而又有里热表现，则为表寒里热证，依此类推，尚有表热里寒、表虚里实、表实里虚、表里俱寒、表里俱热、表里俱虚、表里俱实等。

3. 辨寒热

《素问·至真要大论》云："寒者热之，热者寒之。"寒和热是鉴别疾病性质的两个纲领。阴证属寒，阳证属热，阴与寒、阳与热是同一性质的。辨别疾病属于热证还是寒证，是确定治疗的基本原则。两者的治法迥然不同，故辨别寒热二证是儿科临床应当首先注意的问题。当然疾病的临床表现并不十分一致，由于小儿素体差异和感邪之不同，所以有单纯的寒证和单纯的热证，也有寒热错杂，以及真寒假热、真热假寒的各种区分。

（1）辨寒证、热证

寒证症见畏寒，身冷，手足不温，精神多静，喜偎母怀，口和不渴，或渴喜热饮，大便稀溏，小便清长，面色苍白，唇舌淡红，舌苔白滑，脉迟缓，指纹青红等。热证症见发热，手足躁动，精神烦躁，或神昏谵语，渴喜冷饮，大便干燥，小便短黄，面红腮赤，咽喉红赤，唇舌色红，舌苔白薄或黄糙，脉滑数，指纹紫滞等。

（2）辨寒热错杂

儿科疾病除了单纯的寒证和热证外，还有寒证和热证同时出现而形成的寒热错杂证候，如表寒里热、表热里寒、上热下寒、上寒下热之类。

（3）辨寒热真假

张景岳说："寒极则生热。""热极则生寒。"这说明阴阳是可以互相转化的。儿科疾病在发展到热极或寒极的严重阶段，有时会出现一些假象，这种假象，称之为真寒假热或真热假寒。

1）真寒假热：即本证属寒，反见热象。表现为身虽热反欲衣被；面虽赤而浮红娇嫩，舌淡而润；口虽渴而不欲饮或喜热饮；脉虽浮数而按之无力等。此即热在肌表而寒在脏腑。例如小儿肺炎，在出现颊红、咳嗽、烦躁、口渴，甚至揭衣去被、脉亦浮数的同时，又有苔黑而滑，

王雪峰小儿病临证用药心得

二便清利不热，口虽渴而不欲饮，或虽饮而不多，且喜热汤的表现。

2）真热假寒：即本证属热，反见寒象。表现为手足不温，身虽寒反不欲衣被；面虽晦暗而唇焦燥热，或舌红而干，或舌起芒刺，口渴喜冷饮；脉虽沉细而按之有力等。此即寒在肌表而热在脏腑。如小儿疫毒痢，在病重时既见四肢厥冷、脉沉而涩，又见舌红苔黄，或黑而干，大便闭结，或虽下利而肛门灼热，小便短赤，吮乳口热，渴而喜冷饮。

4. 辨虚实

《素问·通评虚实论》云："邪气盛则实，精气夺则虚。"虚实是辨别人体正气强弱和病邪盛衰的两个纲领。小儿由于机体阴阳都不足，所以患病以后，正气易溃，邪气易实。在临床表现上，虚实是两种性质相反的证候，但在辨证上，二者又有其错综复杂的关系，如虚中夹实、实中夹虚等。

（1）辨虚证、实证

虚证多见肌肉消瘦，面色㿠白，精神倦怠，少气懒言，声低息微，哭声无力，食少便溏，唇舌淡红，舌体枯萎或肥嫩，脉虚弱，指纹淡红等。虚证又有虚寒和虚热两种。虚寒者常见畏寒，肢冷，便溏，尿清，面白，唇淡，舌淡，苔白，脉迟无力，指纹青淡。虚热者常见午后潮热，盗汗，咽干，虚烦不寐，手足心热，两颧潮红，嘴唇樱红，舌红苔少，或无苔，脉虚数，指纹淡滞。

实证多见肌肉丰满，呼吸气粗，哭声有力，胸膈胀满，腹痛拒按，脉象有力，指纹紫滞等。

（2）虚实夹杂

患儿素体虚弱，感受外邪，或内伤乳食，或正气已溃而邪热鸱张，都可以出现虚实夹杂的证候。如小儿哮喘，痰涎壅盛，咳嗽喘急，吸气困难，动则喘甚，形寒肢冷，为虚中夹实证。小儿疳积，腹部胀满，二便不利，同时又见形体消瘦、饮食减少、气弱乏力等虚象的，多为实中夹虚证。其辨别关键在于虚实的孰多孰少。

二、脏腑辨证是基础

《灵枢·逆顺肥瘦》曰："婴儿者，其肉脆、血少、气弱。"《小儿药证直诀·变蒸》曰："五脏六腑，成而未全……全而未壮。"《小儿病源方论·养子十法》说："小儿一周之内，皮毛、肌肉、筋骨、脑髓、五脏六腑、营卫、气血，皆未坚固。"《育婴家秘·发微赋》曰："小儿血气未充……肠胃脆弱……神气怯弱。"小儿五脏六腑的形和气皆属不足，其中尤以肺、脾、肾三脏更为突出，具有"肺常不足""脾常不足"及"肾常虚"的特点。

1. 肺与大肠病之辨

小儿"肺常不足"，肺脏发育未臻完善，腠理不密，卫外不固，易为邪气所犯。同时，小儿肺泡数量少且面积小，弹力纤维发育较差，胸廓小而肺脏相对较大，呼吸肌发育差，导致小儿呼吸功能未完善，呼吸储备量较小；小儿呼吸道短且比较狭窄，黏膜薄嫩，支气管黏膜纤毛运动较差；肺内含血量多，含气量少；血中 IgG、IgA 及呼吸道的分泌型 IgA 均较低，因此，小儿呼吸道的非特异性和特异性免疫功能均较差，易出现咳嗽、气喘、咳痰、声音嘶哑、鼻塞流涕等症。肺与大肠相表里，大肠为传导之官，肺与大肠病变致大肠传导失司，常出现大便秘结、泄泻等症。

风热犯肺证：多因外感风热之邪，侵犯肺卫所致。症见鼻塞，流黄涕，咳嗽，咳痰黄稠，不易咳出，甚则气喘鼻扇，常伴发热，微恶风寒，口渴欲饮，咽红肿痛，烦闹不安等，舌边尖红，苔薄黄，脉浮数。

风寒束肺证：多由外感风寒之邪，侵袭肺卫，致使肺气失宣而成。症见鼻塞，流清涕，喷嚏，恶寒，微有发热，咳嗽或气喘，痰稀色白多泡沫，口不渴，或有恶寒发热，头痛身痛，舌苔薄白而润，脉浮紧。

痰热壅肺证：多因外邪犯肺，郁而化热，热伤肺津，炼液成痰，或素有宿痰，内蕴日久化热，痰与热结，壅阻于肺所致。症见咳嗽气喘，痰液黄稠难咳，甚则咳吐脓血，鼻翼扇动，咽喉肿痛，烦闹不安，大便秘结，小便黄少，舌质红，苔黄或黄腻，脉滑数。

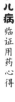

王雪峰小儿病临证用药心得

痰湿阻肺证：多因脾阳素虚，气不化水而生痰湿。症见咳嗽气喘，痰多色清质稀，或有喉中哮鸣，或兼恶寒流涕，舌质淡，苔白滑，脉滑。

肺气虚弱证：多由久病咳喘，耗伤肺气，或因脾虚水谷精气化生不足，肺失充养所致。症见面白神疲，形寒声怯，咳嗽气短，咳声无力，咳甚气喘，动则加剧，或有自汗，舌质淡，舌苔薄白，脉弱。

肺阴亏虚证：多因燥热伤肺，耗伤肺阴，或汗出伤津，阴津耗泄，或久咳不愈，耗损肺阴，渐致肺阴亏虚而成。症见形体消瘦，潮热盗汗，手足心热，午后颧红，口咽干燥，或声音嘶哑，干咳无力，痰少而黏，或痰中带血，舌红少津，舌苔少，脉细数。

大肠湿热证：常由饮食不节或不洁所引起，湿热邪气阻滞大肠，以致大肠传导失司所表现的证候。症见腹痛，暴注下迫，大便黄浊秽臭，肛门灼热，或有里急后重，便下黏液脓血，常有发热烦渴，小便黄少，舌质红，苔黄腻，脉滑数。

2. 脾与胃病之辨

脾胃位于中焦，互为表里关系。小儿"脾常不足"，运化能力比较薄弱。同时，小儿消化道的腺体（如唾液腺、胃腺、胰腺等）发育不足，消化酶分泌量少，导致对食物的消化力弱；消化道的弹力组织和肌肉纤维发育差，食物的传导功能也弱，易出现食欲不振、恶心呕吐、腹痛、腹泻、腹胀等症。

脾气虚证：常由饮食失调，劳累过度等伤脾耗气所引起。症见面色无华，倦怠乏力，食欲不振，食后脘腹胀满，大便溏薄，或有久泻脱肛，或见紫癜便血，常自汗出，舌质淡，苔薄白，脉缓弱。

脾阳虚证：常由脾气虚发展而来，或过食生冷，损伤脾阳所引起。症见面色㿠白，形寒肢凉，口不渴，纳呆食少，脘腹胀痛，喜暖喜按，尿清便溏，或见浮肿尿少，舌质淡，苔薄白，脉沉细或细弱。

寒湿困脾证：常由饮食不节，过食生冷，或居处潮湿所引起。症见头重身困，泛恶欲吐，脘腹胀闷，不思饮食，口淡不渴，腹痛腹泻，或见黄疸晦暗，舌体胖，苔白腻，脉濡缓。

湿热蕴脾证：常由感受湿热邪气，或过食肥甘，积湿化热所引起。

症见脘腹痞闷，呕恶厌食，口苦腹胀，肢体困倦，或见肌肤、黄疸鲜明，或见身热尿黄便溏，舌质红，苔黄腻，脉濡数。

胃虚寒证：常由过食生冷，损伤胃阳，或过用寒凉攻伐药物等所引起。症见胃脘隐痛，饮冷加剧，喜暖喜按，食欲不振，口淡乏味，泛吐清涎，面色少华，疲乏体弱，舌质淡，苔薄白，脉沉弱。

胃阴虚证：常由温热病后期，胃阴耗伤，或气郁化火伤阴所引起。症见饮多食少，脘痞不舒，隐隐灼痛，口干舌燥，或胃脘嘈杂，或呃逆干呕，大便干结，舌质红干，舌苔少或无苔。

胃热炽盛证：常由过食辛辣温燥之品，或气郁化火犯胃引起。症见胃脘灼痛，嘈杂吞酸，渴喜凉饮，或纳则胃痛，或食入即吐，或消谷善饥，口臭齿衄，牙龈肿痛，尿黄便结，舌质红，舌苔黄，脉数有力。

食积胃肠证：常由饮食过量或暴饮暴食伤及胃肠所引起。症见脘腹胀满，疼痛拒按，纳呆厌食，嗳气酸馊，恶心呕吐，矢气泻下酸腐臭秽，呕吐、泻下后胀痛稍减，舌苔垢腻，脉滑。

3. 肝与胆病之辨

小儿肝常有余。肝胆病变，常表现为疏泄功能失常，或肝不藏血，阴血亏虚，筋脉失养，目失涵养等，出现动风抽搐、黄疸、口苦、头晕目眩、急躁易怒、失眠多梦、胁痛、呕吐、肢体痿痹等。肝与胆病辨证，以风证为纲，结合虚实、气郁、湿热等进行。

热盛动风证：常由热邪燔灼肝经所引起。症见高热神昏，两目窜视，项背强直，牙关紧闭，手足躁扰或抽搐，舌质红，舌苔黄，脉弦数，指纹青紫。

肝胆湿热证：常由感受湿热邪气，或过食肥甘，积湿生热，侵犯肝经所引起。症见身目黄疸，口苦胁痛，纳呆呕恶，渴不多饮，发热或寒热往来，尿色黄浊，或见阴痒湿疹，或见睾丸肿痛，舌质红，苔黄腻，脉弦数，指纹紫滞。

肝气郁结证：常由精神刺激，情志不遂以致肝失疏泄所引起。症见抑郁或急躁易怒，胸闷喜叹息，胸胁胀痛，食欲不振，恶心呕吐，舌苔薄白，脉弦，指纹滞。

肝火上炎证：常由火热之邪伤肝，或情志不遂，郁而化火所引起。

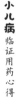王雪峰小儿病临证用药心得

症见面红，目赤肿痛，头痛易怒，烦躁难寐，口苦咽干，胁痛吐酸，或有呛咳咯血，小便短赤，大便秘结，舌质红，舌苔黄，脉弦数，指纹紫。

肝阴虚证：常由久病伤阴或肾阴不足以致水不生木所引起。症见头晕耳鸣，面颊烘热，两目干涩，视物模糊，咽干口燥，五心烦热，潮热盗汗，或有手足蠕动，舌红少津，舌苔少或薄黄，脉弦细数，指纹淡红。

肝血虚证：常由血的生成不足，或久病耗伤阴血所引起。症见面白无华，唇指淡白，眩晕耳鸣，两目干涩，视物不清，或为夜盲，或肢体麻木，或心悸怔忡，舌质淡，舌苔薄，脉细弱，指纹淡白。

4. 心与小肠病之辨

小儿心常有余。心与小肠病变，常表现为心主血的功能失常和心主神志的功能失调，出现心悸怔忡、心烦易惊、夜啼多汗、行为失常、神志失聪等症。心与小肠病辨证，以虚实为纲，虚在血、气、阴、阳，实在痰、火、瘀、热，亦多虚实夹杂，须注意辨其兼夹证候。

心气虚证：多由于素体久虚，或久病失养等原因所致。症见心悸气短，或怔忡不安，易惊少寐，多动虚烦，面色淡白，神疲乏力，自汗且动则加重，舌质淡，舌苔白，脉细弱或结代。

心血虚证：常由失血过多，久病耗伤，或生血减少等所引起。症见心悸或怔忡，心烦多梦，健忘眩晕，发黄不泽，面白无华，唇指色淡，舌质淡白，舌苔薄，脉细弱。

心阴虚证：多因思虑太过，暗耗心阴，或因热病后期，耗伤阴液，或肝肾等脏阴亏累及于心所致。症见心悸或怔忡，心烦少寐，潮热或低热，手足心热，多动不宁，盗汗，口咽干燥，舌红少津，舌苔光滑或薄黄，脉细数。

心阳虚证：常由心气虚进一步发展而来。症见心悸气短，动则加重，易惊健忘，反应迟钝，神疲自汗，面色淡滞，畏冷肢凉，或见足跗浮肿，舌质淡润，舌苔白，脉迟弱或结代。

心阳暴脱证：为心阳衰极，阳气突然外脱所表现的危重证候。症见心悸气短，大汗淋漓，四肢厥冷，呼吸微弱，口唇青紫，神识不清，脉微欲绝等。

心火亢盛证：为心火内炽所表现的证候。症见烦躁不安，夜啼少寐，面红口渴，甚则狂躁谵语，或衄血鲜红，口疮口糜，舌尖红，舌苔薄黄，脉数。

心血瘀阻证：多由各种致病因素导致心脉痹阻不通，血行不畅所表现的证候。症见胸闷不舒，心悸不宁，唇指青紫，或见肌肤紫癜，出血紫暗，舌质暗红或见瘀斑，苔少而润，脉涩或结代，指纹紫滞。

痰迷心窍证：为痰浊蒙闭心神，以致精神、情志异常所表现的证候。症见精神抑郁，神识呆滞，举止失常，喃喃自语，甚痴呆木讷，或昏迷痰鸣，舌质淡，苔白腻，脉滑。

痰火扰心证：指痰火扰乱心神，以致神志异常所表现的证候。症见面赤气粗，烦闹口渴，多啼少寐，小便短赤，大便秘结，甚神昏谵语，狂躁妄动，哭笑无常，精神错乱，舌质红，苔黄腻，脉滑数。

小肠虚寒证：常由寒邪侵犯小肠引起。症见小腹隐痛喜按，得温则减，肠鸣溏泻，食欲不振，小便频数色清，舌质淡嫩，苔薄白，脉细缓。

小肠实热证：常由心火亢盛，移热于小肠所引起。症见心烦多啼，小便赤涩，或茎中作痛，尿急尿频，或有尿血，面赤唇红，舌质红，舌苔黄，脉滑数。

5. 肾与膀胱病之辨

小儿肾常虚。肾与膀胱病变，常表现为藏精、主水、纳气等功能失常，出现水肿、小便异常、久喘、生长障碍、发育迟缓等症。小儿肾常不足，加之有先天禀赋不足，故临床小儿肾脏证候，以虚证为主，虚实夹杂占少数，膀胱病变则以湿热证多见。

肾精不足证：常由先天禀赋不足所引起。症见发育迟缓，身材矮小，骨弱肢软，鸡胸龟背，囟门迟闭，反应迟钝，智识不聪，舌质淡，舌苔少，脉细弱。

肾阳虚证：常由素体阳虚，或久病伤阳所引起。症见形寒肢冷，喜卧嗜睡，神倦乏力，浮肿尿少，或尿频，尿多色清，夜间遗尿，久泻溏薄清冷，久喘气短不续，舌质淡，苔薄白，脉沉迟。

肾阴虚证：常由久病虚劳，或温热病后期，灼伤肾阴所引起。症见头晕目眩，颧红口干，腰膝酸软，五心烦热，低热盗汗，生长迟缓，尿黄便结，舌质红，舌苔少，脉细数。

肾虚水泛证：常由禀赋不足，或久病伤肾，肾阳亏虚，气化失权，水湿泛滥引起。症见面白无华，精神萎靡，畏寒肢凉，周身浮肿，下肢肿甚，按之凹陷难起，心悸气促，小便短少，舌质淡胖，苔白滑，脉沉迟。

膀胱湿热证：常由外感湿热之邪，或湿热内生，下注膀胱所引起。症见尿频尿急淋涩，排尿灼热疼痛，或见尿中砂石，或见尿血癃闭，腰酸腰痛，舌质红，苔黄腻，脉滑数。

膀胱虚寒证：常由年幼发育未全，或久病失调，或脏腑传变，致命门火衰而膀胱失去温煦所起。症见小便频数量多，或尿少不利，尿色清澈，或见遗尿，少腹隐痛，喜暖喜按，舌质淡，舌苔白，脉沉迟。

三、外感病应辨六淫与疫疠

（一）六淫辨证

六淫是风、寒、暑、湿、燥、火六种外感病邪的统称。六淫病证的发生，多与季节气候和环境有关。如春季多风病，夏季多暑病，秋季多燥病，冬季多寒病，居住湿地易患湿病等。小儿六淫辨证，是运用六淫病邪的性质和致病特点对四诊所收集的各种病情资料进行分析、归纳，以辨别疾病的病理本质属性的辨证方法。六淫辨证是外感病病因辨证的基本方法，在儿科很重要。这主要由于小儿为稚阴稚阳之体，脏腑娇嫩，又寒温不知自调，因而与成人相比，小儿更易被"六淫"邪气所伤。

1. 风邪病证

风为春季主气，但四季皆有。风为阳邪，其性开泄，善动不居，变化多样，有向上、向外、主动的特点。风为百病之长，寒、暑、湿、燥、火诸邪，多附于风而犯人。小儿肺脏娇嫩，卫外未固，最易为风邪所伤。因而，风邪是小儿发病的重要原因，占小儿外感致病因素中第一位。

风邪证候为恶风发热，汗出头痛，鼻塞流涕，喷嚏喉痒，咳嗽，舌苔薄白，脉浮，指纹浮见于风关，或见有关节游走疼痛，皮肤瘙痒，丘疹时隐时现等。小儿风邪外感易与其他病邪兼夹致病，常见有夹寒、夹热、夹湿等，如感冒时的风寒证、风热证，以及风寒湿三邪合致的痹证等。小儿脾常不足，感受风邪还常常兼夹食滞，出现表里同病的证候，临床既有发热恶风、鼻塞流涕、喷嚏等表证，又见恶心呕吐、腹胀腹泻的里证。风为阳邪，善行数变，风邪外袭，常发病急骤，传变迅速，如不及时疏解，易由表及里，化热化火，引动肝风，出现惊风等证。

2. 寒邪病证

寒为冬季主气，故冬季多寒病。寒为阴邪，易伤阳气；寒性凝滞，性主收引。寒邪致病，有全身或局部寒冷感、涎液及大便澄澈清冷、常有疼痛等特点。小儿卫阳不足，易感外寒，脾阳不足，易中内寒。寒邪客表，见恶寒发热，无汗，头身疼痛，流涕咳嗽，舌苔薄白，脉浮紧，指纹浮红。寒邪直中，见脘腹冷痛，肠鸣吐泻，手足欠温，舌淡苔白，脉沉紧或沉迟，指纹沉滞。

3. 暑邪病证

暑气为夏令的主气，一般不致病，但部分小儿禀赋不足，体质虚弱，不能适应夏季酷热气候，易感暑气。暑邪致病具有热性病的特点，同时还有易于伤津耗气、多夹湿邪的特点。因其临床表现的不同，又有暑温、暑湿、暑风、暑痉、暑厥、中暑等多种病名。小儿对暑湿热三气耐受性差，受邪后发病急骤，传变迅速。

暑邪证候为高热多汗，口渴引饮，面赤气粗，身重脘闷，纳谷呆滞，小便短赤，或有呕吐腹泻，或有神昏惊厥，舌质红，苔黄多腻，脉数。小儿感受暑邪，易发生高热、昏迷、抽搐等暑风、暑痉的危重证候。在病情发展过程中，往往反映出热、痰、惊、风的病理变化，热盛生风、风盛生痰、痰盛生惊，互为因果，互相联系，为暑邪的特点。

4. 湿邪病证

湿为长夏主气，故长夏多湿病。湿为阴邪，重浊黏滞，易于阻遏气机，损伤阳气。湿邪致病，有重滞沉着、难以速愈的特点，又因脾喜燥

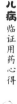

而恶湿，故湿病多见脾气困遏的证候。小儿脾常不足，运化力弱，尤易为湿邪所伤，湿盛则濡泻，故小儿泄泻在脾胃病中最为多见。

湿邪证候为头重而痛，肢体困倦，关节疼痛重着，脘闷纳少，口淡无味，脘腹胀满，大便溏泄，小便短少，或见肌肤肿胀，或有恶风发热，汗出热不解，舌苔白腻，脉濡，指纹滞。

5. 燥邪病证

燥为秋季主气，故秋季多燥病；燥邪致病易伤津液，又因肺为娇脏，胃喜柔润，故燥邪易伤肺胃之阴。燥病证候有温凉之分：初秋流火未尽，多见温燥；深秋气候转凉，多见凉燥。小儿肺脏娇嫩，津液易伤，故燥病亦为常见。

温燥证见发热，微恶风寒，少汗，鼻干咽燥，咽痛声嘶，口渴烦闹，干咳少痰，甚至痰中带有血丝，咳引胸痛，大便干结，舌质红干，舌苔微黄。凉燥证见恶寒，发热或不发热，无汗，头痛鼻塞，口鼻干燥，咳嗽少痰，舌质干，舌苔薄白。

6. 火邪病证

火为阳邪，六气皆从火化，小儿又易于感受外邪，风、寒、暑、湿、燥等病因均可化热化火，故小儿所患热病最多。火性具有炎上、灼津及易于伤心、动风、出血等特点。火为热之极，小儿因体质因素，又容易生风动血，发生昏厥、抽搐、发斑、出血等。

火邪证候为高热，汗出，烦闹啼哭，口渴引饮，面红目赤，小便短黄，大便干结，或见神昏谵语，四肢抽搐，或见吐血衄血，发斑出疹，舌质红或绛，舌苔黄，脉洪数，指纹紫。

（二）疫疠辨证

疫疠是一类具有强烈传染性的病邪，其引发的疾病有起病急骤、病情较重、症状相似、易于流行等特点。小儿之体为"稚阴稚阳"，形气未充，御邪能力较弱，是疫疠邪气传染的易感群体，如麻疹、风疹、水痘、流行性腮腺炎、手足口病等在儿科常见，且容易在儿童中流行，发病后证候易于加重，甚至危及生命。

疫疠从鼻而入，多数先见憎寒发热，继而高热，头身疼痛，脉数，或头痛、项强、呕吐，或有神昏、谵语、抽风，或有吐衄、发斑、出疹等。疫疠从口而入，多数见高热腹痛，呕恶吐泻，舌苔黄腻，或有里急后重，大便脓血，或有肢厥神昏，呼吸不利，或有目黄肤黄，尿如柏汁等。

因疫疠之邪的性质不一，其证候表现亦多种多样。疫疠病证的共同特点是性质多属火热，从鼻而入多见于冬春季节，从口而入多见于夏秋季节，在小儿更多见重症，易于产生后遗症。疫邪肆虐，部位各有侧重，故可见三焦、五脏的多种不同证候。其病情传变，多数仍以卫、气、营、血为序，但往往不是卫之后方言气、营之后方言血的循序渐进，而是传变迅速，显示卫气同病、气营同病、营血同病，或气营血分证同见，或直入营血等。

四、内伤杂病可辨虚实与痰食

（一）痰病辨证

痰为水湿不化之病理产物。小儿脾常不足，易于蕴湿生痰；外感六淫化热，易于炼津为痰。故儿科病证，尤其是肺系疾病，常见有形之痰，温疫及心肝疾病常见无形之痰。痰病辨证，先分有形、无形，再结合脏腑、卫气营血进行。

有形之痰证候为咳嗽，咳出痰液，喉中痰鸣，气粗喘息。寒痰证见形寒肢冷，畏寒喜温，咳痰清稀色白，口和不渴，舌质淡，苔白腻。热痰证见发热痰黄，稠黏难咳，烦闹口渴，咽红咽痛，舌质红，苔黄腻。痰滞经络则见痰核瘰疬，质硬滑动。

无形之痰证候为神识不清，或言语无常，迟钝痴呆，或猝然昏迷，谵语妄动。痰火证见狂躁不宁，嚎叫哭闹，或伴发热，舌质红，舌苔黄。痰浊证见木讷迟滞，寡言失语，倦怠嗜卧，或有吞咽困难，舌苔白腻。

（二）食滞辨证

小儿脾胃薄弱，又常有饮食、喂养不当，易为乳食所伤，积滞中

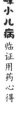

焦，食而不化，成为食滞证。乳食积滞，总属实邪，伤食之初，多为乳食壅积，积而不消则化热，素体脾虚则虚实夹杂，易积难消。

伤乳积滞见脘腹饱胀质软，呕吐乳片，口泛乳酸味，不欲吮乳，大便酸臭。伤食积滞见脘腹胀满疼痛，嗳气酸馊，呕吐未消化食物，不思进食，烦闹不宁，大便臭秽，便后痛减，舌苔腻，脉滑有力，指纹紫滞。

积滞化热见脘腹胀满，面黄恶食，腹部灼热，或午后低热，烦闹少寐，夜寐易醒，好动不安，大便秽臭，舌质红，苔黄腻，脉滑数，指纹紫滞。

脾虚夹积见面色萎黄，困倦无力，不思乳食，食则饱胀，腹满喜按，大便溏薄，或夹乳食残渣，形体瘦弱，舌质淡，苔白腻，脉沉细，指纹淡红。

第二章　小儿病用药特点

小儿用药应依据小儿年龄、病种和病情，同时要考虑小儿对药物的特殊反应和药物在体内的代谢过程及对生长发育的远期影响。

一、用药原则

（一）治疗及时，用药审慎

小儿属于稚阴稚阳之体，脏腑娇嫩，形气未充；发病时有变化迅速、易虚易实、易寒易热的特点。例如，小儿肺炎发病时，若治疗不及时或治疗不恰当，可转变为变证，合并心力衰竭、呼吸衰竭和感染性休克等危重症。因此，掌握有利治疗时机，及时采取有效治疗措施十分重要。

（二）中病即止，顾护脾胃

小儿脏腑柔弱，对药物反应敏感，在疾病治疗过程中，应慎用大苦、大寒及峻下攻伐之品，以免损伤脾胃，故用药应中病即止。另一方面，小儿的生长发育、疾病的恢复均依赖后天脾胃气血之滋养。因此，在疾病后期，应注重调理脾胃，以利疾病恢复。

（三）整体治疗，合理调护

随着医学模式的转变和儿童心理疾病的发病率日益增高，情志因素在小儿疾病中的重要作用日益显著。小儿心神怯弱，心理承受能力差，

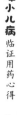

王雪峰小儿病临证用药心得

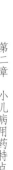

更应注重身、心两方面的治疗。在疾病治疗过程中，应给以更多的耐心和爱心，促进小儿身心健康的顺利发展。

二、给药剂量和方法

（一）给药剂量

儿科的给药剂量应参照药品说明书中推荐的儿童剂量，进行给药。若药品说明书中无相关儿童剂量，可参考国内外相关诊疗指南或儿科权威书籍中的给药剂量或建议。或参考成人剂量，根据儿童体重、年龄、体表面积等进行推算。对于新生儿用药，特别是治疗量与中毒量接近的药物及毒副作用较大的药物时，也可通过测定血药浓度或依据药代动力学参数指导给药剂量。

1. 根据小儿体重计算

参照说明书中推荐的儿童剂量，以实际测得的体重或公式计算获得的体重计算给药剂量，儿童每次（日）剂量（g）= 儿童体重（kg）× 每次（日）药量 /kg。此法是临床最常用、最基本的计算方法，当所计算剂量超过成人用量时，以成人剂量为限。或者根据成人剂量，按儿童体重计算给药剂量，儿童剂量 = 成人剂量 × 儿童体重（kg）/70kg。此方法常用于药品说明书中未提及儿童剂量时，但这种方法的缺点是年幼儿剂量偏小，而年长儿特别是体重过重儿，往往剂量偏大。因此，计算剂量时应同时考虑年龄因素，并根据临床经验适当增减。

2. 按年龄计算

根据年龄计算剂量的方法不太实用，很少被儿科医师采用。但对于某些剂量不需十分精确的药物，如止咳化痰药、助消化药，仍可根据年龄计算，如复方甘草合剂，一般每岁增加 1mL，最多用量 10mL。常用计算方法有 3 种。① Fried 公式：婴儿剂量 = 月龄 × 成人量 /150；② Young 公式：儿童剂量 = 年龄 × 成人量 /（年龄 +12）；③其他公式：1 岁以内剂量 =0.01×（月龄 +3）× 成人剂量，1 岁以上剂量 =0.05×（年龄 +2）× 成人剂量。

3. 按体表面积计算

相对于依据体重、年龄进行剂量计算，按体表面积计算给药剂量，更为科学、合理，但是计算比较繁琐，首先要计算小儿的体表面积，然后参照药品说明书中关于儿童体表面积推荐用量，计算给药剂量。若无说明，可参考此公式：儿童剂量 = 成人剂量 × 儿童体表面积（m²）/ 成人体表面积（1.73m²）。小儿体表面积的计算可用如下公式：体重低于 30kg 儿童的体表面积（m²）=（年龄 +5）×0.07 或体表面积（m²）=0.035× 体重 +0.1；体重大于 30kg 儿童的体表面积（m²）=0.02×（体重 −30）+1.05。

4. 按成人剂量折算

小儿用药可按表 2-1 折算，总体剂量偏小，但是安全。

表 2-1　小儿用药按成人剂量折算表

小儿年龄	相当于成人用量比例	小儿年龄	相当于成人用量比例
新生儿～ 1 个月	1/18 ～ 1/14	2 ～ 4 岁	1/4 ～ 1/3
1 个月～ 6 个月	1/14 ～ 1/7	4 ～ 6 岁	1/3 ～ 2/5
6 个月～ 1 岁	1/7 ～ 1/5	6 ～ 9 岁	2/5 ～ 1/2
1 岁～ 2 岁	1/5 ～ 1/4	9 ～ 14 岁	1/2 ～ 2/3

5. 中药汤剂用量

儿科应用汤剂需对用药（生药）总量加以控制。以成人量对照，新生儿可用 1/6 量，婴儿用 1/3 量，幼儿及学龄前儿童用 1/2 ～ 2/3 量，学龄儿童接近成人量。儿童用药量的控制可根据病情需要和临床经验，酌情调整。煎药药量约为：新生儿 30 ～ 50mL，婴儿 60 ～ 100mL，幼儿及幼童 150 ～ 200mL，学龄儿童 200 ～ 300mL。

（二）给药方法

1. 肠道内给药

口服给药是最常用的肠道内给药方法。应根据年龄、病情选用合适剂型。幼儿用汤剂、散剂、颗粒剂、糖浆等较合适；年长儿可选用片剂或丸剂，也可将药片研成细小粉末，临时混在糖浆、果汁或其他香甜可

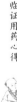

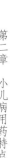

口的液体中喂服。小儿口服药物易引起恶心、呕吐，应注意喂药方式、方法，避免呛入气管。应鼓励小儿自己服药，服药困难或者较小的婴儿给予喂服。喂服时可采用少量多次，半卧位，用小勺将药液自嘴角慢慢喂入，待下咽后再喂，切勿捏鼻强灌。若药物酸苦，可加白糖、冰糖调味。鼻饲胃管给药时，须特别慎重，以防在患儿烦躁或挣扎拒服时药物入肺。肛门直肠给药大多用于较大儿童，婴儿在注入药物时不能自觉控制肛门括约肌，药物容易排出，造成吸收不佳。

2. 肠道外给药

注射给药分为肌肉注射、静脉注射和静脉滴注。对急症、重症或患有消化道疾病不易吸收药物的患儿，常用肠道外给药。其中肌肉注射对于小儿刺激大，注射次数过多可造成肌肉挛缩，影响下肢功能，故小儿非疾病必需不宜采用肌肉注射。雾化吸入常用于咽喉、口鼻、呼吸道疾病，尤其适用于阻塞性气道疾病，特别是哮喘急性发作。透皮给药除作为皮肤患处的局部给药以外，还可以作为全身性给药。药物经皮肤进入毛细血管，循环分布于全身。外用膏药、洗剂、粉剂也是常用的肠道外给药方法。

三、常用治法与经方示例

1. 疏风解表法

疏风解表法主要适用于外邪侵袭所致的表证。使用时需辨明风寒、风热。辛温解表常用荆防败毒散、葱豉汤；辛凉解表常用银翘散、桑菊饮；解暑透表常用新加香薷饮；透疹解表常用宣毒发表汤。小儿应用发汗剂要慎重，不宜量大，不宜反复使用。

2. 止咳平喘法

止咳平喘法主要适用于邪郁肺经所致的咳喘证。寒痰内伏，治以温肺散寒，化痰平喘，常用小青龙汤、射干麻黄汤；痰热闭肺，治以清热化痰，宣肺平喘，常用定喘汤、麻杏石甘汤。咳喘久病，多累及于肾，常在止咳平喘方剂中加温肾纳气的药物，如蛤蚧等。

3. 清热解毒法

清热解毒法主要适用于邪热炽盛的实热证。按邪热之在表在里，属气属血，入脏入腑分别选方。如病邪由表入里，常用清热解毒透邪的栀子豆豉汤、葛根芩连汤；阳明里热者，常用清热生津的白虎汤；湿热滞留胃肠，常用清热解毒化湿的白头翁汤、茵陈蒿汤；热入营血，常用清热解毒凉血的清营汤、犀角地黄汤、神犀丹；痈、毒、疔、疮，常用清火解毒的黄连解毒汤、泻心汤；肝胆火旺时，常用清肝解毒泻火的龙胆泻肝汤。

4. 消食导滞法

消食导滞法主要适用于小儿饮食不节、乳食内滞之证。如积滞、疳证等。消乳化积常用消乳丸；消食化积常用保和丸；通导积滞常用枳实导滞丸；健脾消食常用健脾丸等。

5. 镇惊开窍法

镇惊开窍法主要用于小儿抽搐、惊痫等病证。热极生风，项强抽搐，选羚角钩藤汤等清热镇惊息风；热入营血而神昏、惊厥，可选用安宫牛黄丸、至宝丹等镇惊开窍，清热解毒；痰浊上蒙，惊风抽搐可用苏合香丸、小儿回春丹等豁痰开窍。

6. 凉血止血法

凉血止血法主要用于各种急、慢性出血病证属于血热妄行者。以血热为主者，常用犀角地黄汤、小蓟饮子、十灰散、玉女煎。

7. 利水消肿法

利水消肿法主要适用于水湿停聚，小便短少而致水肿者。阳水常用五苓散、越婢加术汤。阴水常用防己黄芪汤、实脾饮、真武汤等。

8. 益气健脾法

益气健脾法主要适用于脾胃虚弱之病证。如小儿泄泻日久、疳证及病后体虚等，常用七味白术散、四君子汤、参苓白术散、补中益气汤等。

9. 培元补肾法

培元补肾法主要适用于胎禀不足、肾气亏虚及肾不纳气之证。如解颅、五迟、五软、遗尿、维生素 D 缺乏性佝偻病、哮喘等。常用六味

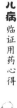

地黄丸、河车大造丸、菟丝子散、金匮肾气丸等。

10. 回阳救逆法

回阳救逆法主要适用于阳气虚脱之危重症。常用生脉注射液、四逆汤、回阳救逆汤、参附龙牡救逆汤等。

11. 活血化瘀法

活血化瘀法主要用于各种血瘀之证。临床可见口唇青紫，肌肤瘀斑，痛有定处，舌质暗有瘀点等。常用方剂如桃红四物汤、血府逐瘀汤、少腹逐瘀汤等。

第三章 小儿病常用引经药

一、引经药的历史沿革

（一）始于秦汉

引经药的论述，最早见于《神农本草经》，如称官桂"为诸药先聘通使"，此处仅是说官桂为诸药的通使，相当于古代使臣的意思，两国欲想交好，必先派使臣前去谈判，扫除障碍，使往来的道路通畅，才可相互通商、交流，是为对引经药物描述的雏形。魏晋时代的陶弘景在《名医别录》中也记载了肉桂"宣导百药"。

（二）形成发展于唐宋金元

宋代《本草衍义》中提出"桑白皮引水，意以接桑螵蛸就肾经"，这里所说的桑白皮是引桑螵蛸入肾经之药，但未明确提出引经药的概念。

引经概念的提出源于金元时期张元素，其列举十二经引经药时称"通经药以为使"，并且在《珍珠囊药性赋》中对每味药几乎都有"归经"和"引经"的记载。如"桔梗，清肺气，利咽喉，其色白，故为肺部引经，与甘草同行，为舟楫之剂"；称升麻"若补脾胃，非此为引用不补"，明确提出桔梗、升麻分别为肺及脾胃引经药。此外，泻火药中黄连偏泻心火，黄芩偏泻肺火，知母偏泻肝火，木通偏泻小肠火，石膏偏泻胃火等。其弟子李东垣、王好古等在系统归纳总结前贤经验基础

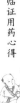

上，提出制方用药，必须"引经报使"，并明确指出了各经引经药，如细辛、黄连为手太阴心经引经药，竹叶为手太阳小肠经引经药，肉桂、知母为足太阴肾经引经药，羌活、桂枝为足太阳膀胱经引经药，桔梗、黄芩、葱白为手太阴肺经引经药，白芷为手阳明大肠经引经药，苍术、白术为足太阴脾经引经药，石膏、白芷为足阳明胃经引经药，牡丹皮为手厥阴心包经引经药，栀子为手少阳三焦经引经药，吴茱萸、川芎、白芍为足厥阴肝经引经药，柴胡、青皮为足少阳肝经引经药。

（三）完善于明清

明清时期引经理论得到了更进一步的发展和完善，李时珍《本草纲目》系统归纳总结和增订修改了引经药。明代何柏齐在《医学管见》中说："引经即引治病之使。"此处说出引经药即为使药，引即为使。引经即为使药，应臣为使，其主要功效应与主方相类似，归经乃是病变之专所，剂量宜轻。引经只是使药的部分作用，引经也只有部分是使药。然而，有些方中引经之药亦可为君臣，如石膏汤中之石膏即为君药，引全方专入阳明经之要药。《外科启玄》认为："引者，导引也，引领也。如将之用兵，不识其路，纵其兵强将勇，不能取胜。如贼人无抵，脚不能入其巢穴。"清代沈金鳌的《要药分剂》、姚澜的《本草分经》等，则进一步把引经药分类细化，并有专科专属引经药，归经中的经在概念上扩延，方位上分划细微，直指某些脏腑，以及卫、气、营、血、肌表、命门、募原、上中下三焦，乃至头面、肢体，都作为药物归经的方向或部位。

历代医家对引经药的分类认识综合起来可分为两大类，即十二经分类和六经分类。清代《医学读书记》的"兵无向导则不达贼境，药无引使则不通病所"，《医医病书》中"药之有引经，如人之不识路径者用向导也"等相应的医书记载则对引经药有了更形象深入的描述。至此，引经药在历代医药家的临床实践中日趋成熟。

二、引经药的实质及作用

临床上的很多方剂中使用了引经药，如沈石頑言："引经之药，剂中用为向导，则能接引众药，直入本经，用力寡而获效捷也。"明代申斗垣在《外科启玄》中则更为形象地指出："引者，导引也，引领也。如将之用兵，不识其路，纵其兵强将勇，不能取胜。如贼人无抵，脚不能入其巢穴。"

引经药的应用可达承上启下、导龙入海之功，确有画龙点睛之趣。尤在泾在其《医学读书记》中说："兵无向导则不达贼境，药无引使则不通病所。"古人对于引经药的作用多认为是"引经报使"，近年来随着引经药研究的发展及对其临床应用的重视，中药引经的作用归纳起来有引药物归经，即全方药物归经的先驱，如龙胆泻肝汤中之柴胡；引药至病所，即全方药物之向导，如血府逐瘀汤中之桔梗，少腹逐瘀汤中之炮姜；引正气归宅多指引火归原，使阳气内收、下降，如桂枝甘草龙骨牡蛎汤，《伤寒论》中本方原是治疗因"火逆下之"误治引起的亡阳兼表邪不解证，亡阳引起肾中真阳外散，遂方中加龙骨、牡蛎引阳气下降，潜藏于肾中，金匮肾气丸中之肉桂在其中的应用就是引火归原之意；引邪外达，即在全方中应用具有因势利导之意，如血府逐瘀汤中之牛膝，即是引胸中之血下行之意。

引经药不只是单纯引诸药直达病所，更多的是通过调理脏腑功能、调和气血津液，以利诸药功用得到更好的发挥。引经药引诸药直达病所，并可通过调理病变脏腑自身功能以助正气抗邪。如五苓散中桂枝的应用。五苓散治疗下焦蓄水证，水蓄膀胱，小便不利。《素问·灵兰秘典论》云："膀胱者，州都之官，津液藏焉，气化则能出矣。"遂方中加用桂枝除引药达太阳膀胱经、解伤寒未解之表邪外，更多的是取其温阳化气之功，以助利水。《素问·至真要大论》说："谨守病机，各司其属，有者求之，无者求之，盛者责之，虚者责之。必先五胜，疏其气血，令其条达，乃至和平。"反之，调节脏腑经脉功能的药物也有助于祛邪，二者相得益彰。

王雪峰小儿病临证用药心得

三、引经药分类

（一）引药入经络脏腑

引经药通常为剂中之先导，引药入经，如在左金丸中吴茱萸以其辛热入肝之性引黄连之苦寒以清肝火，兼能制黄连之寒；在白虎汤中，石膏引导诸药入阳明而清热生津。引药入病所，该类引经药对不能用经络循行来描述的部位有明显的作用倾向，代表药就是桔梗和牛膝。清代汪昂在《本草备要》中谓桔梗曰："为诸药舟楫，载之上浮，能引苦泄峻下之剂。至于至高之分成功。"桔梗在血府逐瘀汤中引诸药上除胸中之瘀，在三物白散中引巴豆上祛胸中之实寒。《本草分经》中谓牛膝曰："能引诸药下行。"牛膝在三妙散中引黄柏、苍术清下行之湿热，在虎潜丸中引诸药下行以壮筋骨。余者如羌活走上，独活走下，桑枝走四肢，桃仁、红花入血，全蝎、蜈蚣入络，小量柴胡走表等，不胜枚举。

（二）对气血的引导功用

该类引经药能够引导气的运行。在补中益气汤中用柴胡、升麻引清气上行而治疗清气下陷、脏器脱垂之证。《医方集解》在补中益气汤条中说："胃中清气在下，必加升麻、柴胡以升之。"金匮肾气丸用肉桂引导上浮之虚阳下归于肾。气有余便是火，《本草备要》谓："川椒能下行导火归原。"《张氏医通》曰："砂仁，辛能润燥，引诸药归宿丹田。"

该类引经药对血有特别强的亲和力。金匮柏叶汤用马通汁引血下行而治疗吐血，陈修园在《金匮方歌括》中论述该方时用当归引血归经治疗热损血络之尿血，镇肝熄风汤则用牛膝引血下行以治肝风内动所引起的上行之血。

（三）对邪的引导功用

该类引经药能引导邪气从皮毛而发或从大小便而出，如《素问·阴阳应象大论》所言："其下者，引而竭之……其在皮者，汗而发之。"此皆是针对病邪的出路而言。麻黄附子细辛汤中的细辛，可引导少阴经寒邪出于太阳之表。此外，柴胡可开邪热内闭，使邪气从内达外。《本草备要》谓栀子曰："泄心肺之邪热，使之屈曲下行从小便出。"在泽泻条记载其"通，利水，泻膀胱火"，而《资生经》在论述五苓散中泽泻的作用时谓其"导小便，小肠利而心气平"。八正散中大黄泄热降火，使瘀热从大便而解，使水气从小便而出。导赤散中木通引导小肠之热随小便而出。

（四）引药上行

《本草求真》曰："桔梗系开提肺气之圣药，可为诸药舟楫，载之上浮。"如参苓白术散借桔梗载诸药上浮，引归于肺，益肺利气，借肺之布精而养全身，倘若把它当作平喘之品删掉不用，则违背了《太平惠民和剂局方》的立法本义，疗效难著。王清任所创血府逐瘀汤以桔梗载众祛瘀之品上行，以除胸中之瘀；《伤寒论》中三物白散亦用桔梗引巴豆上升，以祛除胸中寒实。有学者通过实验提示了桔梗在该方剂中的"引向"作用，如果去掉桔梗，则仅能涤除腹水而不能荡涤胸水。临床亦有"诸根多降，桔梗能升"之说。如川芎为活血化瘀药，其功效如张元素所说："川芎上行头目，下行血海，故神清四物汤用之。能散肝经之风，治少阳厥阴经头痛，及血虚头痛之圣药也。其用有四：为少阳引经，一也；诸经头痛，二也；助清阳之气，三也；去湿气在头，四也。"特别是治疗头痛时，基本都在辨治用药的基础上加上川芎，被称为治疗诸经头痛之要药，如李东垣曰："头痛必用川芎。如不愈，加各引经药：太阳羌活，阳明白芷，少阳柴胡，太阴苍术，厥阴吴茱萸，少阴细辛，是也。"

（五）引药下行

牛膝为苋科植物牛膝的干燥根。陶弘景谓："今出近道蔡州者，最长大柔润。其茎有节似牛膝，故以为名也。"《本经逢源》曰："丹溪言牛膝能引药下行，筋骨痛风在下者宜加用之。"故牛膝具有补肝肾、强筋骨、逐瘀通经、引血下行的功效。牛膝始载于《神农本草经》，列为上品，可作为身体下部疾病的引经药使用。旋覆花亦是治疗呕逆上气的一味"引药下行"之品，临床有"诸药皆升，旋覆花独降"之说。

（六）引药直达病所

引药直达病所的引经药，临床使用十分广泛，如桑枝引诸药达臂与手指，羌活引诸药达上肢，独活引诸药达下肢。头痛因部位不同而涉经各异，《丹溪心法》在治疗时即注重引经药的运用，其指出："头痛须用川芎，如不愈各加引经药，太阳川芎，阳明白芷，少阳柴胡，太阴苍术，少阴细辛，厥阴吴茱萸。"治疗头痛时，无论外感内伤，常佐用风药，如羌活、蔓荆子、防风等，实亦寓引经。李中梓对此解释说："高巅之上，惟风可到。味之薄者，阴中之阳，自地升天者也，在风寒者湿者，固为正用，即虚与热者，亦假引经。"又如中焦湿热加黄连，下焦湿热加黄柏、知母，上焦湿热加防己、龙胆草；腹中胀满加厚朴、木香，腹中实热加大黄、芒硝，胸中烦热加栀子、豆豉，胸中痞塞加厚朴、枳实；热痰用黄连、瓜蒌，寒痰用附子、干姜；六郁引经药气郁加香附、血郁加川芎、湿郁加苍术、痰郁加陈皮、热郁加栀子、食郁加神曲；诸气刺痛加枳壳、香附，诸血刺痛加当归尾，胁痛寒热加柴胡，胃脘寒痛加草豆蔻、吴茱萸等，均是中药引经直达病所，以达到迅速、专一治病的目的。

（七）引火归原

如肉桂即是一味引火归原之品，为治命门火衰之要药，常在治疗肾阳不足、命门火衰的阳痿宫冷、腰膝冷痛、夜尿频多、滑精遗精等症时作为引经药使用，如肾气丸、右归丸等。正如程钟龄所言："所谓导龙入海，引火归原，如八味汤之类是也。"

（八）引邪外达

该类引经药能引导邪气从皮毛而发或从大小便而出，如《素问·阴阳应象大论》所言："其下者，引而竭之……其在皮者，汗而发之。"一上一下皆是针对病邪的出路而言。麻黄附子细辛汤中的细辛，可引导少阴经寒邪出于太阳之表。柴胡可开邪热内闭，使邪气从内达外。《本草备要》谓栀子曰："泄心肺之邪热，使之屈曲下行从小便出。"在泽泻条记载其"通，利水，泻膀胱火"，而《资生经》在论述五苓散中泽泻的作用时谓其"泽泻导小便，小肠利而心气平"。八正散中大黄泄热降火，使郁热从大便而解，使水气从小便而出，导赤散中木通引导小肠之热随小便而出。麻黄善于宣肺气、开腠理、透毛窍而发汗解表，为发汗解表之要药，也是解表之引经药；又如桂枝善于宣阳气于卫分、畅营血于肌表，故能助卫实表、发汗解肌，故桂枝既是外感风寒之不论表实无汗、表虚有汗及阳虚有寒的常用药，同时也是解表药的引经药之一，故王好古认为麻黄治卫实之药，桂枝治卫虚之药，两物虽为太阳证药，其实营卫药也。心主营为血，肺主卫为气。故麻黄为手太阴肺之剂，桂枝为手少阴心之剂。伤寒伤风而咳嗽，用麻黄、桂枝，即汤液之源也。李时珍亦认为麻黄乃肺经专药，故治肺病多用之。张仲景治伤寒无汗用麻黄，有汗用桂枝。

（九）引阳药入阴

如白芍味酸，可升可降，可引药入阴，收逆气而除肺燥，敛津液而益营血，收阴气而泄邪热，故张元素认为白芍性寒，味酸，气浓味薄，升而微降，阳中阴也。王好古亦认为白芍味酸而苦，气薄味浓，阴也，降也，为手足太阴行经药，入肝脾血分。

四、引经药的选择原则

到目前为止，引经药的应用多为经验用药，理论上还未能达到精辟之说，实践上难以直观量化或缺乏客观性，且各家学派有不同的看法与用药的不同。但归根结底，引经药物的应用选择离不开以下几点：药物的药性及归经、治法治则、组方配伍、药物的剂量、药物的炮制、病势影响、煎煮或服用方法。引经药的临床具体选用可归纳为以下几点。

（一）按辨证选用引经药

引经药可引药入经，有"引经报使"之意。在方中具有"先驱"作

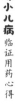

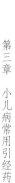

用，临证辨明疾病属何经何脏，而选用该经或该脏的引经药，可使全方药力直达病所，从而提高临床疗效。六经辨证引经药选用：太阳经多选用羌活、川芎，阳明经多选用葛根、白芷，少阳经多选用柴胡、黄芩，少阴经多选用细辛、独活，厥阴经多选用吴茱萸、柴胡，太阴经多选用苍术、升麻。脏腑辨证引经药选用：肺脏如白芷、葱白，脾脏如升麻、苍术，心脏如黄连、连翘心，肝脏如吴茱萸、柴胡，肾脏如肉桂、独活。三焦辨证引经药的选用，如吴鞠通在《温病条辨》中言："治上焦如羽，非轻不举；治中焦如衡，非平不安；治下焦如权，非重不沉。"遂上焦引经药多选用质轻气薄之药，如桔梗、麻黄、川芎、柴胡之类；中焦引经药多选用药性平和之药，如白术、茯苓、黄芪之类；下焦多选用质重味厚之药，如牛膝、琥珀、代赭石之类。卫气营血辨证引经药的选用：如入卫分、气分引经药多选用薄荷、金银花、石膏、知母之类，入营血分引经药多选用玄参、犀角、丹参之类。

（二）按病变部位选用引经药

临床直接用引经药引诸药直达病所者众多。《丹溪心法》曰："在上者，加羌活、威灵仙、桂枝；在下者，加牛膝、防己、木通、黄柏……凡治痛风，取薄桂味淡者，独此能横行手臂，领南星、苍术等药至痛处。"如桑枝、羌活善引诸药达上肢；独活、牛膝善引诸药达下肢。病位深浅用药亦有别，病在肌肤经络者，一般用防风、桂枝、蝉蜕等辛散之药；在筋骨者用草乌、附子及杜仲等药。如上肢痹痛选羌活、桂枝、桑枝、姜黄；下肢痹痛可选独活、牛膝、木瓜、五加皮、杜仲、续断等。上部见血用防风、牡丹皮、紫草为使，中部见血用黄连、芍药为使，下部见血用地榆为使。风中六腑以羌活、防风、当归、秦艽、独活为引；风中五脏以独活、柴胡、白芷、川芎为引。同样是腹痛，胃脘受寒腹痛加草豆蔻、吴茱萸为引，少腹疝痛加青皮、川楝子为引，脐腹疼痛加熟地黄、乌药为引等。又如同样是疼痛，背痛常加羌活、防风引经，背脊痛用石楠藤、石菖蒲，腰脊者加用蜂房、乌梢蛇、地鳖虫，腰痛加狗脊、杜仲、川断等。

（三）炮制可改变药物的性能

引经药的引经作用并非一成不变，引经药的引导作用随炮制不同发生变化，遂临床选用引经药时，还需注意炮制方法，如土炒入脾，盐炒入肾，醋制入肝，蜜炙归肺，酒炒上行。

（四）按照治则治法选用引经药

不同治则治法中同一引经药的作用不一样，其功效也不同。如以补气升提为主，引经药多选用葛根、黄芪之类，既可引药入脾经，又可补益中气以助升提；如主在疏肝理气，多选用香附、柴胡之类，既可梳理肝气，又可引药入肝经。

（五）药物剂量直接影响引经药作用

有研究表明，引经药的作用取决于剂量，不同剂量作用效果不同甚至相反。如升麻在补中益气汤中，其用药剂量宜小，主要是升发人体阳气，有升阳举陷之功，与脾主升之生理功能一拍即合。而升麻在阎氏升麻葛根汤中用量较重为君药，其作用为解肌透疹之用。再如在清胃散方中，其用量较大，非取其辛散升发之用，而是取其清解阳明热毒之功效，此用药之微不得不辨。引经药起到"引经报使"作用，一般用量不宜过大，为一般常用的中等量，以达引经药入病所为目的。如果引经药又为方剂中之主药者，用量可偏重。

（六）按经脉选药

按六经脉分类的引经药：如头痛的治疗通常以川芎为引经药，但具体到六经又有不同的引经药：太阳经用羌活，阳明经用白芷，少阳经用柴胡，太阴经用苍术，厥阴经用吴茱萸，少阴经用细辛。

按十二经脉分类的引经药：根据历代医家经验，常用的十二经脉分类的引经药主要有手少阴心经为黄连、细辛；手太阳小肠经黄柏、藁本；足太阳膀胱经为羌活；足少阴肾经为独活、桂枝、肉桂、细辛；手太阴肺经为葱白、白芷、升麻、桔梗；手阳明大肠经为石膏、白芷、升

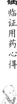

王雪峰小儿病临证用药心得

麻；足太阴脾经为白芍、苍术、葛根、升麻；足阳明胃经为石膏、白芷、葛根、升麻；手厥阴心包经为柴胡、牡丹皮；手少阳三焦经为地骨皮、柴胡、连翘、附子、青皮，上焦用地骨皮，中焦用青皮，下焦用附子；足厥阴肝经为吴茱萸、川芎、柴胡、青皮；足少阳胆经为柴胡、青皮等。

五、儿科临床常用引经药示例

小儿脏气轻灵，既病也易趋康复，加之小儿服药困难，只要辨证准确，只需稍用药或祛邪或扶正，便可使阴平阳秘，具体应用归纳如下。

（一）外感发热

单纯壮热用陶氏柴葛解肌汤，壮热伴有咳嗽者用麻杏石甘汤，发热（中低热）伴有咳嗽者用桑菊饮加石膏。以上方中均有石膏，石膏不仅可使肺热清还复肺之宣降功能，咳嗽止、热退，并可引全方入肺。再根据病位不同，偏于气分者加竹茹、青蒿，偏于血分者加牡丹皮。

（二）咳嗽

咳嗽病位不一定在肺，五脏六腑皆令人咳，对于咽炎、扁桃体发炎引起的咳嗽，喜用木蝴蝶、射干利咽以止咳；对于鼻炎、鼻窦炎引起的咳嗽，多用苍耳子、辛夷花宣通鼻窍，使涕清则咳止；对于反流性食管炎引起的咳嗽，用旋覆花、竹茹降胃气止咳。

（三）过敏性皮疹

此多为"风"邪为患，兼有表虚不顾，遂组方多以补益肺脾为主，加防风、蒺藜既可引诸药达肌表，又可引出外邪。

（四）磨牙

此类小儿性格多犟，沟通亦困难，辨证多属脾虚肝旺，用柴胡、白芍引药入肝经。

（五）急性淋巴结炎

必用夏枯草清肝火、散郁结，尤其对于颈部淋巴结炎为肝经循行之处者。

（六）性早熟

在补肾健脾基础上加女贞子、墨旱莲滋肾填精以制阳，并引诸药入肾。

（七）遗尿

在辨病与辨证基础上加菟丝子，既可暖肾缩尿，又可引药入肾与膀胱经。

（八）功能性腹痛

此类小孩多半原本食欲不佳伴有便秘，进食时家长又在一旁监督导致其进食心理负担重，气机郁而发疼痛，其主方多在保和丸基础上加用白芍、枳壳、乌梅。柴胡、枳壳均为引经药，白芍、乌梅柔肝止痛，用柴胡除疏肝气之外，尚可引白芍、乌梅入肝；枳壳宽肠行气，恢复肠道蠕动功能，并使邪气从下而走。

（九）阳气不振

平素对周边事物缺乏兴趣，不喜与人交谈者，多认为是阳气不振，脑髓失于温养，在辨证基础上用升麻、柴胡之辈，以升阳助气，并引诸药及气血上达头目。

中　篇

遣方用药

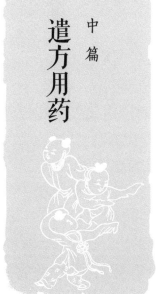

第四章　肺系病证

一、慢性咳嗽

慢性咳嗽（chronic cough）是指病程大于 4 周的以咳嗽为主要或唯一的临床表现，或伴鼻塞、流涕、喷嚏、咽痒等症状的儿科常见病证之一。肺失宣肃、肺气上逆是引起慢性咳嗽的主要原因，一年四季均有发生，尤以冬、春两季多见。各年龄小儿均可发病，以 3 岁以下婴幼儿发病较多。慢性咳嗽由外感引起者常易发易愈，而由内伤引起者，则病程较长，且易反复发作。古代文献中无"慢性咳嗽"一词，因以咳嗽作为主症，故将其归于"咳嗽"范畴。根据本病性质与时间，又可将其归于"久咳""久嗽""顽咳""内伤咳嗽"等范畴。本病的治疗强调掌握病因病机，邪在表者宣解祛邪为主，邪在内者扶正祛邪为主。

早在《素问·咳论》中就有"黄帝问曰：肺之令人咳何也？岐伯对曰：五脏六腑皆令人咳，非独肺也"等关于咳嗽病因病机的论述。《素问·咳论》还论及"肝咳之状，咳则两胁下痛，甚则不可以转，转则两胠下满。"隋·巢元方所著《诸病源候论·咳嗽病诸候·久咳嗽候》中也有关于久咳病因病机的记载："肺感于寒，微者即成咳嗽，久咳嗽，是连滞岁月，经久不瘥者也。凡五脏俱有咳嗽，不已，则各传其腑。诸久嗽不已，三焦受之，其状，咳而腹满，不欲食饮。寒气聚于胃而关于肺，使人多涕唾而变面浮肿，气逆故也。"

【临证思路】

本病以咳嗽为主要症状，虽有但咳不嗽或但嗽不咳之别，但多为咳与嗽并见。临床上应根据咳声的清亮或重浊、痰量的多少、痰的颜色、病程的长短等方面进行辨证。一般外感咳嗽多气粗声高，起病急，病程短，常伴有表证；内伤咳嗽发病缓，病程较长，常兼有里证。

儿童慢性咳嗽的处理原则是针对病因进行治疗。病因不明者，可按咳嗽变异性哮喘、上气道咳嗽综合征和感染后咳嗽进行诊断性治疗。同时应发挥中医治疗慢性咳嗽的优势，遵循"急则治其标，缓则治其本"的原则进行辨证论治。

【用药体会】

1. 宣泻清降，佐以滋润

小儿慢性咳嗽常用药为炙桑白皮、炒杏仁、前胡、芦根、桔梗、黄芩、炙枇杷叶、麦冬。炙桑白皮，甘寒，入肺、脾经，泻肺平喘，《药性论》曰："治肺气喘满。"《滇南本草》曰："止肺热咳嗽。"《本草纲目》曰："泻肺，降气……肺中有水气及肺火有余宜之。"杏仁，苦温，入肺、大肠经，止咳平喘，《本草新编》曰："杏仁可升可降，阴中阳也，专入太阴肺经，乃利下之剂，除胸中气逆喘促，止咳嗽，坠痰。"前胡，苦辛微寒，入肺经，散风清热、降气化痰，《本草纲目》曰："清肺热，化痰热，散风邪。"芦根，甘寒，入肺、胃经，清热生津、除烦止呕，《玉楸药解》曰："清降肺胃。"桔梗，苦辛平，入肺、胃经，宣肺利咽，《药性论》曰："治痰涎，主肺热气促嗽逆。"《本草求真》曰："桔梗系开提肺气之圣药，可为诸药舟楫，载之上行，能引苦泄峻下之剂。"黄芩，苦寒，入心、肺、胆、大肠经，泻实火，《滇南本草》曰："上行泻肺火……除六经实火实热。"《本草纲目》曰："治火咳。"《本草正》曰："枯者清上焦之火，消痰利气，定喘嗽。"炙枇杷叶，苦微寒，归肺、胃经，清肺止咳、降逆止呕，《本草再新》曰："清肺气，降肺火，止咳化痰。"麦冬，甘微苦寒，入肺、胃、心经，养阴润肺，《珍珠囊》曰："治肺中伏火。"上述药物构成儿童慢性咳嗽的核心处方，其中炙桑白皮

王雪峰小儿病临证用药心得

泻肺，炒杏仁降肺，前胡宣肺，芦根、黄芩、炙枇杷叶清肺、麦冬润肺，桔梗载药上行，共奏清热宣肺、降气止咳、滋阴润肺之功。

2. 巧用药对，随症加减

药对，又称对药，是相对固定的两味药物的配伍形式，临证时能提高临床疗效。常用的药对：①枳壳、酒大黄：枳壳作用较枳实缓和，长于行气宽中；酒大黄泻下力量较大黄弱。慢性咳嗽患者出现大便秘结，腑气不通者，急则治标，在大量泻下药物中选择配伍应用酒大黄、枳壳以达到泻下而不伤正的目的，可谓独树一帜。②佩兰、砂仁：佩兰性平，气味芳香，为芳香化浊的要药，又能解暑。砂仁能化湿行气，为醒脾调胃要药。两者配伍应用于出现纳差、乏力、舌苔厚腻的患者，常能达到立竿见影的效果。③郁金、合欢：针对慢性咳嗽患儿兼见急躁易怒、咳痰黄稠、脉弦者，配伍使用能达到行气解郁、祛痰开窍、安神益智的效果。④丹参、牡丹皮：牡丹皮、丹参均能清热凉血、活血祛瘀，二者配伍应用于反复肺炎后遗留慢性咳嗽久治不愈的患者，或舌质紫暗有瘀点瘀斑征象者，体现了活血祛瘀的治疗原则。

3. 善用角药，中西互参

儿童慢性咳嗽多病程迁延，病因复杂，常涉及上气道咳嗽综合征、胃食管反流、咳嗽变异性哮喘等。临证时辨证与辨病相结合，中西医互参。因其中医症状复杂，临床善用角药对证治疗。如上气道咳嗽综合征（鼻后滴综合征）所致的慢性咳嗽中医多从宣通鼻窍、清热化痰论治，若伴鼻塞者多选用辛夷、苍耳子、荆芥；鼻流黄涕、咳黄痰者，多选用辛夷、蒲公英、黄芩。胃食管反流所致的慢性咳嗽中医多从降胃止呕、化痰止咳论治，多选用半夏、竹茹、旋覆花。咳嗽变异性哮喘所致的慢性咳嗽多从降肺气、定喘咳论治，多选用苏子、莱菔子、钩藤。《杂病源流犀烛·咳嗽哮喘源流》有云："盖肺不伤不咳，脾不伤不久咳。"咳嗽的病位在肺，但常累及脾，出现肺脾同病，故治疗时多加用茯苓、焦白术、山药等健脾之品。此外，对于久咳常喜选用五味子敛肺止咳，《药品化义》曰："五味子……能收敛肺气，主治虚劳久嗽。盖肺性欲收，若久嗽则肺焦叶举，津液不生，虚劳则肺因气乏，烦渴不止，以此敛之、润之，遂其脏性，使咳嗽宁，精神自旺。"

4.喜用炮制，药性平和

如泻肺平喘的炙桑白皮、炙麻黄，这两味药生用与炙用作用差别较大，生桑白皮长于利尿，炙桑白皮止咳平喘作用加强；麻黄生用以发汗解表作用为主，炙用则以止咳平喘作用为主。其他如化痰止咳的紫菀、款冬花、枇杷叶、桑叶，紫菀、款冬花生用适用于外感暴咳，炙用则适合于久咳；枇杷叶止咳宜炙用，止呕宜生用；桑叶蜜炙能增强润肺止咳的作用。再如补气健脾的黄芪、甘草、白术，这三味药炮制后均能增强补中益气的作用，其中黄芪、甘草蜜炙，白术炒用，其他常用的炒用之品还有炒杏仁、焦三仙、炒葶苈、炒蒲黄等。

二、小儿肺炎

肺炎（pneumonia）系由不同病原体或其他因素所致的肺部炎症，临床以发热、咳嗽、气促、呼吸困难及肺部固定湿啰音为主要临床表现。本病一年四季均可发生，但多见于冬春季；任何年龄均可患病，年龄越小，发病率越高，病情越重。本病相当于中医"肺炎喘嗽"。本病的预后一般与年龄的大小、体质的强弱、受邪的轻重及护理适当与否有密切的关系。若能早期、及时治疗，预后良好；年龄幼小，体质虚弱者常反复发作，迁延难愈；病情较重者容易合并心阳虚衰及邪陷心肝等严重变证，甚至危及生命。

【*疾病溯源*】

《黄帝内经》中就有了类似肺炎喘嗽发病及症状的描述，《黄帝内经》中所述"肺风""肺痹""上气"等病，实际包括了肺炎喘嗽在内。《诸病源候论》阐述的肺闭喘咳的发病机理与肺炎喘嗽的发病很近似。《小儿卫生总微论方》中描述的症状不仅符合肺炎喘嗽的临床表现，病机也很接近，尤其是指出"鼻青孔燥烈"和"鼻干无涕"是肺绝的表现也是小儿重症肺炎的表现之一。《金匮要略》所创制的麻杏石甘汤现在仍是治疗肺炎喘嗽的有效方剂之一。至明代，对本病的论述更趋全面，也更为明确。随着温热学派的崛起，对本病的认识又更进一步，并对各

王雪峰小儿病临证用药心得

个年龄阶段的肺炎喘嗽均有描述。在唐宋以前对小儿肺炎喘嗽大多以"喘鸣""肺胀"命名，金元时期朱丹溪及明代周震提到了"肺家炎"。肺炎喘嗽这一病名是清代谢玉琼在《麻科活人全书·气促发喘鼻扇胸高第五十一》中提出的，所描述的麻疹期中出现的肺闭喘嗽症状即是麻疹合并肺炎，肺炎喘嗽也即为肺炎的中医命名。

【临证思路】

本病辨证，重在辨常证和变证。辨常证、变证根据呼吸频率和节律、心率快慢、唇甲颜色、肝脏大小及是否有神昏、抽搐等进行辨别。常证可根据病程阶段，病初辨风寒与风热，根据症状、咽红与否及舌脉进行辨识；极期辨热重、痰重，根据发热高低、喉间痰鸣的轻重、呼吸喘急的程度进行辨别；后期辨气伤与阴伤，根据感邪的性质、症状、舌脉等进行辨别。变证则是出现神昏、抽搐或呼吸不利、喘促、唇甲发绀、胁下痞块增大等证候。

本病以宣肺开闭、化痰平喘为基本治法。若痰多壅盛者，宜降气涤痰；喘憋严重者，治以平喘利气；气滞血瘀者，佐以活血化瘀；壮热炽盛，大便秘结者，佐以通腑泄热。出现变证者，或温补心阳，或开窍息风，随证施治。病久肺脾气虚者，宜健脾补肺以扶正为主；阴虚肺燥，余邪留恋，宜养阴润肺化痰，兼清解余邪。

【小儿支原体肺炎用药体会】

核心药物为麻黄、黄芩、甘草、苦杏仁、石膏、桔梗、桑白皮、半夏、陈皮、茯苓、连翘、鱼腥草、前胡、紫苏子、浙贝母；对药为苦杏仁、甘草，炙麻黄、苦杏仁，炙麻黄、甘草，石膏、苦杏仁，黄芩、苦杏仁，石膏、麻黄；角药为麻黄、苦杏仁、甘草。

1. 核心药物分析

麻黄 味辛、微苦，性温。归肺经、膀胱经。善发汗解表，宣肺平喘，利水消肿。《汤液本草》："夫麻黄治卫实之药，桂枝治卫虚之药。桂枝、麻黄，虽为太阳证药，其实荣卫药也。肺主卫（为气），心主荣（为血），故麻黄为手太阴之剂，桂枝为手少阴之剂。故伤寒伤风而嗽者，用麻黄桂枝，即汤液之源也。"《本经》："主中风、伤寒头痛，温疟。发表出汗，祛邪热气，止咳逆上气，除寒热，破坚积聚。"

黄芩 味苦，性寒。归肺、胆、脾、大肠、小肠经。善清热燥湿，泻火解毒，止血，安胎。《本草纲目》："治风热湿热头疼，奔豚热痛，火咳肺痿喉腥，诸失血。"《别录》："疗痰热胃中热，小腹绞痛，消谷，利小肠，女子血闭，淋露下血，小儿腹痛。"《本经》："诸热黄胆，肠泄痢，逐水，下血闭，恶疮疽蚀火疡。"

甘草 味甘，性平。归心、肺、脾、胃经。善补脾益气，祛痰止咳，缓急止痛，清热解毒，调和诸药。《本草纲目》中记载："甘草外赤中黄，包兼坤离；味浓气薄，资金土德。协和群品，有元老之功；善治百邪，得王道之化。赞帝力而人不知，敛神功而已不与，可谓药中之良相也。"《本经》："味甘，平。主治五脏六腑寒热邪气，坚筋骨，长肌肉，倍力，金疮肿，解毒。"

苦杏仁 味苦，性微温，有小毒。归肺、大肠经。善降气止咳平喘，润肠通便。《本草求真》记载"杏仁，既有发散风寒之能，复有下气除喘之力"。现代研究显示其有镇咳、平喘、抗炎作用。

石膏 味甘、辛，性大寒。归肺、胃经。生用：清热泻火，除烦止渴，煅用：敛疮生肌，收湿，止血。《本经》："主中风寒热，心下逆气，惊喘，口干舌焦，不能息，腹中坚痛，产乳，金疮。"《本草衍义补遗》："石膏，本阳明经药，阳明主肌肉，其甘也，能缓脾益气，止渴祛火，其辛也，能解肌出汗，上行至头，又入手太阴、少阳，而可为三经之主者。研为末，醋研丸如绿豆大，以泻胃火、痰火、食积。"

桔梗 味苦、辛，性平。归肺经。善宣肺，利咽，祛痰，排脓。《本经》："主胸胁痛如刀刺，腹满，肠鸣幽幽，惊恐悸气。"《别录》："利五脏肠胃，补血气，除寒热、风痹，温中消谷，疗喉咽痛。"《药性论》："治下痢，破血，去积气，消积聚、痰涎，主肺热气促嗽逆，除腹中冷痛，主中恶及小儿惊痫。"

桑白皮 味甘，性寒。归肺、脾经。善泻肺平喘，行水消肿。始载于《神农本草经》。现代研究显示其有抗炎等作用。

半夏 味辛，性温。归脾、胃、肺经。善燥湿化痰。《丹溪心法》

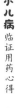
王雪峰小儿病
临证用药心得

记载："治湿痰喘急，止心痛：半夏不拘多少，香油炒，为末，粥丸梧子大。每服三五十丸，姜汤下。"现代研究显示其有镇咳、祛痰、镇吐等作用。

陈皮 味苦、辛，性温。归肺、脾经。善理气健脾，燥湿化痰。《别录》："下气，止呕。"《本草纲目》："疗呕哕反胃嘈杂，时吐清水。"

茯苓 味甘、淡，性平。归心、肺、脾、肾经。善利水渗湿，健脾，宁心。《本草纲目》："茯苓气味淡而渗，其性上行，生津液，开腠理，滋水源而下降，利小便。"故张洁古谓其属阳，浮而升，言其性也；李东垣谓其为阳中之阴，降而下，言其功也。《本草衍义》："茯苓、茯神，行水之功多，益心脾不可阙也。"

连翘 味苦，性平。归心、肝、胆经。善清热，解毒，散结，消肿。《本经》："主寒热，鼠瘘，瘰疬，痈肿恶疮，瘿瘤，结热。"《药性论》："主通利五淋，小便不通，除心家客热。"

鱼腥草 味辛，性微寒。归肺经。善清热解毒，消痈排脓，利尿通淋。《本草纲目》："散热毒痈肿，……解硇毒。"《医林纂要》："行水，攻坚，祛瘴，解暑。……祛瘀血。"

前胡 味苦、辛，性微寒。归肺经。善降气化痰，散风清热。《本草纲目》："清肺热，化痰热，散风邪。"《别录》："主疗痰满胸胁中痞，心腹结气，风头痛，祛痰实，下气。治伤寒寒热，推陈致新，明目益精。"

紫苏子 味辛，性温。归肺、大肠经。善降气，消痰，平喘，润肠。《药性论》："主上气咳逆。治冷气及腰脚中湿风结气。"《日华子本草》："主调中，益五脏，下气，止霍乱、呕吐、反胃，补虚劳，肥健人，利大小便，破癥结，消五膈，止咳，润心肺，消痰气。"

浙贝母 味苦，性寒。归肺、心经。善清热化痰止咳，解毒散结消痈。《本草求真》："象贝，治风火痰嗽为佳。若虚寒咳嗽，以川贝为宜。"《药性切用》："象贝，形坚味苦，泻热功胜，不能解郁也。"《本草汇言》："贝母，象山亦有，但味苦恶，仅可于破血解毒药中用之。"

2. 对药分析

苦杏仁、甘草 苦杏仁，味苦，性微温；有小毒。归肺、大肠经。

善降气止咳平喘，润肠通便。甘草，味甘，性平。入心、肺、脾、胃经。善补脾益气，祛痰止咳，缓急止痛，清热解毒，调和诸药。现代研究显示其有抗炎抗感染、抗变态反应、镇咳、解痉等作用。

炙麻黄、苦杏仁　炙麻黄，味辛、微苦，性温。归肺经、膀胱经。善发汗解表，宣肺平喘，利水消肿。苦杏仁，味苦，性微温，有小毒。归肺、大肠经。善降气止咳平喘，润肠通便。二药同入肺经，一宣一降，共达宣降肺气、调畅气机、宣肺平喘之功。

炙麻黄、炙甘草　炙麻黄，味辛、微苦，性温。归肺经、膀胱经。善发汗解表，宣肺平喘，利水消肿。甘草，味甘，性平。入心、肺、脾、胃经。善补脾益气，祛痰止咳，缓急止痛，清热解毒，调和诸药。现代研究显示其有抗炎抗感染、抗变态反应、镇咳、解痉等作用。

石膏、苦杏仁　石膏，味甘、辛，性大寒。归肺、胃经。生用：清热泻火、除烦止渴，煅用：敛疮生肌、收湿、止血。苦杏仁，味苦，性微温；有小毒。归肺、大肠经。善降气止咳平喘，润肠通便。杏仁降肺气，用为佐药，助石膏清肺平喘。

黄芩、苦杏仁　黄芩，味苦，性寒。归肺、胆、脾、大肠、小肠经。清热燥湿，泻火解毒，止血，安胎。苦杏仁，味苦，性微温；有小毒。归肺、大肠经。善降气止咳平喘，润肠通便。二者均入肺经、大肠经，味苦，共奏清热平喘之效。

石膏、炙麻黄　石膏，味甘、辛，性大寒。归肺、胃经。生用：清热泻火、除烦止渴，煅用：敛疮生肌、收湿、止血。麻黄，味辛、微苦，性温。归肺经、膀胱经。善发汗解表，宣肺平喘，利水消肿。两者相伍，一辛温，一辛寒。石膏助麻黄泄郁热而宣肺，麻黄得石膏宣郁热以利尿。两者相互为用，相互制约，共使肺气得利，郁热得清，水气得散。

3. 角药分析

炙麻黄、苦杏仁、甘草　炙麻黄，味辛、微苦，性温。归肺经、膀胱经。善发汗解表，宣肺平喘，利水消肿。苦杏仁，味苦，性微温；有小毒。归肺、大肠经。善降气止咳平喘，润肠通便。甘草，味甘，性平。入心、肺、脾、胃经。善补脾益气，祛痰止咳，缓急止痛，清热解

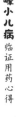

毒，调和诸药。现代研究显示其有抗炎抗感染、抗变态反应、镇咳、解痉等作用。

【小儿病毒性肺炎用药体会】

核心药物为麻黄、黄芩、甘草、苦杏仁、石膏、桔梗、桑白皮、半夏、陈皮、茯苓、连翘、鱼腥草、前胡、紫苏子、浙贝母；对药为麻黄、杏仁，黄芩、石菖蒲，浙贝母、石菖蒲，半夏、陈皮，半夏、茯苓；常用小复方为连翘、茵陈、茯苓、藿香、紫苏子，蒲公英、大青叶、忍冬藤、薏苡仁、苍术，桑叶、玉竹、鹿衔草、刘寄奴、柴胡、葛根、牡丹皮、瓜蒌，藿香、白豆蔻、石菖蒲、茵陈、滑石、杏仁，麻黄、杏仁、石膏、半夏、陈皮、茯苓、竹茹。

1. 核心药物分析

黄芩　味苦，性寒。归肺、脾、胆、小肠、大肠经。善清热燥湿，泻火解毒，止血安胎。《本草择要纲目》中记载黄芩可清泄肺经之热，具有祛除皮肤积热、清透上焦之能，以达到"利胸中气，消膈上痰"的疗效。黄芩提取物在小鼠流感病毒感染模型上具有抗流感病毒的作用，黄芩中发挥抗流感病毒之能的主要成分是黄芩素和黄芩苷，其中以黄芩苷抗病毒作用最强。

浙贝母　味苦，性寒。归肺、心经。善清热化痰止咳，解毒散结消痈。《本草纲目》中言及贝母主治胸胁逆气，可"散心胸郁结之气，消痰"。《本草分经》中记载贝母可"泻心火散肺郁"，具有清润心肺、化燥消痰的作用。现代药理研究表明，浙贝母可缓解气管平滑肌紧张，同时具有抗炎和抗细菌耐药等疗效，在治疗呼吸系统疾病方面应用广泛。

炙麻黄　味辛、微苦，性温。归肺、膀胱经。《神农本草经》最早对其进行记载，认为麻黄功用良多，"主中风、伤寒头痛、温疟"，具有解表发汗、止咳降逆、破坚散聚之效。现代药理研究表明麻黄鞣酸中的儿茶素能抑制食物泡、溶酶体等细胞器的酸化作用，进而对 MDCK 细胞中流感病毒 A/PR/8/34 的生长产生抑制，发挥抗病毒的功效。

清半夏　味辛，性温；有毒。归脾、胃、肺经。《神农本草经百种录》认为半夏味辛，可开肺降逆，"气降则通和"，故而可治疗胸胀、咳逆、肠鸣诸疾；同时还具有止汗、涩敛肺气的功效。现代药理研究以半夏制成粉末混悬液灌胃，可抑制小鼠氨熏所致的咳嗽。另有学者发现半夏提取液可减少小鼠因氨水而引发的咳嗽次数，并延长枸橼酸引发豚鼠咳嗽的潜伏期。

杏仁 味苦，性微温；有小毒。归肺、大肠经。《药鉴》中记载杏仁可"除胸中气"而治疗气逆喘促，能"润大肠"而治疗"气闭难通"。《古今名医方论》认为"气有余便是火"，方剂中添加苦杏仁以降肺气，"气降火亦降"，"气行则不郁"，从而除痰、喘、呕等疾病。现代药理研究发现，苦杏仁苷作为杏仁的有效成分之一，可被酶分解产生微量氢氰酸，抑制呼吸中枢，达到止咳的目的。多项研究证实了苦杏仁苷可抑制支气管平滑肌细胞的增殖。

紫苏子 味辛，性温。归肺、脾经。叶桂在《本草经解》中记载："紫苏主下气，除寒中，其子尤良……治上气咳逆。"《本草从新》曰："紫苏发表散寒。味辛，入气分。利肺下气，定喘安胎。"药理研究表明，紫苏可用于镇咳平喘、祛痰、抗过敏、抗菌等方面。有实验表明紫苏制品对小鼠灌胃给药，可延长浓氨水诱发的咳嗽潜伏期，减少咳嗽次数，紫苏子水提取物可减少大鼠痰液分泌量。

石膏 味甘、辛，性大寒。归肺、胃经。《本草从新》从石膏的性味归经出发，认为石膏具有清热降火、发汗解肌、缓脾生津止渴之效。《神农本草经》中认为石膏主治"中风寒热，心下逆气惊喘"。现代药理研究表明，生石膏对体温中枢和发汗中枢均有抑制作用，能发挥快速退热的作用，在解表散热的同时却无发汗，因而规避了侵伤津液的风险。有研究显示在麻黄杏仁石膏甘草汤基础上增加药味以治疗流感，疗效较好。有学者认为可能是由于石膏中所含微量元素或所含微量元素与有机成分结合，从而发挥抗病毒的功能。

石菖蒲 味辛、苦，性温。归心、胃经。具有开窍豁痰、醒神益智、化湿开胃等功效。《药鉴》中记载："除心热烦闷，能下气杀虫。"现代药理研究表明，细辛醚是石菖蒲挥发油的主要成分，α-细辛脑是其同分异构体，能对抗组胺、乙酰胆碱，缓解支气管痉挛，抑制咳嗽中枢，可增加分泌物的生成，稀释浓痰，降低黏滞；使痰液易于咳出，故临床上常用于肺炎、支气管哮喘等呼吸系统疾病的治疗。

射干 味苦、性寒。归肺经。《本草经集注》认为射干"主治咳逆上气"，在治疗喉痹咽痛等方面疗效甚好。体外实验早已发现野鸢尾苷元是射干发挥抑制病毒活性作用的主要成分。有研究者运用组织细胞培养法，发现射干对腺病毒 3 型（adv-3）、腺病毒 7 型（adv-7）、呼吸道合胞病毒（RSV）、疱疹病毒 1 型（HSV-1）、疱疹病毒 2 型（HSV-2）、鼻病毒 -3 型等具有一定抑制病毒致细胞病变的作用。

陈皮 味苦、辛，性温。归肺、脾经。《名医别录》认为陈皮可"下气，止呕咳，除膀胱留热，停水，五淋，利小便，主脾不能消谷，气冲胸中，吐逆霍乱，止泄，祛寸白。"现代药理研究表明，陈皮挥发油可舒缓豚鼠离体支气管平滑肌收缩痉挛，达到平喘、镇咳和抗变应性炎症的目的。

鱼腥草 味辛，微寒。归肺经。善清热解毒，消痈排脓，利尿通淋。《本草纲目》："散热毒痈肿，疮痔脱肛，断痁疾，解硇毒。"《医林纂要》："行水，攻坚，祛瘴，解暑。疗蛇虫毒，治脚气，溃痈疽，祛瘀血。"

茯苓 味甘、淡，性平。归心、肺、脾、肾经。善利水渗湿，健脾，宁心。《本草纲目》："茯苓气味淡而渗，其性上行，生津液，开腠理，滋水源而下降，利小便。"故张洁古谓其属阳，浮而升，言其性也；李东垣谓其为阳中之阴，降而下，言其功也。《本草衍义》："茯苓、茯神，行水之功多，益心脾不可阙也。"

桔梗 味苦、辛，性平。归肺经。善宣肺，利咽，祛痰，排脓。《本经》："主胸胁痛如刀刺，腹满，肠鸣幽幽，惊恐悸气。"《别录》："利五脏肠胃，补血气，除寒热、风痹，温中消谷，疗喉咽痛。"《药性论》："治下痢，破血，祛积气，消积聚、痰涎，主肺热气促嗽逆，除腹中冷痛，主中恶及小儿惊痫。"

瓜蒌 味甘，性寒。归肺、胃经。善清化热痰，利气宽胸。《本草纲目》："润肺燥，降火。治咳嗽，涤痰结，利咽喉，消痈肿疮毒。"

连翘 味苦，性平。入心、肝、胆经。善清热，解毒，散结，消肿。《本经》："主寒热，鼠瘘，瘰疬，痈肿恶疮，瘿瘤，结热。"《药性论》："主通利五淋，小便不通，除心家客热。"

2. 对药体会

麻黄、杏仁　麻黄配杏仁，一宣一降，均有止咳作用，协调肺气的升降出入，肺气宣则呼浊，肺气降则吸清。

黄芩、石菖蒲　黄芩性味苦寒，功能清热燥湿，擅清肺胃胆及大肠之湿热，尤长于清上中焦湿热。《湿热病篇》中记载"湿热证，初起发热，汗出胸痞，口渴舌白"，薛生白认为此时病在气分，乃湿阻中焦，气失宣畅之候，故多采用石菖蒲等辛温之品宣通中焦。黄芩与石菖蒲相配，可清热化湿，宽胸醒神。

浙贝母、石菖蒲　《本草纲目》中记载贝母可"散心胸郁结之气"，能"清肺消痰止咳"，具有清肺散郁、止咳化痰之功；《本经》中记载石菖蒲味辛，性温，"主风寒湿痹，咳逆上气"。浙贝母与石菖蒲相配，止咳化痰的力量更强。

清半夏、陈皮　《太平惠民和剂局方》中首次记载清半夏与陈皮相配，可用于治疗"肺胃虚弱，好食酸冷，寒痰停积，呕逆恶心"。半夏燥湿化痰，降逆止呕；陈皮理气健脾，燥湿化痰。半夏获陈皮之助，则气顺而痰自消；陈皮得半夏之辅，则痰除而气自下。二者相使相助，共同发挥健脾和胃、燥湿化痰、理气止呕的功能。

半夏、茯苓　《伤寒大白》中记载半夏茯苓汤用于中焦闭塞，水饮犯胃之但头有汗，茯苓与半夏组成对药。茯苓甘淡渗湿，具有健脾利水之效；半夏辛温气燥，主入脾胃经，具有燥湿化痰、消痞散结、降逆止呕之能。二者相合，可除中焦痰湿，燥湿化痰降逆的功效更强。

3. 小复方分析

连翘、茵陈、茯苓、藿香、紫苏子　苦寒之连翘，有泄热透邪之效，可清上焦心肺之热，同时还能通利小便。茯苓味甘而淡，药性平和，具有健脾渗湿止泻之效；茵陈气味清芬，性微寒味苦，尤擅利湿退黄，是治疗脾胃湿热的良药；辛温之藿香气味芳香，具解表散邪之效，可入肺达脾，起清神醒脾之效。三药相合，健脾化湿之效更加卓著。味辛之紫苏子擅行，以宽中快膈、和胃除胀止呕；藿香既能化湿，又能和中止呕。两药相合，共奏行气止呕之效。诸药相伍具有清热祛湿、行气

王雪峰小儿病临证用药心得

止呕之效。

蒲公英、大青叶、忍冬藤、薏苡仁、苍术 蒲公英苦寒，可清解肝、胃火热之邪；大青叶善解心、胃二经实火热毒；忍冬藤与金银花功效相似，具有清热疏风、通络止痛之效。蒲公英、大青叶、忍冬藤三药共用，清热解毒之功更强。苍术与薏苡仁相配，共同发挥祛湿健脾的作用。诸药相伍具有清热解毒、健脾祛湿之效。

桑叶、玉竹、鹿衔草、刘寄奴 桑叶药性甘苦寒，可清泄肺热、凉润肺燥；玉竹药性甘润，可养肺阴、清肺热。桑叶与玉竹两药相合，清肺润燥之力益彰。鹿衔草能补益肺肾而定喘嗽，多用于治疗肺虚久咳或肾不纳气之虚喘。刘寄奴辛散苦泄，气味芳香，既能破血通经、散瘀止痛，又能行脾开胃、消食化积。诸药相伍具有清肺润燥、活血化瘀之效。

柴胡、葛根、牡丹皮、瓜蒌 《药鉴》谓柴胡、葛根"疗肌表，功为第一"，升发之葛根可清透表邪，解肌散热；轻清升散之柴胡能透表泄热。两药相配用量宜大，相须为用，具有解表、发汗、退热之功，适于治疗外感证恶寒渐减而身热渐盛、无汗项强者。牡丹皮苦寒，入心肝血分，善清营分、血分实热，具有清热凉血、活血祛瘀之效。瓜蒌味苦涌泄，能催吐其壅塞之痰。诸药相伍具有清热解表、凉血祛痰之效。

藿香、白豆蔻、石菖蒲、茵陈、滑石、杏仁 藿香、石菖蒲、白豆蔻三药气味芳香，可醒脾化湿、通调三焦，即辛开肺气以开水源，芳香化湿以醒脾运脾，淡渗利湿以祛湿浊。滑石得茵陈相助，祛湿清热之效增强。杏仁味苦降泄，调节肺气宣发肃降而止咳平喘，兼具润肠通便之能。诸药相伍具有清热利湿、止咳通便之效。

麻黄、杏仁、石膏、清半夏、陈皮、茯苓、竹茹 麻黄、杏仁、石膏是麻杏石甘汤的核心组成药物，三药相配，具有辛凉宣肺、清热平喘之效。现代药理实验也证实，麻杏石甘汤在解热、抗炎、镇咳方面作用明显，抵御流感病毒、副流感、病毒感染等具有一定疗效。李士材对二陈汤评价道："半夏之辛，利二便而祛湿。陈皮之辛，通三焦而理气。茯苓佐半夏，共成燥湿之。"半夏、陈皮、茯苓是二陈汤的核心药物，三药相配具有燥湿化痰之效。甘寒之竹茹性润，善清化热痰。诸药相伍具有清热平喘、燥湿化痰之效。

三、反复呼吸道感染

反复呼吸道感染（recurrent respiratory tract infections，RRTIs）是指以小儿在 1 年内发生上、下呼吸道感染的次数超出正常范围为特征的病证。上呼吸道感染包括鼻炎、咽炎、扁桃体炎；下呼吸道感染为支气管炎、毛细支气管炎及肺炎等疾病。本病证多见于 6 个月～6 岁的小儿，其中 1～3 岁的幼儿患病率最高。在一年四季中以冬春气温变化剧烈时患病人数较多，夏天有自然缓解的趋势，一般到学龄期前后感染次数明显减少。若反复呼吸道感染日久不愈，易发生慢性鼻炎及肾炎、风湿病等疾患，严重影响小儿的生长发育与身心健康。

【疾病溯源】

古代医籍无"反复呼吸道感染"的专门记载，但根据其主要临床症状，属于中医学"虚人感冒""体虚感冒"等范畴。中医古代文献中有与本病相似的描述。如《灵枢·百病始生》提到"风雨寒热不得虚，邪不能独伤人。卒然逢疾风暴雨而不病者，盖无虚，故邪不能独伤人。此必因虚邪之风，与其身形，两虚相得，乃客其形。"《素问·评热病论》中说："邪之所凑，其气必虚。"以上都强调人体正气的强弱在外感发病中占据着主导地位。《灵枢·口问》说："故邪之所在，皆为不足。"《素问·八正神明论》说："以身之虚，而逢天之虚，两虚相感。"《素问·生气通天论》："故风者，百病之始也，清静则肉腠闭拒，虽有大风苛毒，弗之能害，此因时之序也。"汉·张仲景《伤寒论·伤寒例》："冬时严寒，万类深藏，君子固密，则不伤于寒，触冒之者，乃名伤寒耳。"唐·王焘《外台秘要·六十八·虚劳偏枯候》："病源夫劳损之人，体虚易伤风邪。"宋·钱乙《小儿药证直诀》："唇色白，当补肺……脾肺病久，则虚而唇白。"明·鲁伯嗣《婴童百问·风症风热》云："小儿中风者，以其气血未定，寒温失调，内则盛热蕴蓄，外则腠理开虚，故风邪乘其外虚而暴中之。"明·张介宾《景岳全书·非风·论有邪无邪》："气体虚弱，荣卫失调，则真气耗散，腠理不密。"《景岳全书·瘟疫·补虚法》又有"伤寒、瘟疫，俱外侮之证，惟内实者能拒之，即有所感而邪不胜正，虽病无害。最畏者，惟内虚之人，正不胜邪，邪必乘虚深入，害莫大矣。故曰伤寒偏打下虚人。"明·万全《幼科发挥》："方其幼也，有如水面之泡，草头之露，气血未定，易寒易热。"清·吴谦《医宗金鉴·幼科心法要诀》："寒嗽者，因平素肺虚，喜啖生冷，以致寒邪伤肺，发为咳嗽。"清·李用粹《证治汇补·伤风》："盖肺主皮毛，脾主肌肉，气卫于外，风邪不能为害。惟脾虚而肌肉不充，肺虚而玄府不闭，则风乘虚入。有平昔元气虚弱，表疏腠松，略有不谨，即显风证者。"清·陈复正《幼幼集成·伤风证治》也说："然中气足，腠理密者，始能无害。其所以受邪致病者皆怯弱之体，故风邪得以乘之。"

【临证思路】

临证时发热辨表证发热及热势。风寒表证发热，症见发热、恶寒，发热轻而恶寒重，无汗，头痛，鼻塞流清涕，口不渴，苔白，脉浮紧或指纹红；风热表证发热重而恶寒，有汗，鼻塞流黄涕，口渴，咽痛，苔薄黄，脉浮数或指纹紫。高热持续不退，常见于表邪入里化热或感受时邪；表邪化热见高热，口渴，汗多，面赤，脉数或指纹紫；时邪犯肺见高热，头痛，咽痛，腹痛，呕吐。低热可有气虚发热、阴虚发热，气虚发热者见长期微热，疲乏，少气，自汗；阴虚发热者见颧红，烦热，盗汗。潮热者，若热势较高，常午后发热，为阳明腑实证，由胃肠热结所致；若午后或夜间低热，多为阴虚火旺。

咳嗽须辨别外感或内伤。外感咳嗽起病急，病程短，伴发热、鼻塞流涕等表证。咳嗽声重频作，多为风寒咳嗽；咳声高亢，或声浊不爽，多为风热咳嗽。内伤咳嗽起病缓，病程长，伴不同程度的脏腑功能失调。咳嗽痰鸣辘辘，多为痰湿咳嗽；痰稠色黄，多为风热或痰热。痰白清稀，多为气虚；痰少而黏，多为阴虚。

发作期间，应按不同辨证治疗，同时适当注意照顾小儿正虚的体质特点。迁延期以扶正为主，兼以祛邪，正复邪自退。本病就诊患儿多在恢复期，治疗当固本为要，或补肺固表，或健脾益气，或温卫和营，或

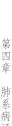

健脾温肾，或养阴润肺。

【用药体会】

核心药物为黄芪、辛夷、茯苓、白术、太子参、连翘、薏苡仁、莱菔子、防风、陈皮、浙贝母、白芷、鸡内金；对药为辛夷、苍耳子，桑白皮、地骨皮；角药为黄芪、炒白术、防风；小复方为苍耳子、川芎、枳壳、柴胡，黄芩、当归、地骨皮，黄连、黄柏，白前、辛夷、黄芪、防风、白扁豆，茯苓、藿香、白芷、陈皮、浙贝母、太子参，紫苏梗、紫菀、薏苡仁、远志。

1. 核心药物分析

黄芪 味甘，性微温。归脾、肺、肝经。常与太子参、茯苓、薏苡仁、白术等药配伍使用。

甘草 生用味甘，性平，炙用味甘，性温。归肺、脾、心、胃经。具有益气补中、调和药性的功效，兼能清热解毒、祛痰止咳、缓急止痛。《本草正》记载其"得中和之性，有调补之功……无往不可，故称国老"，为各医家临床处方所常配伍使用之药。现代医学研究发现，甘草提取物具有抗氧化、清除自由基的作用，可抑制炎症反应。甘草药性平和，可配伍多种药物，调和诸药，应用广泛。临床常用生甘草，盖小儿脾弱，炙者以蜜炮制，多用易碍脾生湿。

辛夷 味辛，性温。归肺、胃经。为治疗鼻窍诸症的要药，具有发散风寒、宣通鼻窍之功，常配伍白芷、苍耳子、石菖蒲、防风等药，用于风寒头痛、鼻塞、鼻渊等病证。《本草纲目》记载"辛夷之辛温，走气而入肺，能助胃中清阳上行，所以能温中，治头面目鼻之病"。现代对本药药理研究较为深入，辛夷的多种有效成分具有抗过敏作用，动物体外实验证明辛夷油能抑制 5-LO 活性，减少炎性物质的生成，从而发挥抗炎作用。有研究显示应用平行提取法研究以 6 种不同溶剂对辛夷进行提取的有效成分，其提取物对灰葡萄孢菌均有抑制作用。本品药用部位为花蕾，毛细而多，入汤剂中宜包煎。

茯苓 味甘、淡，性平。归心、脾、肺、肾经。功主利水渗湿、健脾安神，在此用之取其益气健脾之用。其性平和，虽有利水之功，却无伤阴之虑，《长沙药解》谓其"泻水燥土，冲和淡荡，百病皆宜，至为良药"，能治脾虚不运所致的痰饮诸症，可配五指毛桃、白术及法半夏、陈皮等燥湿化痰药物同用。研究表明，茯苓的主要有效成分茯苓多糖具有抗氧化活性，能改善小鼠学习记忆能力，增强抗原特异性体液免疫反应。

白术　味甘、苦，性温。归脾、胃经。可补气健脾、燥湿利水，又可固表止汗。甘温补益脾气，苦能燥湿，《国药诠证》论曰："白术性味中和，燥而不烈……故为治湿所必用，但中病即止，不可久服……用为常服，则气血俱燥，必生他变。"是因其"于坤顺之体，具乾健之用"，性偏温燥，恐伤阴液。研究表明，白术提取物有调节免疫系统功能、抗炎的作用，对胃肠道运动功能呈双向调节作用。白术通过补益脾气，可固后天之本，脾胃健运则小儿生化有源，体格强健，百邪不侵。

太子参　味甘、微苦，性平。归脾经、肺经。有补气生津之功效，常用于证属气阴两虚的慢性肺脾疾病如慢性鼻炎、慢性咽炎、慢性咳嗽、反复呼吸道感染、感后调理、汗症，以及神经语言发育障碍疾病如五迟五软等。本品为石竹科植物孩儿参的块根，其名始记于清代《本草从新》，原列"人参"条下，指五加科人参之小者，而后逐渐成为石竹科孩儿参之独名。与五加科人参相比，太子参虽有益气功效，却非大补元气，而更偏于气阴同补，以"清补"而为医家所乐用，尤适于气虚兼有阴伤或不耐峻补之人。现代药理学研究表明太子参提取物可拮抗应激引起的损伤反应、改善记忆、抗氧化，太子参多糖有免疫调节作用。

连翘　味苦，性微寒。归肺、心、胆经。可清热解毒、消痈散结、疏散风热。其味苦，能清泄实热，药用果实，轻清而浮，又具宣散之功，《珍珠囊补遗药性赋》总结最为精妙："其用有二：泻诸经之客热；散诸肿之疮疡。"世人多用以疏风散热及清热散结，《医学衷中参西录》称之为"疮家要药"。现代药理学研究提示连翘提取物有解热、抑菌、抗氧化作用。

薏苡仁　味甘、淡，性凉。归脾、胃、肺经。功用健脾止泻、利水渗湿，且能清热排脓。《灵枢·本神》已有论曰："五脏之藏精者也，不可伤，伤则失守而阴虚。"说明五脏皆有阴阳不可伤。《本草新编》曰：

"惟薏仁利水，而又不损真阴之气，诸利水药所不及者也……故凡遇水湿之症，用薏仁一二两为君，而佐之健脾祛湿之味，未有不速于奏效者也。"《本草备要》论薏苡仁"因寒因热，皆可用……但其力和缓，用之须倍于他药。"现代研究表明，薏苡仁具有免疫调节、抗病毒等作用。

莱菔子　味辛、甘，性平。归肺、脾、胃经。可消食除胀、降气化痰。其性辛散、下行，擅于治气，入脾胃经而除胀满，入肺经而止咳喘，又可化痰浊。此药理气通腑、消食行滞，应用于乳食积滞所致的口臭、大便干结、腹胀、腹痛、汗多、胃纳多或少、舌红或有芒刺、苔白厚或腻、指纹滞或脉沉实者，可选择陈皮、厚朴、枳壳、香附等两三味以理气，以及鸡内金、净山楂、炒麦芽以健脾消食。莱菔子虽无大黄之苦寒，但《本草新编》言其"除胀满亦奇，但宜少少用之。补气之药得之，而无大过之忧。利湿之剂入之，而有善全之妙。多服则损气，久服则伤阴也"。故其为祛实邪之用，中病即止。研究发现，莱菔子促进胃肠运动与大鼠血浆胃动素水平呈正相关，可被阿托品拮抗，故认为其作用与促进胃动素分泌及作用于 M 受体有关。

防风　味辛、甘，性微温。归膀胱、肝、脾经。功效为祛风解表、胜湿止痛、止痉。其药力和缓，寒热虚实之表证均可使用，为治风通用之品。防风既可祛风散邪以免闭门留寇，与补益肺脾之药同用又可固卫表、御外邪，散邪而不伤正。《神农本草经百种录》称"防风治周身之风，乃风药之统领也"。防风的现代药理作用包括解热、镇痛、抗炎、抗菌、免疫调节、抗过敏等。

陈皮　味辛、苦，性温。归脾、肺经。有理气健脾、燥湿化痰的功效，主要用于脾胃气滞及痰湿之证，若在补益剂中少佐，可避免壅滞，《药鉴》论陈皮"有白术则补脾胃，无白术则泻脾胃，有甘草则补肺，无甘草则泻肺"，配伍得当，虚实两端皆宜，在肺系、脾胃疾病中应用广泛。其味辛苦，小儿脾虚者用 2 ～ 5g 为宜，不应用量过大，以免伐气。现代药理学研究发现陈皮提取物有抗氧化、抗炎、抑菌及对消化道的双向调节作用。

浙贝母　味苦，性寒。归肺、心经。功效为清热散结、化痰止咳。《本草正》谓之"最降痰气，善开郁结"，用于小儿主要针对风热及痰热

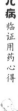

咳嗽，常配伍前胡、法半夏、陈皮、杏仁、桔梗等药使用。药理研究显示其提取物分别有镇咳祛痰、松弛平滑肌、抗炎、活血化瘀、逆转细菌耐药等作用。

白芷　味辛，性温。归肺、胃经。有祛风散寒、通窍止痛、消肿排脓、燥湿止带等多种功效，在儿科主要用于治疗鼻塞、鼻渊诸症。其气味芳香浓烈，通窍之力较强，性温可发散寒邪，故对风寒侵袭肺系所致的鼻塞、流涕最为适宜，亦可配伍益气养阴之品，用于虚实夹杂之证。白芷有效成分复杂，药理作用亦较为广泛，主要包括抗炎镇痛、抗菌、解痉等。

鸡内金　味甘，性平。归脾、胃、小肠、膀胱经。主健胃消食、涩精止遗，为儿科常用之药，既可消食滞，配伍山楂、麦芽、莱菔子等药，分别针对不同食物导致的积滞，又可健运脾胃，与白术、茯苓、薏苡仁、太子参、白扁豆等益气健脾药同用，治疗脾虚夹滞之证或脾虚引起的疳积。《滇南本草》谓其"治小儿乳食结滞，肚大筋青，痞积疳积"，为治积要药。鸡内金含有蛋白质、胃蛋白酶、氨基酸及胃激素等成分，研究发现这些成分均有一定的药理作用，可影响胃液及消化酶的分泌、推动小肠运动等。

2. 对药分析

辛夷、苍耳子　辛夷，单味药出现频率最高，味辛，性温。归肺、胃经。具有散风寒，通鼻窍之功。苍耳子，味辛、甘，性温。归肺经。散风寒，通鼻窍，祛风湿，止痛。辛夷、苍耳子，均可通鼻窍，入肺经，于 RRTIs 患儿，二者合用有增强疏散风寒、使清阳之气上行、宣通鼻窍之力，又可截断病势，防治疾病传变。

桑白皮、地骨皮　桑白皮，味甘，性寒。归肺经。善泻肺平喘、利水消肿。地骨皮，味甘，性寒。归肺、肝、肾经。具有凉血退蒸，清肺降火功效。由于反复感邪，患儿正气不足，往往会导致邪伏体内，难以廓清，而形成伏火，而桑白皮、地骨皮合用既可清泄肺中伏火、润肺之燥，防止进一步耗伤气阴，又可复其顺降之常。

3. 角药分析

黄芪、炒白术、防风　黄芪，味甘，性微温，专入脾肺两经，为常

用补虚之药。炒白术，味苦、甘，性温。归脾、胃经。具有健脾益气、燥湿利水、止汗、安胎的功效。防风，味辛、甘，性微温。归膀胱、肝、脾经。具有祛风解表、胜湿止痛、解痉的功效，为王雪峰主任常用祛风药之一。小儿反复呼吸道感染以肺脾两虚最为多见，故补益肺脾之药最多，为常用角药。取《丹溪心法》中玉屏风散之意，益气固表，补肺健脾。药中黄芪善补肺脾之气；炒白术益气健脾，培土生津，助黄芪固表止汗。黄芪、白术合用，既可补脾助运，又能补肺实表。佐以少量防风，升阳祛风，与黄芪配伍而得相反相成之用，即黄芪得防风固表而不留邪，防风得黄芪祛邪而不伤正。

4. 小复方分析

苍耳子、川芎、枳壳、柴胡　可作为反复鼻炎患儿以鼻塞为主者用药组合。结合肝经"布胸胁，循喉咙之后，上入颃颡"，与鼻相通，方中柴胡辛、苦、凉，主入肝胆，作为引经药与枳壳、川芎合用，行气之力增强，联合苍耳子，宣通鼻窍。临床伴有流涕者，可酌加辛夷、白芷、藿香、羌活、细辛等。

黄芩、当归、地骨皮、黄连、黄柏　此方中"三黄"合当归是治疗瘀热内结型RRTIs患儿常用方。方中选用当归，味甘辛，性温，归心、肝、脾经，有养血活血的功效，黄芩、黄连、黄柏合用可以清上、中、下三焦实热与湿热，地骨皮具有凉血除蒸、清降肺火之效，多与桑白皮合用，清泻肺中伏火以消郁热。

白前、辛夷、黄芪、防风、白扁豆　偏于补虚固表，寓"玉屏风散"意，以味轻气薄之白扁豆养脾胃气阴，以白前、辛夷驱逐余邪，感邪经治疗后已无大碍，偶有单声咳嗽，鼻痒不适，乏力，胃纳未复者可用之。

茯苓、藿香、白芷、陈皮、浙贝母、太子参　偏于祛湿化痰，用于表邪已解，虚候初现，痰湿留聚肺系之证，扶正与祛邪并行。

紫苏梗、紫菀、薏苡仁、远志　苏梗归脾、胃、肺经，以宽胸利膈见长，亦可化痰涎，理气而不伤正。《药品化义》有论："苏梗，能使郁滞上下宣行……其性微温，比枳壳尤缓，病之虚者，宽胸利膈，疏气而不迅下。"紫菀辛苦性温，"治久嗽"，两药合用，体虚反复感邪或久咳者均可运用，加上薏苡仁、远志以除痰湿，成止咳化痰之良方。

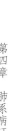

四、哮喘

支气管哮喘（bronchial asthma）是由多种细胞（如嗜酸性粒细胞、肥大细胞、T 淋巴细胞、中性粒细胞、气道上皮细胞等）和细胞组分参与的以气道慢性炎症为特征的异质性疾病。这种慢性炎症与气道高反应性相关，通常出现广泛而多变的可逆性呼气气流受限，导致反复发作的喘息、气促、胸闷和（或）咳嗽等症状，强度随时间变化，多在夜间和（或）清晨发作、加剧，多数患者可自行缓解或经治疗缓解。本病有明显的遗传倾向，初发年龄以 1～6 岁多见。一年四季都可以发病，以秋季、春季气候多变时更易于发病。根据哮喘的临床表现，中医学将其主要归属于"哮病""喘证"范畴。中医药对本病的治疗按发作期治其标、迁延期标本兼治、缓解期治其本为基本原则，在预防发病、缩短病程和改善预后等方面发挥了重要作用。

【疾病溯源】

《黄帝内经》即有关于哮喘的散在记载。其将本病称为"喘鸣""喘呼""喘息"等，分别从发病原因、病位病机、症状体征、病情发展等不同角度进行表述。如《素问·通评虚实论》："帝曰：乳子中风热，喘鸣肩息者，脉何如？岐伯曰：喘鸣肩息者，脉实大也，缓则生，急则死。"《素问·太阴阳明论》："故犯贼风虚邪者，阳受之；食饮不节，起居不时者，阴受之。阳受之则入六腑，阴受之则入五脏。入六腑，则身热，不时卧，上为喘呼。"《素问·玉机真脏论》："大骨枯槁，大肉陷下，胸中气满，喘息不便，其气动形，期六月死。"东汉末年的医圣张仲景在《伤寒杂病论》中对其亦有相关论述，并通过辨证施治予以方药。如《金匮要略·肺痿肺痈咳嗽上气病脉证治第七》："咳而上气，喉中水鸡声，射干麻黄汤主之。"《伤寒论·辨太阳病脉证并治》："汗出而喘，无大热者，可与麻黄杏仁甘草石膏汤。"

隋代医家巢元方主持编撰的《诸病源候论》将本病称为"上气

鸣息""呷嗽""逆气"等，进一步探讨了其病因病机。如《诸病源候论·咳嗽病诸候·呷嗽》："其胸膈痰饮多者，嗽则气动于痰，上搏喉咽之间，痰气相击，随嗽动息，呼呷有声，谓之呷嗽。"宋代亦有大量关于哮喘的论述。北宋末年朝廷颁布的《圣济总录》描述的"伤寒喘""肺实""肺气喘急"等病证表现、转归等，部分与现代哮喘不谋而合，并予以小青龙去麻黄加杏仁汤、茯苓汤、麻黄汤等方剂。南宋医家许叔微总结数十年的临床经验后编纂的《普济本事方》中将该病症命名为"鼽喘"，在南宋医家张杲所著的《医说》中也有相关病案记载："信州老兵女三岁，因食盐虾过多，遂得鼽喘之疾，乳食不进。"南宋著名针灸医药学家王执中于《针灸资生经》中首以"哮喘"命名，"因与人治哮喘，只缪肺俞，不缪他穴"；"凡有哮与喘者，为按肺俞，无不酸痛，皆为缪刺肺俞，令灸而愈"，丰富了后世针灸治疗哮喘的有效穴位及灸法。

金元四大医家之一的朱丹溪在继承前人学说的基础上，于《丹溪心法》中始将"哮喘"作为独立的病名成篇，并将哮与喘分篇别述，而且针对哮喘反复发作的特点及其诱发因素、饮食护理、预防方法等方面予以更加深入的论述。明代中期的著名医家虞抟于《医学正传》中提出："大抵哮以声响名，喘以气息言。夫喘促喉中如水鸡声者，谓之哮；气促而连续不能以息者，谓之喘。"始将哮与喘区别开来。明代另一位医家秦昌遇于《幼科折衷·喘证》中因"喉间如拽锯之声"，将该病又称为"哮吼"。自明代后，多数医家将哮与喘分别论述。

历代医家根据不同的致病因素，将本病分别称为"食哮""水哮""风痰哮""年久哮"等。如清代医家沈金鳌于《幼科释谜·咳嗽哮喘》中，将因停食不运而致哮者，称之为"食哮"；将因胸有停水而成哮者，称之为"水哮"；将因风痰聚肺而成哮者，称为"风痰哮"；将哮喘屡次发作，经久而不愈者，称为"年久哮"。

【临证思路】

本病常突然发作，发作之前多有喷嚏、咳嗽等先兆症状。发作时喘促，气急，哮鸣，咳嗽，甚者不能平卧，烦躁不安，口唇青紫。查体

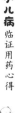

王雪峰小儿病临证用药心得

可见桶状胸、三凹征，发作时两肺闻及哮鸣音，以呼气时显著，呼气延长。支气管哮喘如有继发感染，可闻及中细湿啰音。哮喘发作痰白清稀或泡沫痰，伴形寒肢冷，或伴风寒表证者，多属寒证；哮喘发作痰黄质稠难咳，伴心烦便秘、面赤唇红者，多属热证。哮作喘咳痰涌，声高息粗，或新病初起者，多属实证；哮喘久发不止，咳喘息微，气短难续者，多属虚实夹杂。缓解期辨脏腑，自汗出，反复感冒，痰多，便溏，属肺脾气虚；食少便溏，动则气短，面色肢冷，则属脾肾阳虚；面色潮红，消瘦气短，干咳少痰，舌红少苔，脉细数，属肺肾阴虚。

发作期当攻邪以治其标，分辨寒热虚实而随证施治。如寒邪应温，热邪应清，痰浊宜涤，表邪宜散，气逆宜降等。若虚实兼见、寒热并存者，治疗时又应兼顾。缓解期当扶正以治其本，以补肺固表、补脾益肾为主，调整脏腑功能，祛除生痰之因。

【发作期用药体会】

核心药物为麻黄、苦杏仁、甘草、地龙、半夏、紫苏子、黄芩、五味子、细辛、桑白皮、葶苈子、僵蚕、款冬花、蝉蜕、石膏；对药为麻黄、细辛，麻黄、石膏，苦杏仁、石膏，麻黄、苦杏仁，麻黄、紫苏子，苦杏仁、桑白皮，麻黄、桑白皮，麻黄、葶苈子，麻黄、僵蚕，地龙、僵蚕，丹参、桃仁；角药为麻黄、杏仁、甘草，紫苏子、白芥子、莱菔子，射干、紫菀、款冬花，葶苈子、瓜蒌、鱼腥草；小复方为半夏、白芍、桂枝、干姜、五味子、细辛、炙甘草，陈皮、茯苓、黄芪、白术、防风、麦冬，麻黄、苦杏仁、石膏、桑白皮、白果、黄芩、甘草。

1. 核心药物分析

麻黄 味辛、微苦，性温。归肺经、膀胱经。善发汗解表，宣肺平喘，利水消肿。《汤液本草》："夫麻黄治卫实之药，桂枝治卫虚之药。桂枝、麻黄，虽为太阳证药，其实荣卫药也。肺主卫（为气），心主荣（为血），故麻黄为手太阴之剂，桂枝为手少阴之剂。故伤寒伤风而嗽者，用麻黄桂枝，即汤液之源也。"《本经》："主中风，伤寒头痛，温疟。发表出汗，祛邪热气，止咳逆上气，除寒热，破坚积聚。"现代研

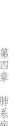

究显示其有平喘、抑制炎症反应作用。

苦杏仁 味苦，性微温；有小毒。归肺、大肠经。善降气止咳平喘，润肠通便。《本草求真》记载"杏仁，既有发散风寒之能，复有下气除喘之力"。现代研究显示其有镇咳、平喘、抗炎、镇痛作用。

甘草 味甘，性平。入心、肺、脾、胃经。善补脾益气、祛痰止咳、缓急止痛、清热解毒、调和诸药。《本草纲目》中记载："甘草外赤中黄，包兼坤离；味浓气薄，资金土德。协和群品，有元老之功；善治百邪，得王道之化。赞帝力而人不知，敛神功而已不与，可谓药中之良相也。"《神农本草经》："味甘，平。主治五脏六腑寒热邪气，坚筋骨，长肌肉，倍力，金疮肿，解毒。"现代研究显示其有抗炎抗感染、抗变态反应、镇咳、解痉等作用。

地龙 味咸，性寒。归肝、脾、膀胱经。善清热定惊、通络、平喘、利尿。《圣济总录》乳香丸治小儿慢惊风，心神闷乱，烦懊不安，筋脉拘急，胃虚虫动，反折啼叫：乳香（研）半钱，胡粉一钱。上二味，合研匀细，用白颈蚯蚓生捏去土，烂研和就为丸，如麻子大。每服七丸至十丸，煎葱白汤下，更量儿大小加减。《补缺肘后方》中"治伤寒六七日热极，心下烦闷，狂言，欲起走：大蚓一升破去（土），以人溺煮，令熟，去滓服之。直生绞汁及水煎之，并善"。现代研究显示其有清热、解痉、利尿、解毒作用。

半夏 味辛、性温。归脾、胃、肺经。善燥湿化痰。《丹溪心法》中记载："治湿痰喘急，止心痛：半夏不拘多少，香油炒，为末，粥丸梧子大。每服三五十丸，姜汤下。"现代研究显示其有镇咳、祛痰等作用。

紫苏子 味辛，性温。归肺、大肠经。善降气，消痰，平喘，润肠。《药性论》："主上气咳逆，治冷气及腰脚中湿风结气。"《日华子本草》："主调中，益五脏，下气，止霍乱、呕吐、反胃，补虚劳，肥健人，利大小便，破癥结，消五膈，止咳，润心肺，消痰气。"

黄芩 味苦，性寒。归肺、胆、脾、大肠、小肠经。善清热燥湿，泻火解毒，止血，安胎。《本草纲目》记载黄芩治风热湿热头疼，奔豚热痛，火咳肺痿喉腥，诸失血。《别录》："疗痰热胃中热，小腹绞痛，

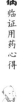

消谷，利小肠，女子血闭，淋露下血，小儿腹痛。"《本经》："诸热黄胆，肠泄痢，逐水，下血闭，恶疮痔蚀火疡。"现代研究显示其有抗炎、抗过敏作用。

五味子 味酸、甘，性温。归肺、心、肾经。善收敛固涩，益气生津，补肾宁心。《本草经疏》："五味子主益气者，肺主诸气，酸能收，正入肺补肺，故益气也。其主咳逆上气者，气虚则上壅而不归原，酸以收之，摄气归原，则咳逆上气自除矣。劳伤羸瘦，补不足，强阴，益男子精。"《注解伤寒论》："《黄帝内经》曰：肺欲收，急食酸以收之。芍药、五味子之酸，以收逆气而安肺。"现代研究显示其有增强抗炎和免疫调节功能。

细辛 味辛，性温；有小毒。归心、肺、肾经。善解表散寒，祛风止痛，通窍，温肺化饮。《本草纲目》云："大抵能乱细辛者，不止杜衡，皆当以根苗色味细辨之。"当今仍以辽宁、吉林和黑龙江所产为道地。《药品化义》："细辛，若寒邪入里，而在阴经者，以此从内托出。佐九味羌活汤，发散寒邪快捷，因其气味辛香，故能上升。入芎辛汤，疗目痛后羞明畏日，隐涩难开。合通窍汤，散肺气而通鼻窍。佐清胃汤，祛胃热而止牙疼。此热药入寒剂，盖取反以佐之之义也。"现代研究显示其有外散风寒、内祛阴寒、止痛、镇咳功效。

桑白皮 味甘，性寒。归肺、脾经。善泻肺平喘，行水消肿，始载于《神农本草经》。现代研究显示其有抗炎等作用。

葶苈子 味辛、苦，性寒。入肺、膀胱经。善破坚逐邪，泻肺行水，祛痰平喘。《金匮要略》谓治肺痈喘急不得卧，葶苈大枣泻肺汤主之。葶苈炒黄捣末，蜜丸弹子大。每用大枣二十枚，水三升，煎取二升，入葶苈一丸，更煎取一升，顿服。亦主治饮不得息。《备急千金要方》："治腹胀积聚。葶苈子一升，熬，以酒五升浸七日，日服三合。"

僵蚕 味咸、辛，性平。归肝、肺、胃经。善息风止痉，祛风止痛，化痰散结。《本草衍义》："治小儿惊风：僵蚕、蝎梢等分，天雄尖、附子尖共一钱（微炮过）。为细末。每服一字或半钱，以生姜温水调，灌之。"《小儿宫气方》："治小儿撮口及发噤：白僵蚕二枚，为末。用蜜和，敷于小儿唇口内。"现代研究显示其有抑菌作用。

款冬花　味辛、微甘，性温。善润肺下气，化痰止咳。《神农本草经》："味辛，温。主治咳逆上气，善喘，喉痹，诸惊痫，寒热邪气。"《药性论》："君，主疗肺气心促急，热乏劳咳，连连不绝，涕唾稠黏，治肺痿肺痈吐脓。"

蝉蜕　味甘、咸，性凉。归肺、肝经。善疏散风热，利咽开音，透疹，明目退翳，息风止痉。《药性论》："治小儿浑身壮热惊痫，兼能止渴。"《本草衍义》："治目昏翳。又水煎壳汁，治小儿出疮疹不快。"

石膏　味甘、辛，性大寒。归肺、胃经。生用：清热泻火、除烦止渴，煅用：敛疮生肌、收湿、止血。《神农本草经》："主中风寒热，心下逆气，惊喘，口干舌焦，不能息，腹中坚痛，产乳，金疮。"《本草衍义补遗》："石膏，本阳明经药，阳明主肌肉，其甘也，能缓脾益气，止渴祛火，其辛也，能解肌出汗，上行至头，又入手太阴、少阳，而可为三经之主者。研为末，醋研丸如绿豆大，以泻胃火、痰火、食积。"

2. 药对分析

麻黄、细辛　麻黄，味辛、微苦，性温。归肺经、膀胱经。善发汗解表，宣肺平喘，利水消肿。细辛，味辛，性温；有小毒。归心、肺、肾经。善解表散寒，祛风止痛，通窍，温肺化饮。细辛芳香气浓，性善走窜，通彻表里，能祛风散寒，助麻黄解表，二药配合，相辅相成，为助阳解表的常用组合。

麻黄、石膏　麻黄，味辛、微苦，性温。归肺经、膀胱经。善发汗解表，宣肺平喘，利水消肿。石膏，味甘、辛，性大寒。归肺、胃经。生用：清热泻火、除烦止渴，煅用：敛疮生肌、收湿、止血。两者相伍，一辛温，一辛寒。石膏助麻黄泻郁热而宣肺，麻黄得石膏宣郁热以利尿。两者相互为用，相互制约，共使肺气得利，郁热得清，水气得散，对于风水证效灵。

苦杏仁、石膏　苦杏仁，味苦，性微温；有小毒。归肺、大肠经。善降气止咳平喘，润肠通便。石膏，味甘、辛，性大寒。归肺、胃经。生用：清热泻火、除烦止渴，煅用：敛疮生肌、收湿、止血。杏仁降肺气，用为佐药，助石膏清肺平喘。

麻黄、苦杏仁　麻黄，味辛、微苦，性温。归肺经、膀胱经。善

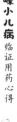

发汗解表，宣肺平喘，利水消肿。苦杏仁，味苦，性微温；有小毒。归肺、大肠经。善降气止咳平喘，润肠通便。二药同入肺经，一宣一降，共达宣降肺气、调畅气机、宣肺平喘之功。

麻黄、紫苏子　麻黄，味辛、微苦，性温。归肺经、膀胱经。善发汗解表，宣肺平喘，利水消肿。紫苏子，味辛，性温。归肺、大肠经。善降气，消痰，平喘，润肠。二药同入肺经，一宣一降，共达宣降肺气、调畅气机、宣肺平喘之功。

苦杏仁、桑白皮　苦杏仁，味苦，性微温；有小毒。归肺、大肠经。善降气止咳平喘，润肠通便。桑白皮，味甘，性寒。归肺、脾经。善泻肺平喘，行水消肿，始载于《神农本草经》。二药合用，共奏止咳平喘之功。

麻黄、桑白皮　麻黄，味辛、微苦，性温。归肺经、膀胱经。善发汗解表，宣肺平喘，利水消肿。桑白皮，味甘，性寒。归肺、脾经。善泻肺平喘，行水消肿，始载于《神农本草经》。现代研究显示其有抗炎等作用。二药同入肺经，共奏泻肺平喘、行水消肿之功。

麻黄、葶苈子　麻黄，味辛、微苦，性温。归肺经、膀胱经。善发汗解表，宣肺平喘，利水消肿。葶苈子，味辛、苦，性寒。入肺、膀胱经。善破坚逐邪，泻肺行水，祛痰平喘。二药同入肺经、膀胱经，共奏泻肺行水、平喘之功。

麻黄、僵蚕　麻黄，味辛、微苦，性温。归肺经、膀胱经。善发汗解表，宣肺平喘，利水消肿。僵蚕，味咸、辛，性平。归肝、肺、胃经。善息风止痉，祛风止痛，化痰散结。现代研究显示其有抑菌、镇静安眠、保护神经系统等作用。

地龙、僵蚕　地龙，味咸，性寒。归肝、脾、膀胱经。善清热定惊，通络，平喘，利尿。僵蚕，味咸、辛，性平。归肝、肺、胃经。善息风止痉，祛风止痛，化痰散结。二药伍用，可疏散上焦风热，又俱为虫药，善于入络，共奏化痰平喘通络之效。现代研究也表明，地龙、僵蚕联用具有抗炎抗变态反应、舒张支气管平滑肌、免疫调节作用，在顽固性哮喘中起到积极预防及治疗作用。

丹参、桃仁　丹参、桃仁二药合用，活血化瘀，止咳平喘。唐容川

《血证论》云："内有瘀血，气道阻塞，不得升降而喘。"可见瘀血为儿童哮喘病理转变的重要因素。现代研究也证实活血化瘀药具有抗炎抗过敏、缓解支气管平滑肌痉挛及改善血液循环的作用，可提高和巩固支气管哮喘的临床疗效。

3. 角药分析

麻黄、杏仁、甘草　麻黄发汗散寒，宣肺平喘，发中有收；杏仁宣降肺气，止咳化痰，散中有涩；甘草调和诸药，协同麻、杏利气祛痰，三药相伍，共奏疏风宣肺、止咳平喘之功。现代研究发现，三拗汤可通过参与炎症反应、细胞凋亡减少气管上皮细胞上 EOS 募集，抑制树突细胞成熟及分化，调节 Th1/Th2、Treg/Th17 平衡，调节白三烯等内源性物质代谢等途径来治疗哮喘。

紫苏子、白芥子、莱菔子　三者构成三子养亲汤，为临床痰壅气逆食滞常用方。方中紫苏子降气消痰，止咳平喘；白芥子温肺化痰、利气畅膈；莱菔子消食导滞、降气祛痰，三药合用，共奏温肺化痰、降气消食之功。三子养亲汤可通过降低哮喘模型大鼠 IL-5、GATA-3 含量，升高 IFN-γ、IL-2、T-bet 水平，调节 Th1/Th2 失衡，从而控制哮喘发作。

射干、紫菀、款冬花　三药为射干麻黄汤组成部分，可宣肺消痰、降气止咳，用于痰饮郁结，气逆喘咳证。

葶苈子、瓜蒌、鱼腥草　葶苈子，味辛、苦，性寒。入肺、膀胱经。善破坚逐邪，泻肺行水，祛痰平喘。《备急千金要方》："治腹胀积聚。葶苈子一升，熬，以酒五升浸七日，日服三合。"瓜蒌，味甘，性寒。归肺、胃经。善清化热痰，利气宽胸。《纲目》："润肺燥，降火。治咳嗽，涤痰结，利咽喉，消痈肿疮毒。"鱼腥草，味辛，性微寒。归肺经。善清热解毒，消痈排脓，利尿通淋。《本草纲目》："散热毒痈肿，疮痔脱肛，断痃疾，解硇毒。"三药合用，清热涤痰、泄肺平喘，多用于肺热咳嗽、痰热咳喘。

4. 小复方分析

半夏、白芍、桂枝、干姜、五味子、细辛、炙甘草　为小青龙汤组成，主治外感风寒，寒饮内停之证。素有痰饮，肺脾本虚，半夏、桂枝、干姜、五味子、细辛等辛温之品易耗气伤津，伍以酸甘之五味子敛

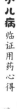

肺止咳，芍药和营养血，令散中有收，肺气开合有度，增强止咳平喘之功，又可防诸药温燥伤津之过。小青龙汤有效成分（槲皮素、山柰酚）可通过 NF-κB 关键通路抑制炎症反应，调节气道重塑，扩张支气管平滑肌，从而发挥治疗哮喘的作用。

陈皮、茯苓、黄芪、白术、防风、麦冬　为玉屏风散加陈皮、茯苓理气健脾，麦冬益胃生津，寓培土生金之义，健脾而化痰，益肺而平喘，治标固本。研究发现玉屏风散可通过提高哮喘小鼠 IL-10 水平，降低 VCAM-1 表达，参加免疫调节来缓解哮喘急性发作。

麻黄、苦杏仁、石膏、桑白皮、白果、黄芩、甘草　为麻杏石甘汤合定喘汤化裁而成，奏宣肺平喘、清热化痰之效，主治外感风寒，痰热壅肺，咳逆气急证。

【缓解期用药体会】

核心药物为黄芪、茯苓、白术、甘草、陈皮、法半夏、五味子、防风、苦杏仁、山药、麻黄、党参、地龙、太子参、补骨脂；小复方为黄芪、防风、白术、太子参、陈皮、法半夏、茯苓、党参、甘草、人参，五味子、山茱萸、补骨脂、核桃仁、紫河车，川贝母、南沙参、白芍、当归，紫苏子、莱菔子、丹参、桃仁、桔梗，百部、紫菀、款冬花、蝉蜕、僵蚕、地龙、黄芩、麻黄、苦杏仁。

1. 核心药物分析

黄芪　味甘，性微温。归脾、肺经。善补气固表，托毒排脓，利尿，生肌。《药性歌诀》云："黄芪入药，为强壮剂，具有益正气，壮脾胃，排脓止痛，活血医危的功效。"对表虚自汗、气虚内伤、精神萎靡、四肢无力、脾虚泄泻、体虚多汗、气虚脱肛、浮肿及痈疽等，疗效显著。

茯苓　味甘、淡，性平。归心、肺、脾、肾经。善利水渗湿，健脾，宁心。《本草纲目》："茯苓气味淡而渗，其性上行，生津液，开腠理，滋水源而下降，利小便。"故张洁古谓其属阳，浮而升，言其性也；李东垣谓其为阳中之阴，降而下，言其功也。《本草衍义》："茯苓、茯神，行水之功多，益心脾不可阙也。"

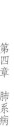

白术　味甘、苦，性温。归脾、胃经。善健脾、益气、燥湿利水、止汗、安胎。《内外伤辨惑论》载治痞，消食，强胃：白术60g，枳实（麸炒黄色、去穗）30g。上同为极细末，荷叶裹烧饭为丸，如梧桐子大。每服五十丸，多用白汤下，无时。《备急千金要方》："治自汗不止：白术末，饮服方寸匕。日二服。"

甘草　味甘，性平。入心、肺、脾、胃经。善补脾益气，祛痰止咳，缓急止痛，清热解毒，调和诸药。《本草纲目》中记载："甘草外赤中黄，包兼坤离；味浓气薄，资金土德。协和群品，有元老之功；善治百邪，得王道之化。赞帝力而人不知，敛神功而己不与，可谓药中之良相也。"《神农本草经》："味甘，平。主治五脏六腑寒热邪气，坚筋骨，长肌肉，倍力，金疮肿，解毒。"

陈皮　味苦、辛，性温。归肺、脾经。善理气健脾，燥湿化痰。《名医别录》："下气，止呕。"《本草纲目》："疗呕哕反胃嘈杂，时吐清水。"

法半夏　味辛，性温。归脾、胃、肺经。善燥湿化痰。《丹溪心法》中记载："治湿痰喘急，止心痛：半夏不拘多少，香油炒，为末，粥丸梧子大。每服三五十丸，姜汤下。"现代研究显示其有镇咳、祛痰等作用。

五味子　味酸、甘，性温。归肺、心、肾经。善收敛固涩，益气生津，补肾宁心。《本草经疏》："五味子主益气者，肺主诸气，酸能收，正入肺补肺，故益气也。其主咳逆上气者，气虚则上壅而不归原，酸以收之，摄气归原，则咳逆上气自除矣。劳伤羸瘦，补不足，强阴，益男子精。"《注解伤寒论》："《黄帝内经》曰：肺欲收，急食酸以收之。芍药、五味子之酸，以收逆气而安肺。"

防风　味辛、甘，性微温。归膀胱、脾、肝经。善祛风解表，胜湿止痛，止痉。《本草纲目》："三十六般风，祛上焦风邪，头目滞气，经络留湿，一身骨节痛。除风祛湿仙药。"《药类法象》："治风通用。泻肺实，散头目中滞气，除上焦邪。"《本草求原》："解乌头、芫花、野菌诸热药毒。"

苦杏仁　味苦，微温；有小毒。归肺、大肠经。善降气止咳平喘，

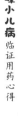

润肠通便。《本草求真》记载"杏仁，既有发散风寒之能，复有下气除喘之力"。现代研究显示其有镇咳、平喘、抗炎作用。

山药 味甘，性平。入手、足太阴二经。善健脾，补肺，固肾，益精。《药品化义》："山药，温补而不骤，微香而不燥，循循有调肺之功，治肺虚久嗽，何其稳当。因其味甘气香，用之助脾，治脾虚腹泻，怠惰嗜卧，四肢困倦。又取其甘则补阳，以能补中益气，温养肌肉，为肺脾二脏要药。土旺生金，金盛生水。"

麻黄 味辛、微苦，性温。归肺经、膀胱经。善发汗解表，宣肺平喘，利水消肿。《汤液本草》："夫麻黄治卫实之药，桂枝治卫虚之药。桂枝、麻黄，虽为太阳证药，其实荣卫药也。肺主卫（为气），心主荣（为血），故麻黄为手太阴之剂，桂枝为手少阴之剂。故伤寒伤风而嗽者，用麻黄桂枝，即汤液之源也。"《本经》："主中风、伤寒头痛、温疟。发表出汗，祛邪热气，止咳逆上气，除寒热，破坚积聚。"

党参 味甘，性平。归脾、肺经。《本经逢源》："清肺。上党人参，虽无甘温峻补之功，却有甘平清肺之力，亦不似沙参之性寒专泄肺气也。"《得配本草》："上党参，得黄芪实卫，配石莲止痢，君当归活血，佐枣仁补心。补肺蜜拌蒸熟；补脾恐其气滞，加桑皮数分，或加广皮亦可。"

地龙 味咸，性寒。归肝、脾、膀胱经。善清热定惊，通络，平喘，利尿。《圣济总录》记载乳香丸治小儿慢惊风，心神闷乱，烦懊不安，筋脉拘急，胃虚虫动，反折啼叫：乳香（研）半钱，胡粉一钱。上二味，合研匀细，用白颈蚯蚓生捏去土，烂研和就为丸，如麻子大。每服七丸至十丸，煎葱白汤下，更量儿大小加减。《补缺肘后方》中"治伤寒六七日热极，心下烦闷，狂言，欲起走：大蚓一升破去（土），以人溺煮，令熟，去滓服之。直生绞汁及水煎之，并善"。现代研究显示其有清热、镇痉、利尿、解毒作用。

太子参 味甘、微苦，性平。归脾、肺经。善益气健脾，生津润肺。《本草纲目拾遗》："《从新》云：虽甚细小，却紧而坚实，力不下大参。"《百草镜》云："太子参即辽参之小者，非别种也，乃苏州参行从参包中拣出短小者，名此以售客。味甘苦，功同辽参。"

补骨脂　味苦、辛，性温。归肾、脾经。善补肾壮阳，固精缩尿，温脾止泻，纳气平喘。《补要袖珍小儿方论》治小儿遗尿："补骨脂一两（炒），为末，每服一钱，热汤调下。"《经验后方》治腰疼："破故纸为末，温酒下三钱匕。"

2. 小复方分析

黄芪、防风、白术、太子参、陈皮、法半夏、茯苓、党参、甘草、人参　为玉屏风散合六君子汤加减，可发挥健脾益肺、燥湿化痰之功。研究表明，玉屏风散合六君子汤可发挥润肺止咳、宣肺利痰、抵抗外邪、扶助正气的功效，且其有效成分能改善气道炎症，缓解气道重塑，增强机体免疫力。

五味子、山茱萸、补骨脂、核桃仁、紫河车　可补脾益肾、纳气平喘。补骨脂、核桃仁、紫河车等补肾之品补肾益精、益气养血，五味子、山萸肉为收敛固涩之药，《神农本草经》谓五味子"主益气，咳逆上气，劳伤羸瘦，补不足"。二者合用，既能纳气平喘，又能增强补益肺肾的效果。

川贝母、南沙参、白芍、当归　川贝母苦寒清润，南沙参甘润微寒，二者均能清肺热、润肺燥。缓解期肺脾气虚，中焦运化水谷精微功能失常，剽悍滑疾之卫气生成障碍，营卫失和，机体防御能力下降，易导致疾病反复发作，肺功能恶化。因此，配伍桂枝、白芍可调和营卫，增强机体抗邪能力。

紫苏子、莱菔子、丹参、桃仁、桔梗　止咳化痰平喘药配伍活血化瘀药，是根据久病入络、久病成瘀病机，儿童哮喘缓解期常痰瘀互结、肺络阻滞，配伍桃仁、红花可理气化痰、活血化瘀，正如《丹溪心法》所云："善治痰者，不治痰而治气，气顺则一身之津液亦随气而顺矣。"诸药合用，以除气机阻滞之患，使痰饮化而血自行。

百部、紫菀、款冬花、蝉蜕、僵蚕、地龙、黄芩、麻黄、苦杏仁组成为止咳平喘化痰药、平肝息风药和解表药，小儿肝常有余，肝气上逆犯肺，地龙、僵蚕二者一降一升，升降协调，合黄芩可清热息风通络，配伍百部、紫菀、款冬花等增强通络平喘之力，且虫类药物善走窜，功擅通肺络而搜剔"伏痰"。

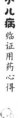

第五章 脾胃系病证

一、小儿腹泻

小儿腹泻（infantile diarrhea）是一组由多病原、多因素引起的以大便次数增多和大便性状改变为特点的消化道综合征。本病一年四季均可发生，夏秋季节尤其易于发病。不同季节发生的腹泻，临床表现有所不同。6个月～2岁婴幼儿发病率高，是造成小儿营养不良、生长发育障碍和死亡的主要原因之一。

【疾病溯源】

泄泻一病，最早在《黄帝内经》中就有与之相类似病症的记载，如《素问·气交变大论》中"飧泄""注下"等病名。同时，对其病因病机等有较全面的论述。《素问·生气通天论》载："春伤于风，邪气流连，乃为洞泄。"《素问·金匮真言论》："长夏善病洞泄寒中。"《素问·举痛论》载："寒气客于小肠，小肠不得成聚，故后泄腹痛矣。"《素问·至真要大论》载："暴注下迫，皆属于热。"《素问·阴阳应象大论》载："湿盛则濡泄。""春伤于风，夏生飧泄。"《素问·阴阳应象大论》载："清气在下，则生飧泄。"《素问·气交变大论》载："岁木太过，风气流行，脾土受邪。民病飧泄食减，体重烦冤，肠鸣腹支满。"《素问·脏气法时论》载："脾病者，虚则腹满肠鸣，飧泄食不化。"《素问·脉要精微论》载："胃脉实则胀，虚则泄。"继《黄帝内经》之后，《难经·五十七难》提出了五泄的病名和症状，其谓："泄凡有五，其名不同。有胃泄，有脾泄，有大肠泄，有小肠泄，有大瘕泄。胃泄者，饮食不化，色黄。脾泄者，腹胀满泄注，食即呕吐逆。大肠泄者，食已窘迫，大便色白，肠鸣切痛。小肠泄者，溲而便脓血，少腹痛。大瘕泄者，里急后重，数至圊而不能便，茎中痛。"《金匮要略·呕吐哕下利病脉证治》将泄泻与痢疾统称为下利，并分为虚寒、实滞及气利三种类型。

汉代以后，医家对泄泻的治疗原则与治疗方法多有研究。宋·陈无择《三因极一病证方论·泄泻叙论》载："喜则散，怒则激，忧则聚，惊则动，脏气隔绝，精神夺散，以致溏泄。"认为不仅外邪可导致泄泻，情志失调亦可引起泄泻。元·朱丹溪《丹溪心法·泄泻》："泄泻有湿火气虚、痰积、食积之分。"明·张景岳《景岳全书·泄泻》说："泄泻之本，无不由于脾胃。凡泄泻之病，多由水谷不分，故以利水为上策。"然分利之法，"唯暴注新病者可利，形气强壮者可利，酒湿过度、口腹不慎者可利，实热闭塞者可利……若病久者不可利，阴不足者不可利，脉症多寒者不可利，形气虚弱者不可利，口干非渴而不喜冷者不可利。务须'察其所病之本'，否则'愈利愈虚'"。明·李中梓对泄泻的治法做了进一步的概括，《医宗必读·泄泻》提出了淡渗、升提、清凉、疏利、甘缓、酸收、燥脾、温肾、固涩的治泄九法。清·叶天士在《临证指南医案·泄泻》中认为久患泄泻，"阳明胃土已虚，厥阴肝风振动"，创泄木安土之法。

推拿治疗方面，古代医家多分为寒证和热证两类进行治疗，如《小儿推拿广意》曰："推三关、心经，清肾水，补脾胃，掐左端正，侧推大肠、外劳宫、阴阳、八卦，揉脐及龟尾掐肚角两旁，补涌泉，掐承山。寒证加黄蜂入洞、三关、六腑、肘。热证加捞明月、打马过天河、三关、六腑、肘。"《小儿推拿直录》曰："寒泻，推三关，推心经，清肾水，补脾胃，捏右端正，侧推大肠、分阴阳、外劳宫、八卦，揉斗肘，揉脐龟尾，捏肚角两旁，补涌泉，捏承山、三关、六腑、斗肘、黄蜂入洞。热泻，加水里捞明月，打马过天河，余同寒泻法。"同时提出内治宜分消、宜温补的治疗原则，如《厘正按摩要术》曰："泄泻者，

王雪峰小儿病临证用药心得

胃中水谷不分，并入大肠，多因脾湿不运。《内经》所谓湿多成五泄也。小儿致病之原，或内由生冷乳食所伤，或外因风寒暑湿所感，抑或饥饱失时，脾不能运，冷热相干，遂成泄泻。甚至久泻不止，元气渐衰，必成慢惊重症。内治宜分消，宜温补。"进一步完善了小儿泄泻的治疗手段。

【临证思路】

小儿腹泻临证时可辨舌脉及指纹，舌质淡，苔薄白，脉浮紧，指纹淡红，多为风寒泻；舌质红，苔黄腻，脉滑数，指纹紫，多为湿热泻；舌苔厚腻，或微黄，脉滑实，指纹滞，多为伤食泻；舌淡苔白，脉缓弱，指纹淡，多为脾虚泻。亦需辨大便（便质、色、量、性状），大便为水样，或如蛋花汤样，量多次数多，气味臭，有时有少量黏液，多为湿热泻；大便清稀，夹有泡沫，气味不臭，多为风寒泻；大便稀溏，夹有乳凝块或不消化的食物，气味酸臭，多为伤食泻；大便稀溏，色淡不臭，多于食后作泻，多为脾虚泻。同时需辨寒热虚实，常证按起病缓急、病程长短分为暴泻、久泻，暴泻多属实，久泻多属虚或虚中夹实；湿热泻发病率高，便次多，便下急迫，色黄褐，气秽臭，或见少许黏液，舌苔黄腻；风寒泻大便清稀多泡沫，臭气轻，腹痛重，伴外感风寒症状；伤食泻有伤食史，纳呆腹胀，便稀夹不消化物，泻下后腹痛减；久泻辨证，脾虚泻病程迁延，脾气虚弱证象显露。最后应识轻重缓急，轻者便次不多，便溏如糊状或如蛋花，身热不甚或不发热，无呕吐，能进食，精神尚好；重者便次较频，可达日10多次或数10次以上，或有呕吐、身热、精神萎靡或烦躁不安、口渴不止，甚或眼眶凹陷、尿量减少、四肢不温等。

本病以八纲辨证为主，常证重在辨寒、热，虚、实；变证重在辨阴、阳。泄泻治疗主要以运脾化湿为基本法则。实证以祛邪为主，根据不同的证型分别治以疏风散寒、清肠化湿、消食导滞。虚证以扶正为主，分别治以健脾益气、温补脾肾。

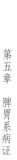

【用药体会】

核心药物为茯苓、甘草、白术、葛根、车前子、苍术、藿香、泽泻、山楂、陈皮、黄连、木香、黄芩、山药、乌梅；对药为白术、茯苓，茯苓、甘草，白术、甘草，葛根、茯苓，葛根、甘草，车前子、茯苓，茯苓、泽泻，藿香、茯苓，苍术、茯苓，陈皮、茯苓；角药为白术、甘草、茯苓。

1. 核心药物分析

茯苓 味甘、淡，性平。归心、肺、脾、肾经。善利水渗湿，健脾，宁心。《长沙药解》："利水燥土，泻饮消痰，善安悸动，最豁郁满。除汗下之烦躁，止水饮之燥渴，淋癃泄痢之神品，崩漏遗带之妙药，气臌与水胀皆灵，反胃共噎膈俱效。"《本草正》："能利窍祛湿，利窍则开心益智，导浊生津；祛湿则逐水燥脾，补中健胃。"现代研究显示其可利尿、镇静等。

甘草 味甘，性平。归心、肺、脾、胃经。功能补脾益气，清热解毒，祛痰止咳，缓急止痛，调和诸药。《雷公炮制药性解》："入心、脾二经，生则分身、梢而泻火，炙则健脾胃而和中。解百毒，和诸药，甘能缓急，尊称国老。"《长沙药解》："备冲和之正味，秉淳厚之良资，入金木两家之界，归水火二气之间，培植中州，养育四旁，交媾精神之妙药，调济气血之灵丹。"现代研究显示其具解痉、祛痰、镇咳等作用。

白术 味甘、苦，性温。归脾经、胃经。功能健脾益气，燥湿利水，止汗，安胎。《雷公炮制药性解》："除湿利水道，进食强脾胃。"《本草经集注》："主治风寒湿痹，死肌，痉，疸，止汗，除热，消食。"现代研究显示其具有调节胃肠道功能、祛痰等作用。

葛根 味甘、辛，性凉。归肺、胃经。善解肌退热，透疹，生津止渴，升阳止泻。《长沙药解》："解经气之壅遏，清胃腑之燥热，达郁迫而止利，降冲逆而定喘。"《本草经解》："葛谷气平味甘，入足阳明胃、手阳明大肠，阴中阳也。阴中之阳为少阳，清轻上达，能引胃气上升，所以主下痢十岁以上，阳陷之证也。"现代研究显示其具有解热、改善微循环、调节内脏平滑肌等作用。

王雪峰小儿病临证用药心得

车前子　味甘，性寒。归肝、肾、肺、小肠经。善清热利尿通淋，渗湿止泻，明目，祛痰。《本草经集注》："主治气癃，止痛，利水道小便，除湿痹。"《雷公炮制药性解》："主淋沥癃闭，阴茎肿痛，湿疮泄泻。"现代研究显示其具有显著的利尿作用，对各种杆菌和葡萄球菌均有抑制作用。

苍术　味辛、苦，性温。归脾、胃、肝经。长于燥湿健脾，祛风散寒。《本草从新》："燥胃强脾，发汗除湿，能升发胃中阳气，止吐泻，逐痰水。"《雷公炮制药性解》："主平胃健脾，宽中散结，发汗祛湿，压山岚气，散温疟。"现代研究显示其具有促进胃肠运动作用，对平滑肌也有微弱的收缩作用。

藿香　味辛，性温。归脾、胃、肺经。善化湿醒脾，辟秽和中，解暑，发表。《本草正义》："清芬微温，善理中州湿浊痰涎，为醒脾外胃，振动清阳妙品……霍乱心腹痛者，湿浊阻滞，伤及脾土清阳之气则猝然缭乱，而吐泻绞痛，芳香能助中州清气，胜湿辟秽，故为暑湿时令要药。"现代研究显示其对胃肠有解痉作用，可收敛止泻、扩张微血管等。

泽泻　味甘、淡，性寒。归肾、膀胱经。善利水渗湿，泄热，化浊降脂。《药品化义》："除湿热，通淋浊，分消痞满，透三焦蓄热停水，此为利水第一良品。"《本草衍义》："其供尤长于行水。"现代研究亦显示其有利尿作用，对金黄色葡萄球菌、肺炎双球菌、结核杆菌有抑制作用。

山楂　味酸、甘，性微温。归脾、胃、肝经。善消食健胃，行气散瘀，化浊降脂。《医学衷中参西录》："山楂，若以甘药佐之，化瘀血而不伤新血，开郁气而不伤正气，其性尤和平也。"现代研究显示其所含脂肪酸能促进脂肪消化，并增加胃消化酶的分泌，且对胃肠功能有一定的调整作用。

陈皮　味苦、辛，性温。归肺、脾经。善理气健脾，燥湿化痰。《本草纲目》："疗呕哕反胃嘈杂，时吐清水。"《长沙药解》："降浊阴而止呕哕，行滞气而泻郁满，善开胸膈，最扫痰涎。"现代研究显示，其具有明显促进唾液淀粉酶活性、抗氧化等作用。

黄连　味苦，性寒。归心、脾、胃、肝、胆、大肠经。善清热燥湿，泻火解毒。《本草衍义》："今人多用治痢，盖执以苦燥之义。下俚但见肠虚渗泄，微似有血便，即用之，更不知止。又不顾寒热多少，但以尽剂为度，由是多致危困。若气实初病，热多血痢，服之便止，仍不必尽剂也。或虚而冷，则不须服。余如《经》。"《名医别录》："主治五脏冷热，久下泄澼、脓血，止消渴、大惊，除水，利骨，调胃，厚肠，益胆，治口疮。"现代研究显示，其可解热、抑菌、抗炎、抗氧化等。

木香 味辛、苦，性温。归脾、胃、大肠、三焦、胆经。长于行气止痛，健脾消食。《本草纲目》："心腹一切滞气。和胃气，泄肺气，行肝气。凡气郁而不舒者，宜用之。"《雷公炮制药性解》："主心腹一切气疾，癖癥块，九种心疼，止泻痢，除霍乱，健脾胃，消食积，定呕逆，下痰壅，辟邪气瘟疫，杀疰蛊清物。"现代研究显示，其可抗腹泻、抗炎、抑菌、促胃肠运动等。

黄芩 味苦，性寒。归肺、胆、脾、大肠、小肠经。善清热燥湿，泻火解毒，止血，安胎。《神农本草经》："味苦，平。主诸热黄疸，肠澼，泄利，逐水，下血闭，恶创疽蚀，火疡。"《长沙药解》："清相火而断下利，泻甲木而止上呕，除少阳之痞热，退厥阴之郁蒸。"现代研究显示，其可抑菌、抗炎、抗过敏、扩张血管、抗氧化等。

山药 味甘，性平。归肺、脾、肾经。善健脾补肺、固肾益精。《本草纲目》："益肾气，健脾胃，止泄痢，化痰涎，润皮毛。"《本经》："主伤中，补虚，除寒热邪气，补中益气力，长肌肉，久服耳目聪明。"现代研究显示其可增强小肠吸收功能、提高免疫、抗炎、抑菌等。

乌梅 味酸、涩，性平。归肝、脾、肺、大肠经。善敛肺，涩肠，生津，安蛔。《雷公炮制药性解》："味酸，性温，无毒，入肺、肾二经。主生津液，解烦热，止吐逆，除疟瘴，止久痢，消酒毒。"《本草经集注》："止下痢，好唾，口干。"现代研究显示，其可抑制腹泻、抑菌、增强免疫、促进胆汁分泌等。

2. 对药分析

白术、茯苓 白术，味甘、苦，性温。归脾经、胃经。功能健脾益气，燥湿利水，止汗，安胎。茯苓，味甘、淡，性平。归心、肺、脾、肾经。善利水渗湿，健脾，宁心。白术与茯苓配伍，可增强健脾益气、

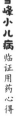

利水渗湿之功。

茯苓、甘草 茯苓，味甘、淡，性平。归心、肺、脾、肾经。善利水渗湿，健脾，宁心。甘草，味甘，性平。归心、肺、脾、胃经。功能补脾益气，清热解毒，祛痰止咳，缓急止痛，调和诸药。甘草与茯苓配伍，甘草补益肺脾之气，增强茯苓健脾渗湿的功效。

白术、甘草 白术，味甘、苦，性温。归脾经、胃经。功能健脾益气，燥湿利水，止汗，安胎。甘草，味甘，性平。归心、肺、脾、胃经。功能补脾益气，清热解毒，祛痰止咳，缓急止痛，调和诸药。现代研究显示其具有抗利尿、抗幽门螺杆菌、解痉、祛痰等作用。白术与甘草配伍，共同增强补脾益气、健脾渗湿的功效。

葛根、茯苓 葛根，味甘、辛，性凉。归肺、胃经。善解肌退热，透疹，生津止渴，升阳止泻。茯苓，味甘、淡，性平。归心、肺、脾、肾经。善利水渗湿，健脾，宁心。葛根与茯苓配伍，健脾渗湿、升阳止泻，使中焦清升浊降。

葛根、甘草 葛根，味甘、辛，性凉。归肺、胃经。善解肌退热，透疹，生津止渴，升阳止泻。甘草，味甘，性平。归心、肺、脾、胃经。功能补脾益气，清热解毒，祛痰止咳，缓急止痛，调和诸药。葛根与甘草配伍，甘草补益脾脏，更助葛根升阳止泻的功效。

车前子、茯苓 车前子，味甘，性寒。归肝、肾、肺、小肠经。善清热利尿通淋，渗湿止泻，明目，祛痰。茯苓，味甘、淡，性平。归心、肺、脾、肾经。善利水渗湿，健脾，宁心。车前子与茯苓配伍，增强利水渗湿止泻的功效。

茯苓、泽泻 茯苓，味甘、淡，性平。归心、肺、脾、肾经。善利水渗湿，健脾，宁心。泽泻，味甘、淡，性寒。归肾、膀胱经。利水渗湿，泄热，化浊降脂。茯苓与泽泻配伍，可增强其利水渗湿的功效。

藿香、茯苓 藿香，味辛，性温。归脾、胃、肺经。善化湿醒脾，辟秽和中，解暑，发表。茯苓，味甘、淡，性平。归心、肺、脾、肾经。善利水渗湿，健脾，宁心。藿香与茯苓配伍，藿香芳香醒脾，茯苓健脾利水，共奏渗湿止泻之功。

苍术、茯苓 苍术，味辛、苦，性温。归脾、胃、肝经。长于燥湿健脾，祛风散寒。茯苓，味甘、淡，性平。归心、肺、脾、肾经。善利水渗湿，健脾，宁心。苍术与茯苓配伍，增强健脾渗湿的功效。

陈皮、茯苓 陈皮，味苦、辛，性温。归肺、脾经。善理气健脾，燥湿化痰。茯苓，味甘、淡，性平。归心、肺、脾、肾经。善利水渗湿，健脾，宁心。陈皮与茯苓配伍，增强健脾渗湿之功。

3.角药分析

白术、甘草、茯苓 白术，味甘、苦，性温。归脾经、胃经。功能健脾益气，燥湿利水，止汗，安胎。甘草，味甘，性平。归心、肺、脾、胃经。功能补脾益气，清热解毒，祛痰止咳，缓急止痛，调和诸药。茯苓，味甘、淡，性平。归心、肺、脾、肾经。善利水渗湿，健脾，宁心。白术、甘草、茯苓三药配伍，共同增强补脾益气、健脾渗湿的功效。

二、功能性便秘

便秘是指大便干燥坚硬，秘结不通，排便时间间隔延长，或虽有便意但排出困难的一种病症。本病可发生于任何年龄，一年四季均可发病。由于排便困难，部分小儿可发生食欲不振，睡眠不安，或可由于便时努力，引起肛裂、脱肛或痔疮。若便秘长期未能得到适宜治疗，可影响患儿生长发育及身心健康。

【疾病溯源】

中医古籍中对便秘的论述较多。就病名而言，《素问》称"后不利""大便难"。《伤寒杂病论》称"不大便""脾约"。唐代孙思邈在《备急千金要方》中除沿用《素问》"大便难"外，又以"大便不通"名之，其目的在于区别便秘轻重程度不同。宋·朱肱《活人书》载有"大便秘"。宋金元明时期，如《丹溪心法》《医学正传》多以"燥结"或"大便燥结"称之。清·沈金鳌《杂病源流犀烛》正式命名为"便秘"，并沿用至今。

小儿便秘病因可以是多方面的，如《诸病源候论·小儿杂病诸候》

王雪峰小儿病临证用药心得

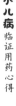

云："小儿大小便不通者，脏腑冷热不调，大小肠有游气，气壅在大小肠，不得宣散，故大小便涩，不流利也。"《幼幼新书·卷第三十》云："杨大邺曰：儿乳食失度，使四大不调。滋味有贪，遂五脏受病。甘甜聚食，咸酸滞涩，留结于胃肠，风壅渍癖于心肺，气脉不顺，水谷不行，虽不逆于上焦，即秘结于下部，儿不知疼痛，难说因由。惊啼以频频，但怒胀而不知乳，不知痛刺连脐，但面色青黄。"

辨证论治方面，有从热结论治者。如《素问·举痛论》曰："热气流于小肠，肠中痛，外热焦渴，则坚干不得出，故痛而闭不通矣。"汉·张仲景《伤寒论·辨阳明病脉证并治》曰："太阳阳明，脾约是也。正阳阳明，胃家实是也。少阳阳明，发汗利小便已，胃中燥烦实，大便难是也。"隋·巢元方《诸病源候论·解散大便秘难候》曰："将适失宜，犯温过度，散热不宜，热气独留肠胃，故大便难也。"有从气机郁滞论治者。如方贤《奇效良方》曰："气秘，因气滞后重迫痛，烦闷胀痛，大便结燥，而不通。"秦景明《病因脉治·大便秘结论》曰："诸气怫郁，则气壅大肠，而大便乃结；若元气不足，肺气不能下达，则大肠不得传食导之令，而大便亦结矣。"从阴寒内结、腑气凝滞论治。如戴原礼《证治要诀类方·大便秘》曰："冷秘由冷气横于肠胃，凝阴固结，津液不通，肠道秘塞。其人肠内气攻，喜热恶冷。"有从肾阴不足、气血亏少、肠津失润者。如《素问·至真要大论》曰："大便难，阴气不用……病本于肾。"虞抟《医学正传·秘结论》曰："夫肾主五液，故肾实则津液足，而大便滋润，肾虚则津液竭，而大便燥结。"推拿治疗方面，《小儿推拿广意》指出："大便秘结，多推六腑、小横纹，揉肾水。秘者，烧酒在肾俞推上龟尾，推膀胱，推下承山，但脚里边在承山旁抽骨处，亦要推下，而推此顺气之法，无急胀之患。"

【临证思路】

小儿功能性便秘应辨便质，大便先干后稀，伴有腹中不适，便意频频，便时明显延长，纳呆，为积滞所致的便秘；大便干结，烦躁不安，腹胀腹痛拒按，壮热或日晡潮热，为阳明腑实之便秘；大便干燥，甚至如羊屎状，便时极其困难，可伴有肛裂出血，为肠燥津亏之便秘；大便并不干硬，虽有便意，但排便困难，用力努挣则汗出气短，为气虚便秘；大便干结，面色无华，口唇色淡，为血虚便秘。大便艰涩，腹中冷痛，手足不温，为阳虚便秘；便意频频但便出困难，大便酸臭，气短乏力，面色无华，为脾虚夹积，虚实夹杂之便秘。同时应辨寒热虚实，实证多为乳食积滞、燥热内结、气机郁滞所致，粪质干燥坚硬，常伴腹胀拒按、口苦口臭、口腔溃疡、睡眠不安等症状；虚证多因气血亏虚，失于濡养，传导无力所致，病程较长，粪质不甚干结，但欲便不出或便出不畅，腹胀喜按，常伴神疲乏力、面白无华等虚证表现；热证便秘多有面赤身热、口干、尿黄、腹胀腹痛、舌红苔黄等症状；寒证便秘常见四肢不温、面色青白、喜温恶寒、小便清长、舌淡苔白等表现。

本病的治疗，当分虚实论治。实证以驱邪为主，常用清热通导、疏肝理气、消积导滞之法；虚证以扶正为先，多用健脾益气、滋阴养血、润肠通便、温阳益肾等法。同时，必须注意调整不合理的饮食结构，建立良好的排便习惯。

【用药体会】

1. 补虚药的选择体会

金元·李东垣《兰室秘藏·大便结燥门》曰："夫肾主五液，故肾实则津液足，而大便滋润，肾虚则津液竭，而大便燥结。"小儿脏腑娇嫩，形气未充，更易形成肾虚，中医学认为，肾主精血，主二便，肾虚精血不足，肠道失其润燥，运行无力易致便秘。明·张景岳《景岳全书天集·杂证谟》曰："证属形气病，形气俱不足，脾胃虚弱，津血枯涸而大便难耳。法当滋补化源。"小儿脾常不足，一方面是因为小儿生而未全，全而未壮，故其脏腑功能较弱；另一方面还因小儿处于旺盛的生长发育期，对水谷精气的需求比成人相对高，而小儿脾气尚弱，存在着运化功能不健的现象。脾胃为气血生化之源，且位居中焦，又是气机升降的枢纽。故在水谷的运化、吸收及糟粕的排出方面，脾胃的作用至关重要。小儿脾常不足，若饮食调摄不当，情志变化，则易造成脾胃虚弱，运化无权，脾升胃降失常，浊阴不降，影响大肠气机，致传导功能低下，糟粕内留而便秘。脾为后天之本，肾为先天之本，脾气虚弱，水

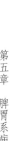

谷精微不得布散，肾虚精血不足，阻碍生长发育，最终将导致诸脏失养虚弱，故主要选用补虚药。临床常选用白术、甘草、当归。

2. 理气药的选择体会

清·唐宗海《医经精义·脏腑通治》曰："肝与大肠通，肝病宜疏通大肠，大肠病宜平肝为主。"明代儿科专家万全在钱乙脏腑虚实辨证的基础上提出小儿"肝常有余，脾常不足"的观点，为治疗小儿便秘提供了理论依据。"肝常有余"则肝气易郁滞不舒，疏泄失常，而致便秘。秦景明在《症因脉治·大便秘结论》曰："气秘者，因气滞后重迫痛，烦闷胀满，大便结燥而不通。"其证系气滞不行，大肠传导无力，停滞于大肠，久则大便燥结，导致便秘加重。故治宜行气，多用理气药。临床常选用陈皮、枳壳。

3. 清热药的选择体会

中医学认为，小儿为纯阳之体，感邪易从热化。《宣明方论·小儿门》指出："小儿病者纯阳，热多冷少也。"《诸病源候论·小儿杂病诸候论》曰："小儿大便不通者，脏腑有热，乘于大肠故也。"由此可见，小儿便秘多由脏腑受邪热化，导致食滞不行，内结肠胃；腑气不通，或浊气不降，火热下移大肠所致。故治宜清热泻火，多用清热药。临床常选用生地黄、玄参。

4. 消食药的选择体会

《医宗金鉴·幼科心法》曰："夫乳与食，小儿资以养生者也。胃主纳受……若父母过爱……则宿滞不消而疾成矣。"小儿乳食无度，积久化热上蒸肺胃、下烁肠津，便秘乃成，故治宜消食化积、导滞通便，多用消食药。临床常选用莱菔子。

5. 泻下药的选择体会

泻下药中以润下药为主。润下药多为植物的种子，富含油脂，味甘质润，多入脾、大肠经，能润滑大肠促使排便而不致峻泻。中医学认为，小儿为稚阴稚阳之体，稚阴未充，稚阳未长，肠道运化功能薄弱，阳气不运，津液输布失常，津少不能滋润大肠，使肠道传送无力而大便艰涩，又小儿脾常不足，肠胃薄弱，应慎用攻下之药。故泻下药中多选用润下药。临床常选用火麻仁。

三、厌食症

厌食症（anorexia）是指排除全身性和消化道器质性疾病，较长时间的食欲减退或消失、食量减少甚至拒食的一种常见病症，属于小儿消化功能紊乱范畴。本病四季均可发生，但夏季暑湿当令之时，症状多有加重。各年龄儿童皆有发病，城市儿童发病率较高，以 1～6 岁的小儿多见。患儿除食欲不振外，一般无其他明显不适，预后良好。若厌食时间过长，营养摄入不足，可见患儿体重不增，严重者可造成营养不良及多种维生素与微量元素缺乏、贫血、佝偻病等，影响小儿的体格和智力发育。

中国古代文献中无小儿厌食的病名，但其中所载"恶食""不思食""不嗜食""不饥不纳"等病证的表现与本病相似。中医药对本病的治疗强调"运脾开胃"的基本原则，积累了丰富的经验，应用多种疗法提高临床疗效。

【疾病源流】

古代医籍对厌食记载甚少，常作为并发症出现在其他疾病论述中，或者归为"脾胃病""饮食""疳证""积滞""阳明病"等条目下论述，也没有专门的病名。宋·刘昉《幼幼新书·卷二十一（诸寒羸瘦）》第一次将其作为独立病症引入儿科疾病，并将其命名为"乳食不下"；清·张璐《张氏医通·卷九·杂门》名为"不能食""恶食""饥不能食"；清·叶桂《临证指南医案·卷四》曰："不食。"直到八十年代"厌食"这一病名首次出现在张奇文编撰的《幼科条辨》中，王伯岳、江育仁正式将"厌食"纳入《中医儿科学》。《灵枢·脉度》云："脾气通于口，脾和则口能知五谷矣。"说明脾气调和，是知饥纳谷、食而知味的必要条件。

在病因方面，《赤水玄珠·卷十三·不能食》中云："由脾胃馁弱，或病后而脾胃之气未复，或痰客中焦，故不思食。"在饮食自倍，脾胃乃伤之外，提出脾胃素虚、病后脾气未复、痰湿阻滞中焦，可成为不思食的病因。《幼科发挥·卷之三·脾经兼证》说："诸困睡，不嗜食，吐泻，皆脾脏之本病也。"明确不嗜食病位在脾，为脾脏本脏病变，一般不涉及他脏。

在病机方面历代也有较多论述，《诸病源候论·脾胃病诸候》："脾者脏也，胃者腑也，脾胃二气相为表里。胃为水谷之海，主受盛饮食者也。脾气磨而能消之，则能食。今脾胃二气俱虚弱，故不能饮食也……胃受谷而脾磨之，二气皆平调，则谷化而能食。若虚实不等，水谷不消，故令腹内虚胀，或泻，不能饮食。所以谓之脾胃气不和不能饮食也。"此段话成为对厌食病机的重要描述。《后汉书·王符传》云："婴儿常病，伤于饱也。"吴瑭《温病条辨·疳疾论》："疳生于湿，湿生于土虚，土虚生于饮食不节，饮食不节生于儿之母爱其子。唯恐其儿之饥渴也。盖小儿脏腑薄弱，能化一合者，与一合有半即不能化，而脾气郁矣。"由上述可知，小儿脾胃娇嫩，饮食不知自节，若喂养不当，损伤脾胃之精气，则易导致厌食。《素问·咳论》云："久咳不已，则上中下三焦俱满，出纳升降皆失其所和，故腹满不能食饮。"《保婴撮要·卷九·胃气虚寒》曰："一小儿九岁，素畏风寒，饮食少思，至秋口鼻吸气，阴冷至腹，手足如冰，饮姜汤及烧酒方快，其脉细微，两尺如无，余谓此禀命门火衰也。"指出病后失调导致厌食的可能。《幼科发挥·卷之二·心所生病·诸疮》载："儿性执拗，凡平日亲爱之人，玩弄之物，不可失也。失则心思，思则伤脾，昏睡不食。"情志失调，则气机不畅，肝失条达，乘犯脾胃，亦可形成厌食。

厌食的治疗，《张氏医通·恶食》提出了本证的治疗需辨清虚实："恶食有虚实之分。实则心下闷痛，恶心口苦，二陈加黄连、枳实；虚则倦怠，色萎黄，心下软，异功散加砂仁、木香；有痰恶心，六君子加香砂。"阐明了本证的辨证要点和加减治疗特点。《类证治裁·脾胃论治》说："治胃阴虚不饥不纳，用清补，如麦冬、沙参、玉竹、杏仁、白芍、石斛、茯神、粳米、麻仁、扁豆子。"认为胃阴不足之厌食，宜清补而不宜滋补，并列举了具体用药。《证治汇补·附恶食》云："恶食……有胸中痰滞者，宜导痰以助脾；有伤食恶食者，宜消化以助脾；有久病胃虚者，宜参术以健脾。"也强调了本证的治疗需根据不同的病因病机进行辨证论治。《小儿药证直诀·胃气不和》采用益黄散为治疗不思食的主方，开创了调脾助运治疗厌食之先河。《太平惠民和剂局方·吴直阁增诸家名方》载不换金正气散，提出常服能"调和脾胃，美饮食"。《奇效良方·卷十七·脾胃门》载运脾散，由人参、白术、藿香、肉豆蔻、丁香、砂仁、神曲、甘草组成，用橘皮汤调服，对脾虚失运者颇为适宜。这些方药均为治疗小儿厌食的常用方，至今仍多为临床应用。

【临证思路】

临证时可辨舌脉及指纹，舌质淡，苔薄白或薄腻，脉和缓或指纹淡紫，多为脾失健运；舌质淡，苔薄白，脉缓无力或指纹淡红，多为脾胃气虚；古红少津，苔少或花剥，脉细数或指纹偏紫，多为脾胃阴虚；舌淡红苔白，脉弦，指纹滞，多为肝脾不和。亦需辨虚实，凡病程短，仅表现纳呆食少，食而乏味，形体尚可，舌脉正常者为实证；病程长，除食欲不振，食量减少外，尚伴面色少华，形体偏瘦，大便不调者为虚证。其中伴面色少华或萎黄，大便溏薄，舌淡苔薄者属脾胃气虚；伴大便秘结，舌红少津，苔少或剥脱者为脾胃阴虚。

本病以运脾开胃为基本治则，根据临床表现分别治以运脾和胃、健脾益气、滋养胃阴、调和肝脾等法。同时，应注意患儿的饮食调养，纠正不良饮食习惯。

【用药体会】

核心药物为焦山楂、焦神曲、苍术、炒麦芽、炙鸡内金、茯苓、炒谷芽、白术、陈皮、佩兰、莱菔子、枳实、太子参、槟榔、薏苡仁；对药为焦神曲、焦山楂，苍术、焦山楂，苍术、焦神曲，炒谷芽、炒麦芽，炙鸡内金、焦山楂，炒麦芽、焦山楂，炙鸡内金、焦神曲，茯苓、焦山楂，白术、焦山楂，白术、苍术，炒谷芽、焦山楂，茯苓、苍术，茯苓、焦神曲，炙鸡内金、苍术，炒麦芽、焦神曲，白术、焦神曲，炒谷芽、焦神曲，陈皮、焦山楂，炒麦芽、苍术，陈皮、焦神曲，炒谷芽、苍术，陈皮、苍术，佩兰、焦山楂，佩兰、苍术，佩兰、焦神曲、白术、茯苓，炙鸡内金、炒麦芽，炒谷芽、炙鸡内金，莱菔子、焦山楂。

1. 核心药物分析

焦山楂 味酸、甘，性微温。归脾、胃、肝经。功能消食健胃，行气散瘀，化浊降脂。《医学衷中参西录》："山楂，若以甘药佐之，化瘀血而不伤新血，开郁气而不伤正气，其性尤和平也。"现代研究显示，其所含脂肪酸能促进脂肪消化，并增加胃消化酶的分泌，且对胃肠功能有一定的调整作用。

焦神曲 味甘、辛，性温。归脾、胃经。尤善消食化积，健脾和胃。《雷公炮制药性解》："主调中止泻，开胃消食，破癥结，逐积痰，除胀满。"《本草经解》："主化水谷宿食，癥结积聚，健脾暖胃。"现代研究亦显示，因其含有多量酵母菌和复合维生素 B 而具有增进食欲、维持正常消化机能等作用。

苍术 味辛、苦，性温。归脾、胃、肝经。长于燥湿健脾，祛风散寒。《本草从新》："燥胃强脾，发汗除湿，能升发胃中阳气，止吐泻，逐痰水。"《雷公炮制药性解》："主平胃健脾，宽中散结，发汗祛湿，压山岚气，散温疟。"现代研究显示，其具有促进胃肠运动作用，对胃平滑肌也有微弱的收缩作用。

炒麦芽 味甘，性平。归脾、胃经。功能行气消食，健脾开胃，长于促进淀粉性食物的消化。《雷公炮制药性解》："主温中下气，开胃健脾，催生下胎，祛宿食，除胀满，止吐逆，破癥结，消痰痞。"现代研究亦显示其具有助消化作用。

炙鸡内金 味甘，性平。归脾、胃、小肠、膀胱经。能健胃消食，涩精止遗，通淋化石。《滇南本草》："宽中健脾，消食磨胃。治小儿乳食结滞，肚大筋青，痞积疳积。"现代研究亦显示，其能增强胃蛋白酶、胰脂肪酶活性，促进消化。

茯苓 味甘、淡，性平。归心、肺、脾、肾经。善利水渗湿，健脾，宁心。《长沙药解》："利水燥土，泻饮消痰，善安悸动，最豁郁满。除汗下之烦躁，止水饮之燥渴，淋癃泄痢之神品，崩漏遗带之妙药，气鼓与水胀皆灵，反胃共噎膈俱效。"《本草正》："能利窍祛湿，利窍则开心益智，导浊生津；祛湿则逐水燥脾，补中健胃。"现代研究显示，其可利尿、镇静、抗胃溃疡等。

炒谷芽　味甘，性温。归脾、胃经。善消食和中，健脾开胃。《本经逢原》："谷芽，启脾进食，宽中消谷，而能补中，不似麦芽之克削也。"《纲目》："快脾开胃，下气和中，消食化积。"现代研究显示，其所含淀粉酶能帮助消化。

白术　味甘、苦，性温。归脾经、胃经。善健脾益气，燥湿利水，止汗，安胎。《雷公炮制药性解》："除湿利水道，进食强脾胃。"《本草经集注》："主治风寒湿痹，死肌，痉，疸，止汗，除热，消食。"现代研究显示，其具有调节胃肠道功能、镇静、止咳、祛痰等作用。

陈皮　味苦、辛，性温。归肺、脾经。善理气健脾，燥湿化痰。《本草纲目》："疗呕哕反胃嘈杂，时吐清水。"《长沙药解》："降浊阴而止呕哕，行滞气而泻郁满，善开胸膈，最扫痰涎。"现代研究显示，其具有平喘、祛痰、抗氧化等作用。

佩兰　味辛，性平。归脾、胃、肺经。能芳香化湿，醒脾开胃，发表解暑。《本经》："主利水道，杀蛊毒。"《别录》："除胸中痰癖。"现代研究显示，其对金黄色葡萄球菌、伤寒杆菌等多种病原具有抑制作用。

莱菔子　味辛、甘，性平。归肺、脾、胃经。善消食除胀，降气化痰。《纲目》："莱菔子之功，长于利气。生能升，熟能降，升则吐风痰，散风寒，发疮疹；降则定痰喘咳嗽，调下痢后重，止内痛，皆是利气之效。"《玉楸药解》："下气止喘，化痰破郁。"现代研究显示，其能增强离体兔回肠节律性收缩和抑制小鼠胃排空，并且具有祛痰、镇咳、平喘等作用。

枳实　味苦、辛、酸，性微寒。归脾、胃经。善破气消积，化痰散痞。《别录》："除胸胁痰癖，逐停水，破结实，消胀满，心下急痞痛逆气，胁风痛，安胃气，止溏泄，明目。"《雷公炮制药性解》："主消胸中之痞满，逐心下之停水，化日久之稠痰，削年深之坚积，除腹胀，消宿食，定喘咳，下气逆。"现代研究显示，其可调节胃肠运动，抗溃疡等。

太子参　味甘、微苦，性平。归脾、肺经。善益气健脾，生津润肺。《本草纲目拾遗》："太子参即辽参之小者，非别种也，乃苏州参行

王雪峰小儿病临证用药心得

从参包中检出短小者，名此以售客。"现代研究显示，其具有增强免疫、止咳、祛痰、抗菌、抗炎等作用。

槟榔　味苦、辛，性温。归胃、大肠经。功能杀虫，消积，行气，利水，截疟。《雷公炮制药性解》："主消谷逐水，宣脏利腑，攻坚行滞，除痰癖，杀三虫，却伏尸，疗寸白，攻脚气，解诸蛊。"现代研究显示其对绦虫、蛲虫、蛔虫、钩虫等均有麻痹或驱杀作用。

薏苡仁　味甘、淡，性凉。归脾、胃、肺经。善利水渗透湿，健脾止泻，除痹，排脓，解毒散结。《本草纲目》："薏苡仁阳明药也，能健脾，益胃。"《本草经疏》："性燥能除湿，味甘能入脾补脾，兼淡能渗湿，故主筋急拘挛不可屈伸及风湿痹，除筋骨邪气不仁，利肠胃，消水肿令人能食。"现代研究显示其对小肠有抑制作用，并且可调节免疫功能等。

2. 对药分析

焦神曲、焦山楂　焦神曲，味甘、辛，性温。归脾、胃经。尤善消食化积，健脾和胃。焦山楂，味酸、甘，性微温。归脾、胃、肝经。功能消食健胃，行气散瘀，化浊降脂。焦神曲与焦山楂配伍，可增强其消食健脾的功效。

苍术、焦山楂　苍术，味辛、苦，性温。归脾、胃、肝经。长于燥湿健脾，祛风散寒。焦山楂，味酸、甘，性微温。归脾、胃、肝经。功能消食健胃，行气散瘀，化浊降脂。苍术与焦山楂配伍可增强健脾之功，脾健则运化有力。

苍术、焦神曲　苍术，味辛、苦，性温。归脾、胃、肝经。长于燥湿健脾，祛风散寒。焦神曲，味甘、辛，性温。归脾、胃经。尤善消食化积、健脾和胃。苍术与焦神曲配伍可增强健脾的功效，使脾胃运化如常。

炒谷芽、炒麦芽　炒谷芽，味甘，性温。归脾、胃经。善消食和中，健脾开胃。炒麦芽，味甘，性平。归脾、胃经。功能行气消食、健脾开胃，长于促进淀粉性食物的消化。炒谷芽与炒麦芽配伍，可增强其健脾消食的功效。

炙鸡内金、焦山楂　炙鸡内金，味甘，性平。归脾、胃、小肠、膀

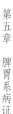

胱经。能健胃消食，涩精止遗，通淋化石。焦山楂，味酸、甘，性微温。归脾、胃、肝经。功能消食健胃，行气散瘀，化浊降脂。炙鸡内金与焦山楂配伍，可增强其消食化积的功效。

炒麦芽、焦山楂 炒麦芽，味甘，性平。归脾、胃经。功能行气消食，健脾开胃，长于促进淀粉性食物的消化。焦山楂，味酸、甘，性微温。归脾、胃、肝经。功能消食健胃，行气散瘀，化浊降脂。炒麦芽与焦山楂配伍，可增强其行气消食的功效。

炙鸡内金、焦神曲 炙鸡内金，味甘，性平。归脾、胃、小肠、膀胱经。能健胃消食，涩精止遗，通淋化石。焦神曲，味甘、辛，性温。归脾、胃经。尤善消食化积，健脾和胃。炙鸡内金与焦神曲配伍，可增强其消食化积之功。

茯苓、焦山楂 茯苓，味甘、淡，性平。归心、肺、脾、肾经。善利水渗湿，健脾，宁心。焦山楂，味酸、甘，性微温。归脾、胃、肝经。功能消食健胃，行气散瘀，化浊降脂。茯苓与焦山楂配伍，共奏健脾、消食之功。

白术、焦山楂 白术，味甘、苦，性温。归脾经、胃经。功能健脾益气，燥湿利水，止汗，安胎。焦山楂，味酸、甘，性微温。归脾、胃、肝经。功能消食健胃，行气散瘀，化浊降脂。白术与焦山楂配伍，增强健脾消食的功效。

白术、苍术 白术，味甘、苦，性温。归脾经、胃经。功能健脾益气，燥湿利水，止汗，安胎。苍术，味辛、苦，性温。归脾、胃、肝经。长于燥湿健脾，祛风散寒。白术与苍术配伍，增强健脾燥湿的功效。

炒谷芽、焦山楂 炒谷芽，味甘，性温。归脾、胃经。善消食和中，健脾开胃。焦山楂，酸、甘，微温。归脾、胃、肝经。功能消食健胃，行气散瘀，化浊降脂。炒谷芽与焦山楂配伍，增强消食开胃的功效。

茯苓、苍术 茯苓，味甘、淡，性平。归心、肺、脾、肾经。善利水渗湿，健脾，宁心。苍术，味辛、苦，性温。归脾、胃、肝经。长于燥湿健脾，祛风散寒。茯苓与苍术配伍，增强健脾燥湿的功效。

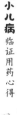

　　茯苓、焦神曲　茯苓，味甘、淡，性平。归心、肺、脾、肾经。善利水渗湿，健脾，宁心。焦神曲，味甘、辛，性温。归脾、胃经。尤善消食化积、健脾和胃。茯苓与焦神曲配伍，可增强健脾之功，恢复脾运化水谷生理功能。

　　炙鸡内金、苍术　炙鸡内金，味甘，性平。归脾、胃、小肠、膀胱经。能健胃消食，涩精止遗，通淋化石。炙鸡内金与苍术配伍，可增强健脾燥湿、开胃消食的功效。

　　炒麦芽、焦神曲　炒麦芽，味甘，性平。归脾、胃经。功能行气消食，健脾开胃，长于促进淀粉性食物的消化。焦神曲，味甘、辛，性温。归脾、胃经。尤善消食化积、健脾和胃。炒麦芽与焦神曲配伍，可增强其消食化积之功。

　　白术、焦神曲　白术，味甘、苦，性温。归脾经、胃经。功能健脾益气，燥湿利水，止汗，安胎。焦神曲，味甘、辛，性温。归脾、胃经。尤善消食化积、健脾和胃。白术与焦神曲配伍，可增强其健脾消食的功效。

　　炒谷芽、焦神曲　炒谷芽，味甘，性温。归脾、胃经。善消食和中，健脾开胃。焦神曲，味甘、辛，性温。归脾、胃经。尤善消食化积、健脾和胃。炒谷芽与焦神曲配伍，可增强其消食开胃的功效。

　　陈皮、焦山楂　陈皮，味苦、辛，性温。归肺、脾经。善理气健脾，燥湿化痰。焦山楂，味酸、甘，性微温。归脾、胃、肝经。功能消食健胃，行气散瘀，化浊降脂。陈皮与焦山楂配伍，增强其健脾行气的功效。

　　炒麦芽、苍术　炒麦芽，味甘，性平。归脾、胃经。功能行气消食，健脾开胃，长于促进淀粉性食物的消化。苍术，味辛、苦，性温。归脾、胃、肝经。长于燥湿健脾，祛风散寒。炒麦芽与苍术配伍，增强其健脾燥湿的功效。

　　陈皮、焦神曲　陈皮，味苦、辛，性温。归肺、脾经。善理气健脾，燥湿化痰。焦神曲，味甘、辛，性温。归脾、胃经。尤善消食化积、健脾和胃。陈皮与焦神曲配伍，可增强健脾开胃的功效。

　　炒谷芽、苍术　炒谷芽，味甘，性温。归脾、胃经。善消食和中，健脾开胃。苍术，味辛、苦，性温。归脾、胃、肝经。长于燥湿健脾，祛风散寒。炒谷芽与苍术配伍，增强其健脾消食的功效。

陈皮、苍术 陈皮，味苦、辛，性温。归肺、脾经。善理气健脾，燥湿化痰。苍术，味辛、苦，性温。归脾、胃、肝经。长于燥湿健脾，祛风散寒。陈皮与苍术配伍，增强其健脾燥湿的功效。

佩兰、焦山楂 佩兰，味辛，性平。归脾、胃、肺经。能芳香化湿，醒脾开胃，发表解暑。焦山楂，味酸、甘，性微温。归脾、胃、肝经。功能消食健胃，行气散瘀，化浊降脂。佩兰与焦山楂配伍，可增强其开胃醒脾的功效。

佩兰、苍术 佩兰，味辛，性平。归脾、胃、肺经。能芳香化湿，醒脾开胃，发表解暑。苍术，味辛、苦，性温。归脾、胃、肝经。长于燥湿健脾，祛风散寒。佩兰与苍术配伍，可增强其健脾燥湿的功效。

佩兰、焦神曲 佩兰，味辛，性平。归脾、胃、肺经。能芳香化湿，醒脾开胃，发表解暑。焦神曲，味甘、辛，性温。归脾、胃经。尤善消食化积、健脾和胃。佩兰与焦神曲配伍，可增强其健脾开胃、消食化积的功效。

白术、茯苓 白术，味甘、苦，性温。归脾经、胃经。功能健脾益气，燥湿利水，止汗，安胎。茯苓，味甘、淡，性平。归心、肺、脾、肾经。善利水渗湿，健脾，宁心。白术与茯苓配伍，可增强其健脾燥湿的功效。

炙鸡内金、炒麦芽 炙鸡内金，味甘，性平。归脾、胃、小肠、膀胱经。能健胃消食，涩精止遗，通淋化石。炒麦芽，味甘，性平。归脾、胃经。功能行气消食，健脾开胃，长于促进淀粉性食物的消化。炙鸡内金与炒麦芽配伍，可增强其健胃消食的功效。

炒谷芽、炙鸡内金 炒谷芽，味甘，性温。归脾、胃经。善消食和中，健脾开胃。炙鸡内金，味甘，性平。归脾、胃、小肠、膀胱经。能健胃消食，涩精止遗，通淋化石。炒谷芽与炙鸡内金的配伍，可增强其健胃消食的功效。

莱菔子、焦山楂 莱菔子，味辛、甘，性平。归肺、脾、胃经。善消食除胀，降气化痰。焦山楂，味酸、甘，性微温。归脾、胃、肝经。

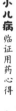

功能消食健胃，行气散瘀，化浊降脂。莱菔子与焦山楂配伍，可增强消食除胀、化积消滞的功效。

四、肠系膜淋巴结炎

小儿肠系膜淋巴结炎是一种由病原体感染所引起的非特异性肠系膜淋巴结炎，主要典型症状为阵发性痉挛性腹痛，常在上呼吸道感染或肠道感染中并发，易反复发作，近年来发病率有逐年增加的趋势。现代中医将本病归属于"腹痛"范畴进行治疗。

【疾病溯源】

"腹痛"一词，最早见于《山海经》。《山海经·北次二经》云："又北三百五十里，曰梁渠之山，无草木，多金玉……有鸟焉。其状如夸父，四翼、一目、犬尾，名曰嚣，其音如鹊，食之已腹痛。"《素问·举痛论》说："寒邪客于肠胃之间，膜原之下，血不得散，小络引急，故痛。""热气留于小肠，肠中痛，瘅热焦渴则坚干不得出，故痛而闭不通矣。"隋代巢元方《诸病源候论·小儿杂病诸候·腹痛候》云："小儿腹痛，多由冷热不调，冷热之气与脏器相击，故痛也。其热而痛者，则面赤或壮热，四肢烦，手足心热是也。面冷而痛者，面色或青或白，甚者乃至面黑，唇口爪皆黑是也。"均指出腹痛的发生与寒热相关。《小儿卫生总微论方·心腹痛》云："小儿心腹痛者，由于脏腑虚而寒冷之气所干，邪气与脏气相搏，上下冲击，上则为心痛，下则为腹痛，上下俱作，心腹皆痛。"《小儿药证直诀·脉证治法》将腹痛分为积痛、虫痛、胃冷虚之证，并提出"积痛，口中气温，面黄白，目无精光，或白睛多，及多睡，畏食，或大便酸臭者，当磨积，宜消积丸；甚者，当白饼子下之，后和胃"。万全《幼科发挥·积痛》曰："小儿腹痛，属食积者多。"《证治准绳·杂病》云："食积作痛，痛甚欲大便，利后痛减，其脉必弦或沉滑。"均认为本病和食积有关。《医学正传·腹痛》载："如饮食过伤而腹痛者，宜木香槟榔丸下之；如气虚之人，伤饮食而腹痛，宜调补胃气并消导药，用人参、白术、山楂、神曲、枳实、麦芽、木

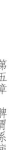

香、砂仁之类。"指出了饮食所致的腹痛的治疗。

辨证治疗方面，《寿世保元·腹痛》云："治之皆当辨其寒热虚实，随其所得之症施治，若外邪者散之，内积者逐之，寒者温之，热者清之，虚者补之，实者泻之，泄则调之，闭则通之，血则消之，气则顺之，虫则追之，积则消之，加以健理脾胃，调养气血，斯治之要也。"指出本病辨治需分清寒热虚实。《医宗必读》卷八载："腹痛分为三部，脐以上痛者太阴脾，当脐而痛者为少阴肾，少腹痛者为厥阴肝及冲、任、大小肠。"《症因脉治·腹痛论》载："痛在胃之下，脐之四傍，毛际之上，名曰腹痛。"陈复正《幼幼集成·腹痛证治》云："凡心腹痛者，有上、中、下三焦之别。上焦者痛在膈上，此胃脘痛也；中焦者痛在中脘，脾胃间病也；下焦痛在脐下，肝肾病也。然有虚实之分，不可不辨。"均指出了腹痛的部位。《临证指南医案·腹痛》载："腹处乎中，痛因非一，须知其无形及有形之为患，而主治之机宜，已先得其要矣。所谓无形为患者，如寒凝火郁、气阻营虚及夏秋暑湿痧秽之类是也；所谓有形为患者，如蓄血食滞、癥瘕蛲蛕内疝及平素偏好成积之类是也。"认为腹痛原因分有形及无形之邪。

推拿治疗方面，《幼科推拿秘书》将腹痛分为热痛、伤食痛及冷痛进行论治，指出："小儿腹痛有三：或冷，或热，或食积……热痛面赤腹胀，时痛时止，暑月最多，法宜分阴阳，阴重阳轻，运八卦，运五经，推三关少，退六腑多，揉一窝风，大陵推上外牢讫，补脾土，虎口，肘。伤食痛，面如常，心胸高起，手不可按，肠结而痛，食生冷硬物所伤，其气亦滞，法宜分阴阳，运八卦，运五经，侧推虎口，补脾土，揉一窝风，揉中脘，揉板门，天门虎口，肘，揉脐及龟尾，大陵推上外劳宫讫，运土入水。冷痛，面青肚响，唇白，痛无增减，法宜分阴阳，阳重阴轻，运八卦，运五经，掐一窝风，按弦走搓摩，推三关，推肚角穴，揉脐，推脾土，天门虎口，揉斗肘，大陵推上外劳泄讫，补脾土。冷气攻心痛者，手足冷，遍身冷汗，甚之手足甲青黑，脉沉细微是也，法宜分阴阳，运八卦，推三关，补肾水，揉二扇门，黄蜂入洞。"《小儿推拿广意》则分为热痛、寒痛及气滞食积痛，指出："热腹痛者，乃时痛时止是也，暑月最多，治法：三关，六腑，推脾土，分阴重阳

王雪峰小儿病临证用药心得

轻，黄蜂入洞，四横纹。寒腹痛者，常痛而无增减也，治法：三关，运五经，二扇门，一窝风，按弦搓摩，八卦，揉脐及龟尾。气滞食积而痛者，卒痛便秘，心胸高起，手不可按是也，治法：推三关，分阴阳，推脾土，揉脐及龟尾，掏威灵。若腹内膨胀推大肠，冷气心痛者，手足厥逆，偏身冷汗，甚则手足甲青黑，脉沉细微是也，治法：推三关，八卦，分阴重阳轻，补肾，二扇门，黄蜂入洞，鸠尾前后重揉要葱姜推之发汗。"

【临证思路】

本病需辨舌脉，舌淡红，苔白滑，脉沉弦紧，指纹青红，多为腹部中寒；舌质偏红，苔厚腻，脉象沉滑，指纹紫滞，多为乳食积滞；舌质红，苔黄燥，脉滑数，指纹紫滞，多为胃肠结热；唇舌淡白，脉沉缓，指纹淡红，多为脾胃虚寒；舌紫暗或有瘀点，脉涩，指纹紫滞，多为气滞血瘀。同时需辨腹痛，突发腹痛，疼痛剧烈，阵阵发作，痛处喜暖，得温则舒，遇寒痛甚，多为腹部中寒；脘腹胀满，疼痛拒按，不思乳食，嗳吐酸腐，或腹痛欲泻，泻后痛减，时有呕吐，吐物酸腐，多为乳食积滞；腹痛胀满，疼痛拒按，喜冷饮，大便秘结，多为胃肠结热；腹痛绵绵，时作时止，痛处喜温喜按，多为脾胃虚寒；腹部刺痛或胀痛，经久不愈，痛有定处，按之痛剧，或腹部有癥瘕结块，拒按，多为气滞血瘀。

本证应以八纲辨证为纲，结合病史、症状等分清病因，判定病位，确定属性。本病总由脏腑气机阻滞，气血运行不畅，经脉痹阻，不通则痛，或脏腑经脉失养，不荣则痛而致。治疗腹痛多以"通"字立法，在通法的基础上，结合审证求因，标本兼治。根据病因不同，分别治以温散寒邪、消食导滞、通腑泄热、温中补虚、活血化瘀等。

【用药体会】

核心药物为延胡索、白芍、陈皮、半夏、木香、甘草；对药为浙贝母、延胡索，连翘、麦芽，白术、藿香；角药为醋延胡索、炒枳壳、生白术；小复方为广木香、茯苓、葛根、甘草、姜厚朴、佛手、山楂、鸡内金、蒲公英、厚朴、海藻、昆布、三棱、莪术、炒麦芽、炒谷芽，川楝子、牡蛎、炒白芍、红花、六神曲，郁金、芍药、香附、枳壳、延胡索、川芎。

1. 核心药物分析

甘草 味甘，性平。归心、肺、脾、胃经。具有补脾益气、润肺止咳、缓急止痛、缓和药性的功效。《本草新编》中描述："甘草，味甘，气平，性温，可升可降，阳中阳也。"《医学衷中参西录》中记载："性微温，其味至甘。能解一切毒性。甘者主和，故有调和脾胃之功，甘者主缓，故虽补脾胃而实非峻补。"现代医学研究，甘草有抗利尿、保肝和类似肾上腺皮质激素样作用。

延胡索 味辛、苦，性温。归肝、脾经。具有活血、行气、止痛的功效。《本经逢原》中描述："延胡索色黄入脾胃，能活血止痛，治小便溺血。得五灵脂同入肝经散血破滞。"《本草纲目》中记载："活血利气，止痛，通小便。"《开宝》中记载："破血，妇人月经不调，腹中结块，崩中淋露，产后诸血病，血运，暴血冲上，因损下血。煮酒或酒磨服。"现代医学研究，延胡索内含多种生物碱，延胡索甲素、乙素、丙素、丑素等，以及小檗碱、去氢延胡索碱。延胡索甲素、乙素、丑素均有镇痛作用，其中以左旋延胡索乙素（即颅痛定）的镇痛作用较明显，是中枢抑制剂，能抑制中脑网状结和下丘脑的诱发电位，较大剂量也能抑制防御性条件反射。故延胡索乙素及颅痛定有镇痛、镇静作用。

白芍 味辛、苦，性温。有小毒。归肝、脾经。具养血调经、柔肝止痛、敛阴止汗、平抑肝阳的功效。《本经》中记载："主邪气腹痛，除血痹，破坚积，治寒热疝瘕，止痛，利小便，益气。"《别录》中记载："通顺血脉，缓中，散恶血，逐贼血，祛水气，利膀胱、大小肠，消痈肿，（治）时行寒热，中恶腹痛，腰痛。"《日华子本草》中记载："治风补痨，主女人一切病，并产前后诸疾，通月水，退热除烦，益气，治天行热疾，瘟瘴惊狂，妇人血运及肠风泻血，痔瘘发背，疮疥，头痛，明目，目赤，胬肉。"现代医学研究，白芍内含芍药苷、牡丹酚、β- 谷甾醇、苯甲酸和草酸钙等，具有抗炎、镇痛、抗应激和免疫调节等作用，其作用具有浓度和功能依赖性特点。应注意芍药不宜与藜芦同用。

王雪峰小儿病临证用药心得

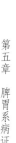

陈皮　味苦、辛，性温。归肺、脾经。具有理气健脾、燥湿化痰的功效。《名医别录》中记载："下气，止呕。"《本草纲目》中记载："疗呕哕反胃嘈杂，时吐清水。"现代医学研究，陈皮内含橙皮苷、川陈皮素、柠檬烯、a-蒎烯、B-蒎烯、B-水芹烯等成分。具有抗炎、抗病毒、抗血细胞凝集等作用。

半夏　味辛，性温。归脾、胃、肺经。具有燥湿化痰，降逆止呕，消痞散结的功效。《本草纲目》中记载："除腹胀，目不得瞑，白浊，梦遗，带下。"《本经》中记载："主伤寒寒热，心下坚，下气，咽喉肿痛，头眩，胸胀，咳逆肠鸣，止汗。"《别录》中记载："消心腹胸膈痰热满结，咳嗽上气，心下急痛坚痞，时气呕逆，消痈肿，堕胎，疗萎黄，悦泽面目。生，令人吐；熟，令人下。"现代医学研究，半夏具有镇咳、祛痰、镇吐、催吐、抗心律失常、抗凝等作用。

木香　味辛、苦，性温。归脾、胃、大肠、三焦、胆经。具有行气止痛、健脾消食的功效。《本草纲目》中记载："心腹一切滞气。和胃气，泄肺气，行肝气。凡气郁而不舒者，宜用之。"《本经》中记载："邪气，辟毒疫温鬼，强志，主淋露。久服不梦寤魇寐。"《别录》中记载："消毒，杀鬼精物，温疟蛊毒，气劣气不足，肌中偏寒，引药之精。"现代药理学研究，木香主含蒎内酯类成分，如木香烃内酯、去氢木香内酯、愈创木内酯、尚含木香烯、单紫杉烯等，具有调节胃肠功能、抗消化性溃疡、促进胆囊收缩等作用。

2. 对药分析

浙贝母、醋延胡索　研究显示贝母有调节胃肠平滑肌的作用，对离体动物的回肠收缩有一定的松弛作用，可见减缓胃肠蠕动，并调节胃肠道的痉挛。延胡索临床上常用于痹症的治疗，其含有四氢帕马丁，止痛效果明显，且药性持续时间较长，醋制后可增加其效果。两者合用，可增加解痉止痛效果，用于腹痛明显的患儿。

连翘、麦芽　连翘中主要成分为连翘苷，而连翘具有明显的抗炎作用，并对柯萨奇、腺病毒等有一定的抑制作用，麦芽对胃蛋白酶及胃酸的分泌有着促进作用，有促消化的效果，两者合用，可用于食积内热的患儿。

白术、藿香 白术的醇提取物可抗炎镇痛，抑制炎症分子。藿香芳香化湿，有抗炎、抗病毒、镇痛的作用。两者合用，抗炎镇痛效果明显，可用于脾虚湿盛证及脾虚湿困证。

3. 角药分析

白术、延胡索、枳壳 白术健脾补气，延胡索、枳壳行气解郁止痛，三药共用，亦对脾虚肝郁型腹痛有较好的疗效。

延胡索、白芍、炙甘草 白芍养血柔肝，缓急止痛，为临床脘腹胁肋疼痛必用之品，白芍与甘草配伍，酸甘化阴，镇痛作用更强。延胡索入血分，又入气分，能行气中之血，为活血行气名药，气行血活，血脉流畅，气道通畅，则疼痛缓解，对于急性脘腹痛及胁痛、疝痛、痛经均适合。

4. 小复方分析

广木香、茯苓、葛根、甘草 茯苓合木香可祛湿止痛，葛根可治疗脾虚泄泻，甘草甘温缓急止痛，故四药合用，可治疗脾虚湿盛及脾虚湿困证的腹痛。

姜厚朴、佛手、山楂、鸡内金、蒲公英 山楂、鸡内金健胃消食，佛手合厚朴理气止痛，蒲公英抗炎，诸药合用，可治疗乳食积滞型的腹痛。

厚朴、海藻、昆布、三棱、莪术、炒麦芽、炒谷芽 炒谷芽、炒麦芽健胃消食，厚朴下气止痛，海藻、昆布软坚散结，三棱、莪术消积止痛，诸药合用，共奏行气消积止痛之功效。

川楝子、牡蛎、炒白芍、红花、六神曲 白芍柔肝缓急止痛，川楝子行气疏肝止痛，牡蛎、红花化瘀散结，神曲健脾消食，诸药合用，共奏疏肝健脾止痛之功。

川芎、郁金、芍药、香附、枳壳、延胡索 川芎行气止痛，芍药健脾柔肝止痛，郁金、枳壳、延胡索、香附行气解郁止痛，诸药合用，可治疗脾虚肝郁的腹痛。

第六章　心肝系病证

一、病毒性心肌炎

病毒性心肌炎（viral myocarditis，VMC）是由病毒侵犯心脏引起的一种心肌局灶性或弥漫性炎性病变，部分患儿可伴有心包或心内膜炎症改变。临床以神疲乏力、面色苍白、心悸，气短、肢冷、多汗为特征，严重者出现心力衰竭、心源性休克或心脑综合征。本病好发于春秋季节，以 3 ~ 10 岁小儿为多见。临床表现轻重不一，轻者可无明显的自觉症状，仅表现心电图改变；重者出现心律失常、心脏扩大，少数发生心源性休克或急性心力衰竭，甚至猝死。如能及早诊断和治疗，预后大多良好，一般半年至一年可恢复，少数迁延不愈可致顽固性心律失常或扩张性心肌病。

"病毒性心肌炎"病名在古代医籍中无相关记载，但根据其主要临床症状，属于中医学"心悸""怔忡""温病""胸痹""猝死"等范畴。中医药对本病的治疗强调心病治心而不专于心、调整脏腑以利于心的治疗原则，在预防并发症、改善预后等方面发挥了重要作用。

【疾病溯源】

古代医籍无"病毒性心肌炎"的专门记载，但有与本病相似的描述。如病毒性心肌炎病前有急性感染病史或病初以急性感染而起病者，按"温病"论治；若以心律失常为主，则可属"心悸""怔忡"范畴；

若以胸闷胸痛为主，则可按"胸痹"论治；若合并心功能不全时，又与"心水""心阳虚"相仿，此外，还与"汗证""虚劳""猝死"等病证相关，历代文献中关于其证候、病因、病机、病位、治疗方药的相关记载，为本病奠定了较为完整的辨证论治体系。"心悸"作为病名，首见于《伤寒论·辨太阳病脉证病治》："脉浮数者，法当汗出而愈，若下之，身重，心悸者，不可发汗，当自汗而愈，所以然者，此里虚……。"

早在《黄帝内经》中就有类似本病某些证候的描述，如《素问·至真要大论》云："心澹澹大动。"《灵枢·经脉》云："心惕惕如人将捕之。"《素问·脏气法时论》云："心病者，胸中痛，胁支满，胁下痛……两臂内侧痛。"形象地描述了心悸、怔忡、胸痛的症状。此外，还有关于心悸、胸痹等病因、病机的描述，如《素问·至真要大论》说："太阳司天，寒淫所胜……运火炎烈，雨暴乃雹……心澹澹大动。"认为心病主要与外感六淫伤心有密切的关系。除外感病因外，古代医家也认识到了内因在本病发生过程中的作用，如隋·巢元方《诸病源候论》云："寒气客于五脏六腑，因虚而发，上冲胸间即胸痹。""风惊悸者，由体虚心气不足，心之府为风邪所乘，或恐惧忧迫，令心气虚，亦受于风邪。风邪搏于心，则惊不自安。惊不自已，则悸动不定。"指出风寒之邪是引起的胸痹、惊悸的外因，而"体虚心气不足"才是发病的关键。除心气不足外，心血、心阴、心阳亏虚也可引起本病。《丹溪心法·惊悸怔忡》云："人之所主者心，心之所养者血，心血一虚，神气不守，此惊悸之所肇端也。"《证治汇补·惊悸怔忡》云："有阴气内虚，虚火妄动，心悸体瘦，五心烦热，面赤唇燥，左脉微弱，或虚大无力者也……有阳气内虚，心下空豁，状若惊悸，右脉大而无力者是也。"此外，其他脏腑病变也可累及于心，发生惊悸。心属火，肾属水，水火相济则神志安宁，心肾不交，复有外邪引触则可引起心悸、心痛病证。

关于本病的发病，在宋代《小儿卫生总微方论·中风论》中有相关记载："小儿血气柔弱，肌肉脆薄。若寒温失度，则肤腠开而为风邪所中，始着俞穴而行经脉，次随血气而入腑脏，从其所着，即生病焉，其入腑脏者，唯心肺二脏居膈膜之上……故风乃易中。"这与小儿病毒性心肌炎的发病极为相似。宋·钱乙首创脏腑辨证，将惊悸、心痛等归

王雪峰小儿病临证用药心得

于心脏病的主症，《小儿药证直诀·脉证治法·五脏所主篇》云："心主惊，实则叫哭发热，饮水而摇；虚则卧而悸动不安。""心病，多叫哭，惊悸，手足动摇，发热饮水。"其后历代儿科著作中多据此来划分、发挥五脏证候。

汉代张仲景对本病治疗有重要的认识和体会，在《伤寒论·辨太阳病脉证并治》中记述："伤寒，脉结代，心动悸，炙甘草汤主之。"从因、证、方三方面阐述心悸。炙甘草汤作为治疗心悸的代表方剂，至今仍然广泛应用于临床。此外，还有宋《仁斋直指方论》中"参乳丸"补益心气，宋《济生方》"归脾汤"补益心血，宋《太平圣惠方》的"竹沥磨犀角饮子"清心利水，宋《小儿卫生总微方论》"辰砂金箔散"安神定悸等。

【临证思路】

心悸之辨，首辨惊悸和怔忡之不同。心悸一般分为惊悸和怔忡两种。前者多因惊恐、恼怒所诱发，全身情况较好，发作时间短，病情较轻；后者则外无所惊，而自觉心悸不安，稍劳继发，全身情况较差，病情较重。《医学正传·怔忡惊悸健忘证》云："夫所谓怔忡者，心中惕惕然动摇而不得安静，无时而作者是也。惊悸者，蓦然而跳跃惊动而有欲厥之状，有时而作者是也。"心悸之辨，次辨虚实，即辨心之气血阴阳之虚与水饮、瘀血之实。心气是心主血脉功能正常发挥的动力，心气足则神明、脏腑、血脉得以充养，心之本脏血液充盈得养。心气虚本脏失于鼓动之力，而感心中空虚惕惕而动，轻则心悸，重则怔忡；机体失于充养，故产生全身气虚的表现，即面色淡白、自汗、乏力、舌淡苔白、脉弱等。心气虚进一步发展必损及心阳，阳气受损，鼓动之力尤差而心悸怔忡之症尤著；阳虚不能温煦肢体而出现畏寒肢冷，阳虚寒凝经脉，气机郁滞，血行瘀痹可见面色滞晦、心胸憋闷或作痛。舌淡胖嫩或紫暗，脉微细，为阳虚或有瘀滞之征。心血和心阴亏虚，不能濡养本脏，致心主血脉、神明等功能减退出现心悸症状。《丹溪心法·怔忡》云："人之所主者心，心之所养者血，心血一虚，神气不守，此惊悸之所肇端也。"血虚则血不足以上濡头目则现眩晕；不能充养肌肤组织则

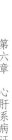

现面白无华，唇舌色淡；不能充盈脉道而见脉细弱。阴虚则阳亢，虚热内炽，故现五心烦热、午后潮热、盗汗、颧红、咽干口渴等。如《证治汇补·惊悸怔忡》云："有阴气内虚，虚火妄动，心悸体瘦，五心烦热，面赤唇燥，左脉微弱，或虚大无力者是也。"

次辨少气、叹息。少气以呼吸短促低微、语声微弱无力不相接续为特点，病人说话时自觉气不足以言，常深吸一口气后再继续说话。叹息，又称"太息"，是指病人自觉胸中憋闷而长嘘气，嘘后胸中略舒的一种表现。少气和叹息常同时并见。少气为全身阳气不足之象。叹息多提示机体阳气不足，阳气耗伤太过，气虚不得舒展，但得引一长息为快。病人同时常伴有乏力、胸闷动则尤甚、舌淡脉弱等表现。

再辨胸痛。胸痛是指一侧或两侧胸部疼痛。一般胸前虚里处疼痛，或痛引臂内，或胸痛侧背，邪多在心。如《素问·脏气法时论》云："心病者，胸中痛，胁支满，胁下痛，膺背肩胛间痛，两臂内痛。"胸痛之辨首辨虚实，如果疼痛剧烈，刺痛，或如刀割，痛而不可按或触碰，则为实证；如果疼痛绵绵，或空痛喜按，则为虚证。次辨疼痛的性质。如胸部刺痛，固定不移，夜间加重，多为瘀血阻络，不通则痛，可同时伴见舌紫暗或见紫斑紫点，脉细涩。如《素问·脉要精微论》云："脉者，血之府也……涩则心痛。"胸部隐隐灼痛，多为阴虚经脉失养，或虚火内灼所致，常伴有颧红、手足心热、潮热盗汗、口干不欲饮、舌红少苔、脉细数等。胸部隐痛而闷，由动引发，多为心气不足，鼓动无力，胸络被阻，或经脉失煦，脉络拘急所致，同时伴见气短、心悸、舌淡苔白、脉弱等。

病毒性心肌炎是小儿临床常见病，患儿之间个体差异大，病情轻重程度不一，临床要分清轻重缓急，选择合适的治疗方式。轻症病毒性心肌炎，应积极控制感染，同时予以中医辨证治疗，尽量减少并发症的发生。重症病毒性心肌炎或有并发症者，则以西医急救治疗为主，同时配合中药。病毒性心肌炎恢复期以中医扶正祛邪为基本治疗原则。此外，病毒性心肌炎患儿常伴有厌食、胸闷气短、夜卧不安、神疲乏力等兼症，或由疾病所致，或由药物引起，均可给予中医药辨证论治及特色治疗。

王雪峰小儿病临证用药心得

【用药体会】

核心药物为甘草、丹参、黄芪、麦冬、五味子、苦参、桂枝、党参、连翘、金银花、生地黄、板蓝根、当归、玄参、茯苓；对药为桂枝、黄芪，丹参、桂枝，桂枝、甘草，五味子、黄芪，丹参、黄芪，黄芪、甘草，麦冬、黄芪，五味子、甘草，五味子、麦冬，丹参、甘草；角药为桂枝、黄芪、甘草，五味子、丹参、黄芪，丹参、甘草、黄芪，丹参、麦冬、黄芪，麦冬、黄芪、甘草，五味子、丹参、甘草，五味子、丹参、麦冬，五味子、甘草、麦冬，丹参、甘草、麦冬；小复方为五味子、丹参、甘草、麦冬。

1. 核心药物分析

甘草　味甘，性平。归心、肺、脾、胃经。具有补脾益气、润肺止咳、缓急止痛、缓和药性的功效。《本草新编》中描述："甘草，味甘，气平，性温，可升可降，阳中阳也。"《医学衷中参西录》中记载："性微温，其味至甘。能解一切毒性。甘者主和，故有调和脾胃之功，甘者主缓，故虽补脾胃而实非峻补。"

丹参　味苦，性微寒。归心、心包、肝经。具有活血祛瘀、凉血消痈、养血安神的功效。《神农本草经读》记载："气味苦、微寒，无毒。主心腹邪气，肠鸣幽幽如走水，寒热积聚，破癥除瘕，止烦满，益气。"《本草新编》记载："丹参，味苦，气微寒，无毒。入心、脾二经。

黄芪　味甘，性微温。归脾、肺经。具有补气升阳、益卫固表、托毒生肌、利水退肿的功效。《本草思辨录》记载："黄芪中央黄，次层白，外皮褐，北产体虚松而有孔，味甘微温，叶则状似羊齿，明系由胃达肺，向外而不中守。"《本草崇原》中记载："黄芪色黄，味甘，微温。禀火土相生之气化。土主肌肉，火主经脉，故主治肌肉之痈，经脉之疽也。"现代药理学表明，黄芪多糖能促进 RNA 和蛋白质的合成，使细胞生长旺盛，并能抗疲劳、耐低温。

麦冬　味甘、微苦，性微寒。归肺、心、胃经。具有润肺养阴、益胃生津、清心除烦的功效。《本草新编》记载："麦门冬，味甘，气微寒，降也，阳中微阴，无毒。"《本草思辨录》记载："麦冬甘平滋润，为纯补胃阴之药。"现代药理研究表明，麦冬能增强网状内皮系统吞噬能力，升高外周白细胞；麦冬多糖可以促进细胞免疫和体液免疫。

五味子 味酸，性温。归肺、肾、心经。具有敛肺滋肾、生津敛汗、涩精止泻、宁心安神的功效。《神农本草经读》记载："气味酸，温，无毒。主益气，咳逆上气，劳伤羸瘦，补不足，强阴，益男子精。"《本草崇原》中记载："五味子色味咸五，乃禀五运之精，气味酸温，得东方生长之气，故主益气。"现代药理研究表明，五味子对神经系统各级中枢均有兴奋作用，对大脑皮层的兴奋和抑制过程均有影响。

苦参 味苦，性寒。归心、肝、胃、大肠、膀胱经。具有清热燥湿、祛风杀虫、利尿的功效。《本草纲目》中记载："苦以味名，参以功名，槐以叶形名也。"《长沙药解》中记载："味苦，性寒，入足厥阴肝、足太阳膀胱经。清乙木而杀虫，利壬水而泻热。"现代药理研究表明，苦参具有抗心律失常、升高白细胞、保肝、抑制免疫、镇静、平喘等作用。

桂枝 味辛、甘，性温。归心、肺、膀胱经。具有发汗解表、温经通阳的功效。《本草新编》记载："桂枝，味甘、辛，气大热，浮也，阳中之阳，有小毒。乃肉桂之梢也，其条如柳，故又曰柳桂。"《本草备要》："桂枝，辛、甘而温，气薄升浮。入太阴肺、太阳膀胱经。温经通脉，发汗解肌。"现代药理研究表明，桂枝有镇痛、抗炎、抗过敏、增加冠脉血流量、改善心功能等作用。

党参 味甘，性平。归脾、肺经。具有补中益气、生津养血的功效。《本草纲目拾遗》："虽无甘温峻补之功，却有甘平清肺之力。"又记载："党参功用，可代人参，皮色黄而横纹，有类乎防风，故名防党。"现代药理研究表明，党参能调节胃肠蠕动、抗溃疡，同时具有抗缺氧、抗辐射等作用。

连翘 味苦，性微寒。归肺、心、胆经。具有清热解毒，消痈散结的功效。《本草崇原》中记载："连翘味苦性寒，形象心肾，禀少阴之气化。"《雷公炮制药性解》："连翘，味苦，性微寒，无毒，入心、肝、胆、胃、三焦、大肠六经。"

金银花 味甘，性寒。归肺、胃、大肠经。具有清热解毒的功效。

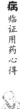王雪峰小儿病临证用药心得

《本草新编》记载："金银花，一名忍冬藤。味甘，温，无毒。入心、脾、肺、肝、肾五脏，无经不入。消毒之神品也。"《洞天奥旨》："金银花最能消热之毒，而又不耗气血，故消火毒之药，必用金银花也。"现代药理研究表明，金银花对金黄色葡糖球菌、溶血性链球菌、痢疾杆菌等致病菌有一定的抑制作用。

生地黄　味甘、苦，性寒。归心、肝、肾经。具有清热凉血，养阴生津的功效。《名医别录》记载："主治男子五劳、七伤，女子伤中、胞漏、下血，破恶血、溺血，利大小肠，祛胃中宿食，饱力断绝，补五脏内伤不足，通血脉，益气力，利耳目。"

板蓝根　味苦，性寒。归心、胃经。具有清热解毒、凉血、利咽的功效。现代药理研究表明，板蓝根有抗流感病毒、肝炎病毒、解热等作用。

当归　味甘、辛，性温。归肝、心、脾经。具有补血、活血、止痛、润肠的功效。《医学衷中参西录》："味甘微辛，气香，液浓，性温。为生血、活血之主药，而又能宣通气分，使气血各有所归，故名当归。"《长沙药解》中记载："当归滋润滑泽，最能息风而养血，而辛温之性，又与木气相宜。酸则郁而辛则达，寒则凝而温则畅，自然之理也。血畅而脉充，故可以回逆冷而起细微。"现代药理研究表明，当归具有增强机体免疫、抑制炎症反应、抗氧化的作用。

玄参　味苦、甘、咸，性寒。归肺、胃、肾经。具有清热、解毒、养阴的功效。《药性歌括四百味》："玄参色黑属肾而性寒，故能除肾家浮游上升之火。"《神农本草经百种录》："玄参苦寒，清无根火。消肿骨蒸，补肾亦可。"现代药理研究表明，玄参具有保肝、增强免疫、抗氧化的作用。

茯苓　味甘、淡，性平。归心、脾、肾经。具有利水渗湿、健脾、安神的功效。《医学衷中参西录》记载："善理脾胃，因脾胃属土，土之味原淡（土味淡之理，徐灵胎曾详论之），是以《内经》谓淡气归胃，而《慎柔五书》上述《内经》之旨，亦谓味淡能养脾阴。"现代药理研究表明，茯苓具有利尿、镇静的作用。

2. 对药分析

桂枝、黄芪 桂枝，味辛、甘，性温。归心、肺、膀胱经。具有发汗解表、温经通阳的功效。黄芪，味甘，性微温。归脾、肺经。具有补气升阳、益卫固表、托毒生肌、利水退肿的功效。桂枝与黄芪同用，解表固表兼顾。

丹参、桂枝 丹参，味苦，性微寒。归心、心包、肝经。具有活血祛瘀、凉血消痈、养血安神的功效。桂枝，味辛、甘，性温。归心、肺、膀胱经。具有发汗解表、温经通阳的功效。桂枝温经通阳能助丹参活血祛瘀；丹参性微寒，使桂枝温而不热。

桂枝、甘草 甘草，味甘，性平。归心、肺、脾、胃经。具有补脾益气、润肺止咳、缓急止痛、缓和药性的功效。桂枝，味辛、甘，性温。归心、肺、膀胱经。具有发汗解表、温经通阳的功效。甘草补脾益气，润肺止咳，缓急止痛，缓和药性；桂枝发汗解表，温经通阳。甘草与桂枝同用，培土生金，增强药效。

五味子、黄芪 五味子，味酸，性温。归肺、肾、心经。具有敛肺滋肾、生津敛汗、涩精止泻、宁心安神的功效。黄芪，味甘，性微温。归脾、肺经。具有补气升阳、益卫固表、托毒生肌、利水退肿的功效。五味子与黄芪同用，固涩卫表效果增强。

丹参、黄芪 丹参，味苦，性微寒。归心、心包、肝经。具有活血祛瘀、凉血消痈、养血安神的功效。黄芪，味甘，性微温。归脾、肺经。具有补气升阳、益卫固表、托毒生肌、利水退肿的功效。黄芪补气升阳，有助于丹参活血祛瘀。

黄芪、甘草 甘草，味甘，性平。归心、肺、脾、胃经。具有补脾益气、润肺止咳、缓急止痛、缓和药性的功效。黄芪，味甘，性微温。归脾、肺经。具有补气升阳、益卫固表、托毒生肌、利水退肿的功效。甘草补脾益气，黄芪补气升阳、益卫固表，两者相辅相成。

麦冬、黄芪 麦冬，味甘、微苦，性微寒。归肺、心、胃经。具有润肺养阴、益胃生津、清心除烦的功效。现代药理研究表明，麦冬能增强网状内皮系统吞噬能力，升高外周白细胞；麦冬多糖可以促进细胞免疫和体液免疫。黄芪，味甘，性微温。归脾、肺经。具有补气升阳、益卫固表、托毒生肌、利水退肿的功效。麦冬润肺养阴，益胃生津。黄芪补气升阳，益卫固表。

五味子、甘草 五味子，味酸，性温。归肺、肾、心经。具有敛肺滋肾、生津敛汗、涩精止泻、宁心安神的功效。甘草，味甘，性平。归心、肺、脾、胃经。具有补脾益气、润肺止咳、缓急止痛、缓和药性的功效。五味子，敛肺滋肾，生津敛汗；甘草，补脾益气。两药同用，共奏敛肺补肺之功。

五味子、麦冬 五味子，味酸，性温。归肺、肾、心经。具有敛肺滋肾、生津敛汗、涩精止泻、宁心安神的功效。麦冬，味甘、微苦，性微寒。归肺、心、胃经。具有润肺养阴、益胃生津、清心除烦的功效。五味子，敛肺滋肾，生津敛汗；麦冬润肺养阴，益胃生津。二者同用，增强养阴生津之功效。

丹参、甘草 丹参，味苦，性微寒。归心、心包、肝经。具有活血祛瘀、凉血消痈、养血安神的功效。现代药理研究表明，丹参有抗心律失常，扩张冠脉，调节血脂的作用。甘草，味甘，性平。归心、肺、脾、胃经。具有补脾益气、润肺止咳、缓急止痛、缓和药性的功效。甘草调和诸药，增强丹参的功效。

3. 角药分析

桂枝、黄芪、甘草 桂枝，味辛、甘，性温。归心、肺、膀胱经。具有发汗解表、温经通阳的功效。现代药理研究表明，桂枝有镇痛、抗炎、抗过敏、增加冠脉血流量、改善心功能等作用。黄芪，味甘，性微温。归脾、肺经。具有补气升阳、益卫固表、托毒生肌、利水退肿的功效。甘草，味甘，性平。归心、肺、脾、胃经。具有补脾益气、润肺止咳、缓急止痛、缓和药性的功效。甘草补脾益气，黄芪补气升阳，益卫固表，甘草增强黄芪功效。桂枝发汗解表，温经通阳。三药相伍，药效得到互相增强。

五味子、丹参、黄芪 五味子，味酸，性温。归肺、肾、心经。具有敛肺滋肾、生津敛汗、涩精止泻、宁心安神的功效。丹参，味苦，性微寒。归心、心包、肝经。具有活血祛瘀、凉血消痈、养血安神的功效。现代药理研究表明，丹参有抗心律失常，扩张冠脉的作用。黄芪，味甘，性微温。归脾、肺经。具有补气升阳、益卫固表、托毒生肌、利水退肿的功效。五味子得黄芪，收敛之力更甚；丹参得黄芪，活血祛瘀之功更强。

丹参、甘草、黄芪 丹参，味苦，性微寒。归心、心包、肝经。具有活血祛瘀、凉血消痈、养血安神的功效。现代药理研究表明，丹参有抗心律失常、扩张冠脉、调节血脂的作用。甘草，味甘，性平。归心、肺、脾、胃经。具有补脾益气、润肺止咳、缓急止痛、缓和药性的功效。黄芪，味甘，性微温。归脾、肺经。具有补气升阳、益卫固表、托毒生肌、利水退肿的功效。丹参得黄芪，活血祛瘀之力更甚；甘草调和诸药，使药力恰如其分。

丹参、麦冬、黄芪 丹参，味苦，性微寒。归心、心包、肝经。具有活血祛瘀、凉血消痈、养血安神的功效。现代药理研究表明，丹参有抗心律失常、扩张冠脉、调节血脂的作用。麦冬，味甘、微苦，性微寒。归肺、心、胃经。具有润肺养阴、益胃生津、清心除烦的功效。现代药理研究表明，麦冬能增强网状内皮系统吞噬能力，升高外周白细胞；麦冬多糖可以促进细胞免疫和体液免疫。黄芪，味甘，性微温。归脾、肺经。具有补气升阳、益卫固表、托毒生肌、利水退肿的功效。丹参活血祛瘀，凉血消痈，养血安神；麦冬润肺养阴，益胃生津，清心除烦；黄芪补气升阳，益卫固表，托毒生肌，利水退肿。三药共治血、津、气，使三者更加调和。

麦冬、黄芪、甘草 麦冬，味甘、微苦，性微寒。归肺、心、胃经。具有润肺养阴、益胃生津、清心除烦的功效。黄芪，味甘，性微温。归脾、肺经。具有补气升阳、益卫固表、托毒生肌、利水退肿的功效。甘草，味甘，性平。归心、肺、脾、胃经。具有补脾益气、润肺止咳、缓急止痛、缓和药性的功效。甘草，补脾益气，润肺止咳，缓急止痛，缓和药性；麦冬润肺养阴，益胃生津，清心除烦；黄芪润肺养阴，益胃生津，清心除烦。甘草可助麦冬润肺养阴，亦可助黄芪补气升阳。

五味子、丹参、甘草 五味子，味酸，性温。归肺、肾、心经。具有敛肺滋肾、生津敛汗、涩精止泻、宁心安神的功效。丹参，味苦，性微寒。归心、心包、肝经。具有活血祛瘀、凉血消痈、养血安神的功

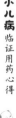

效。现代药理研究表明，丹参有抗心律失常、扩张冠脉、调节血脂的作用。甘草，味甘，性平。归心、肺、脾、胃经。具有补脾益气、润肺止咳、缓急止痛、缓和药性的功效。五味子敛肺滋肾，生津敛汗，涩精止泻，宁心安神；丹参活血祛瘀，凉血消痈，养血安神；甘草补脾益气，润肺止咳，缓急止痛，缓和药性。甘草可助五味子敛肺滋肾；助丹参活血祛瘀。

五味子、丹参、麦冬　五味子，味酸，性温。归肺、肾、心经。具有敛肺滋肾、生津敛汗、涩精止泻、宁心安神的功效。丹参，味苦，性微寒。归心、心包、肝经。具有活血祛瘀、凉血消痈、养血安神的功效。现代药理研究表明，丹参有抗心律失常、扩张冠脉、调节血脂的作用。麦冬，味甘、微苦，性微寒。归肺、心、胃经。具有润肺养阴、益胃生津、清心除烦的功效。现代药理研究表明，麦冬能增强网状内皮系统吞噬能力，升高外周白细胞；麦冬多糖可以促进细胞免疫和体液免疫。五味子敛肺滋肾，生津敛汗，涩精止泻，宁心安神；丹参活血祛瘀，凉血消痈，养血安神；麦冬润肺养阴，益胃生津，清心除烦。三药同用，可增强彼此功效。

五味子、甘草、麦冬　五味子，味酸，性温。归肺、肾、心经。具有敛肺滋肾、生津敛汗、涩精止泻、宁心安神的功效。现代药理研究表明，五味子对神经系统各级中枢均有兴奋作用，对大脑皮层的兴奋和抑制过程均有影响。甘草，味甘，性平。归心、肺、脾、胃经。具有补脾益气、润肺止咳、缓急止痛、缓和药性的功效。麦冬，味甘、微苦，性微寒。归肺、心、胃经。具有润肺养阴、益胃生津、清心除烦的功效。现代药理研究表明，麦冬能增强网状内皮系统吞噬能力，升高外周白细胞；麦冬多糖可以促进细胞免疫和体液免疫。五味子敛肺滋肾，生津敛汗，涩精止泻，宁心安神；甘草补脾益气，润肺止咳，缓急止痛，缓和药性；麦冬润肺养阴，益胃生津，清心除烦。甘草助五味子敛肺滋肾，生津敛汗；亦助麦冬润肺养阴，益胃生津，清心除烦。

丹参、甘草、麦冬　丹参，味苦，性微寒。归心、心包、肝经。具有活血祛瘀、凉血消痈、养血安神的功效。现代药理研究表明，丹参有抗心律失常、扩张冠脉、调节血脂的作用。甘草，味甘，性平。归心、肺、脾、胃经。具有补脾益气、润肺止咳、缓急止痛、缓和药性的功效。麦冬，味甘、微苦，性微寒。归肺、心、胃经。具有润肺养阴、益胃生津、清心除烦的功效。现代药理研究表明，麦冬能增强网状内皮系统吞噬能力，升高外周白细胞；麦冬多糖可以促进细胞免疫和体液免疫。甘草配丹参，可增强丹参活血祛瘀、凉血消痈、养血安神的功效；甘草配麦冬可增强其润肺养阴、益胃生津、清心除烦的功能。三药同用，可增强彼此功效。

4. 小复方分析

五味子、丹参、甘草、麦冬　五味子，味酸，性温。归肺、肾、心经。具有敛肺滋肾、生津敛汗、涩精止泻、宁心安神的功效。丹参，味苦，性微寒。归心、心包、肝经。具有活血祛瘀、凉血消痈、养血安神的功效。现代药理研究表明，丹参有抗心律失常、扩张冠脉、调节血脂的作用。甘草，味甘，性平。归心、肺、脾、胃经。具有补脾益气、润肺止咳、缓急止痛、缓和药性的功效。麦冬，味甘、微苦，性微寒。归肺、心、胃经。具有润肺养阴、益胃生津、清心除烦的功效。现代药理研究表明，麦冬能增强网状内皮系统吞噬能力，升高外周白细胞；麦冬多糖可以促进细胞免疫和体液免疫。五味子敛肺滋肾，生津敛汗，涩精止泻，宁心安神；丹参活血祛瘀，凉血消痈，养血安神；甘草补脾益气，润肺止咳，缓急止痛，缓和药性；麦冬润肺养阴，益胃生津，清心除烦。五味子配伍麦冬，敛肺滋肾的同时润肺养阴，益胃生津；丹参活血凉血，使敛而不瘀；甘草调和诸药。

二、小儿汗证

汗证是指小儿在安静状态下，以全身或局部较正常儿童汗出过多为主的一种常见儿童疾病，也是许多疾病的临床表现之一。汗证常见于5岁以下小儿，以1～3岁多见，有自汗、盗汗之分，且自汗、盗汗常常并见。小儿形气未充，腠理疏薄，其纯阳之体，生机旺盛，清阳发越，本身就较成人易出汗，如因天气炎热，或衣被过厚，或喂奶过急，或剧烈运动等出现汗出过多，而无其他症状者，不属于病态；或因温热病，或危重症之阴竭阳脱，或亡阳大汗者，不属于本节讨论范围。现代医学对本病无专门论述，但在某些慢性疾病，如反复呼吸道感染缓解期、营养不良、佝偻病等疾病出现的多汗，应在治疗原发病基础上，再结合本病辨证治疗。

【疾病溯源】

汗证，上追溯至《黄帝内经》，并无"汗证"一词，但有"魄汗""多汗""臭汗""大汗""漉汗""灌汗""寝汗""夺汗""绝汗""漏泄"等相关记载，"魄汗""多汗""臭汗""漏泄"等与后世所谓自汗相似，"寝汗"与后世所言盗汗相似。《素问·经脉别论》曰："惊而夺精，汗出于心。"《难经》云："心之液为汗。凡自汗出者，皆心之所主也。更有盗汗一证，睡着而汗自出，亦由心虚所致。"这些均为后世医家从脏腑辨治汗证奠定了基础。隋朝《诸病源候论》云："盗汗者，睡眠而汗自出也，小儿阴阳之气嫩弱，腠理易开，若将养过温，因睡卧阴阳气交，津液发越，而汗自出也。"这为汗证病因病机提供了理论依据。而明代《医学正传·汗证》将诸汗汇总于一处，统称为汗证。《景岳全书》中"汗出一证，有自汗者，有盗汗者。自汗者，濈濈然无时，而动作则益甚汗者，寐中通身汗出，觉来渐收。诸古法云：自汗者属阳虚，腠理不固，卫气之所司也。人以卫气固其表，卫气不固，则表虚自汗，而津液为之发泄也。治宜实表补阳。盗汗者属阴虚，阴虚者阳必凑之，故阳蒸阴分则血热，血热则液泄而为盗汗也。治宜清火补阴。"对汗证证候、病因病机、治则与方药进行了详尽的阐述。推拿治疗方面，《小儿推拿广意》指出："汗多是肾虚，多推补肾水，汗即止。"

【临证思路】

汗证应辨舌脉及指纹。舌质淡，苔薄白，脉弱或缓，指纹淡或淡红，为肺卫不固、营卫失调；舌质红，苔黄腻，脉滑，指纹紫，为湿热迫蒸。亦应辨汗的性质，正常出汗有调和营卫、滋润皮肤的作用。自汗以日间汗出为主，动则尤盛者为肺卫不固；汗出遍身，恶风者为营卫失调。盗汗以睡时汗出，醒则汗止。盗汗为主，体瘦，心烦少寐，寐后汗多者为气阴两虚；汗出肤热，汗渍色黄者为湿热迫蒸。小儿自汗与盗汗常常并见，以额、心胸为甚。

小儿汗证以虚证居多，气虚、阳虚、阴虚多见。气虚以自汗为主，动则尤甚，出汗以头颈、胸背为主；阴虚以盗汗为主，汗多而抚之不温，伴虚热征象；湿热迫蒸则汗出肤热。

本病以八纲辨证为主，虚证为多，故补虚为其基本治疗法则，根据肺卫不固、营卫失调、气阴两虚、湿热迫蒸，分别治以益气固表、调和营卫、益气养阴、清化湿热；但凡虚证皆可配合敛阴止汗，以标本兼施。

【用药体会】

核心药物为炙甘草、人参、黄芪、白术、煅牡蛎、苦茯苓、当归、白芍、生姜、桂枝、麻黄根、大枣；对药为当归、黄芪，麻黄根、煅牡蛎，茯苓、人参，当归、人参，大枣、人参，大枣、黄芪，白芍、黄芪，生姜、人参，茯苓、白术，白术、人参；角药为白术、茯苓、人参，人参、当归、黄芪；小复方为人参、白术、茯苓、炙甘草。

1. 核心药物分析

炙甘草 味甘，性平。归心、肺、脾、胃经。善补脾益气，清热解毒，祛痰止咳，缓急止痛，调和诸药。《神农本草经》："味甘，平。主治五脏六腑寒热邪气，坚筋骨，长肌肉。"《名医别录》："温中……咳嗽，止渴，通经脉，利血气，解百药毒。"

人参 性平，味甘、微苦。归脾、肺、心经。善大补元气，复脉固脱，补脾益肺，生津养血安神益智。《神农本草经》："味甘，微寒。主补五脏，安精神，定魂魄，止惊悸除邪气。"《本草纲目》："治男妇一切虚证，发热自汗，眩晕头痛，反胃吐食。"人参能补五脏之气，既能除邪气之外侵，又能养心益气，从而达到固表止汗之效。现代药理提示人参能提高学习记忆能力，促进机体免疫功能。

黄芪 味甘，性微温。归脾、肺经。具有补气升阳、益卫固表、托毒生肌、利水退肿的功效。《本草思辨录》记载："黄芪中央黄，次层白，外皮褐，北产体虚松而有孔，味甘微温，叶则状似羊齿，明系由胃

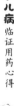王雪峰小儿病临证用药心得

达肺，向外而不中守。"《本草崇原》中记载："黄芪色黄，味甘，微温。禀火土相生之气化。土主肌肉，火主经脉，故主治肌肉之痹，经脉之疵也。"现代药理学表明，黄芪多糖能促进 RNA 和蛋白质的合成，使细胞生长旺盛，并能抗疲劳、耐低温。

白术　味甘、苦，性温。归脾经、胃经。善健脾益气，燥湿利水，止汗，安胎。《雷公炮制药性解》："除湿利水道，进食强脾胃。"《本草经集注》："主治风寒湿痹，死肌，痉，疸，止汗，除热，消食。"

煅牡蛎　味咸，性微寒。归肝、胆、肾经。善潜阳补阴，重镇安神，软坚散结，收敛固涩，制酸止痛。《本草纲目》："化痰软坚，清热除湿，止心脾气痛，痢下，赤白浊，消疝瘕积块，瘰疬结核。"《别录》："除留热在关节荣卫，虚热去来不定，烦满，止汗，心痛气结，止渴，除老血，涩大小肠，止大小便，疗泄精，喉痹，咳嗽，心胁下痞热。"《药性论》："主治女子崩中。止盗汗，除风热，止痛。治温疟。又和杜仲服止盗汗。病人虚而多热，加用地黄、小草。"现代研究亦表明牡蛎具有镇静、抗惊厥、抗癫痫、镇痛、抗肝损伤的作用。

茯苓　味甘、淡，性平。归心、肺、脾、肾经。善利水渗湿，健脾宁心。用于水肿尿少，痰饮眩悸，脾虚食少，便溏泄泻，心神不安，惊悸失眠。《医学启源》："除湿，利腰脐间血，和中益气为主。治溺黄或赤而不利。《主治秘诀》云：止泻，除虚热，开腠理，生津液。"《伤寒明理论》："渗水缓脾。"《本经》："主胸胁逆气，忧恚惊邪恐悸，心下结痛，寒热烦满，咳逆，口焦舌干，利小便。"《别录》："止消渴，好睡，大腹，淋沥，膈中痰水，水肿淋结。开胸腑，调脏气，伐肾邪，长阴，益气力，保神守中。"现代研究表明，茯苓有利尿、镇静、抗肿瘤的作用。

当归　味甘、辛，性温。归肝、心、脾经。具有补血、活血、止痛、润肠的功效。《医学衷中参西录》："味甘微辛，气香，液浓，性温。为生血、活血之主药，而又能宣通气分，使气血各有所归，故名当归。"《长沙药解》中记载："当归滋润滑泽，最能息风而养血，而辛温之性，又与木气相宜。酸则郁而辛则达，寒则凝而温则畅，自然之理也。血畅而脉充，故可以回逆冷而起细微。"现代药理研究表明，当归具有增强机体免疫、抑制炎症反应、抗氧化的作用。

白芍 味苦、酸，性微寒。归肝、脾经。善于养血调经，敛阴止汗，柔肝止痛，平抑肝阳。《别录》："通顺血脉，缓中，散恶血，逐贼血，祛水气，利膀胱、大小肠，消痈肿，（治）时行寒热，中恶腹痛，腰痛。"《本经》："主邪气腹痛，除血痹，破坚积，治寒热疝瘕，止痛，利小便，益气。"现代实验证实其水煎液有镇惊、抗抑郁、调节胃肠功能等作用。

生姜 味辛，性微温。归肺、脾、胃经。善解表散寒，温中止呕，化痰止咳，解鱼蟹毒。《别录》："主伤寒头痛鼻塞，咳逆上气，止呕吐。"《药性赋》："其用有四：制半夏有解毒之功，佐大枣有厚肠之说，温经散表邪之风，益气止胃翻之哕。"生姜能发散肤腠之风寒，合大枣又有调和营卫之功效，阴平阳秘则自汗止。现代药理研究表明，其有解热、抗菌、镇痛、镇吐的作用。

桂枝 味辛、甘，性温。归心、肺、膀胱经。具有发汗解表、温经通阳的功效。《本草新编》记载："桂枝，味甘、辛，气大热，浮也，阳中之阳，有小毒。乃肉桂之梢也，其条如柳，故又曰柳桂。"《本草备要》："桂枝，辛、甘而温，气薄升浮。入太阴肺、太阳膀胱经。温经通脉，发汗解肌。"现代药理研究表明，桂枝有镇痛、抗炎、抗过敏、增加冠脉血流量、改善心功能等作用。

麻黄根 味辛、微苦，性温。归肺、膀胱经。善发汗解表，宣肺平喘，利水消肿。《本经》："主中风、伤寒头痛，温疟。发表出汗，祛邪热气，止咳逆上气，除寒热，破癥坚积聚。"《本草纲目》云："麻黄发汗之气驶不能御，而根节止汗效如影响……诸证自汗，皆可随证加而用周身肌表，故能引诸药外至卫分而固腠理也。"《得配本草》："引补气之药至卫分而止汗。得黄芪、牡蛎、小麦，治诸虚自汗。"现代研究显示，其有解热、抗炎、镇咳、兴奋中枢神经系统、强心、升高血压的作用。

大枣 味甘，性温。归脾、胃、心经。善补中益气，养血安神。《本经》："主心腹邪气，安中养脾，助十二经。平胃气，通九窍，补少气，少津液，身中不足，大惊，四肢重，和百药。"《日华子本草》："润心肺，止嗽。补五脏，治虚劳损，除肠胃癖气。"李杲："温以补脾经不

王雪峰小儿病临证用药心得

足，甘以缓阴血，和阴阳，调营卫，生津液。"现代研究表明，大枣能增强肌力，抗疲劳，能增强免疫，促进钙吸收，还有抗氧化抗过敏、抗炎等功效。

2. 对药分析

当归、黄芪 当归，味甘、辛，性温。归肝、心、脾经。具有补血、活血、止痛、润肠的功效。现代药理研究表明，当归具有增强机体免疫、抑制炎症反应、抗氧化的作用。黄芪，味甘，性微温。归脾、肺经。具有补气升阳、益卫固表、托毒生肌、利水退肿的功效。现代药理学表明，黄芪多糖能促进 RNA 和蛋白质的合成，使细胞生长旺盛，并能抗疲劳、耐低温。当归益血和营，是血家气药，以辛升运行为用，以温和辛润为功，二味合之，便能阳生阴长，故调治外伤内损伤科疾病，无论气虚血亏，有无发热，多用归、芪相配，既能治瘀血而导致的"吸收热"，也能治气虚发热。

麻黄根、锻牡蛎 麻黄，味辛、微苦，性温。归肺、膀胱经。善发汗解表，宣肺平喘，利水消肿。现代研究显示，其有解热、抗炎、镇咳、兴奋中枢神经系统、强心、升高血压的作用。煅牡蛎，味咸，性微寒。归肝、胆、肾经。善潜阳补阴，重镇安神，软坚散结，收敛固涩，制酸止痛。现代研究亦表明，牡蛎具有镇静、抗惊厥、抗癫痫、镇痛、抗肝损伤的作用。麻黄根功专止汗，可治阳虚自汗，与咸寒之牡蛎同用，入肾经，收敛固涩功效加强，固表止汗力亦增强。

茯苓、人参 茯苓，味甘、淡，性平。归心、肺、脾、肾经。善利水渗湿，健脾宁心。现代研究表明，茯苓有利尿、镇静、抗肿瘤的作用。人参，味甘、微苦，性平。归脾、肺、心经。善大补元气，复脉固脱，补脾益肺，生津养血，安神益智。现代药理提示，人参能提高学习记忆能力，促进机体免疫功能。二药伍用则补气渗利。人参得茯苓则中焦湿可除，茯苓得人参则健脾力更宏。又人参安神益智，茯苓健脾宁心，二者亦常合用治疗失眠心悸。

当归、人参 人参，味甘、微苦，性平。归脾、肺、心经。善大补元气，复脉固脱，补脾益肺，生津养血，安神益智。现代药理提示人参能提高学习记忆能力，促进机体免疫功能。当归，味甘、辛，性温。归肝、心、脾经。具有补血、活血、止痛、润肠的功效。现代药理研究表明，当归具有增强机体免疫、抑制炎症反应、抗氧化的作用。二药合用，以人参益气固脱为主，少佐当归引入血分，可收益气摄血之功，适用于骤然出血而致的自汗频频、气短脉微之危重症候。

大枣、人参　大枣，味甘，性温。归脾、胃、心经。善补中益气，养血安神。现代研究表明，大枣能增强肌力，抗疲劳，能增强免疫、促进钙吸收，还有抗氧化抗过敏、抗炎等功效。人参，味甘、微苦，性平。归脾、肺、心经。善大补元气，复脉固脱，补脾益肺，生津养血，安神益智。现代药理提示人参能提高学习记忆能力，促进机体免疫功能。二药相伍，人参大补元气，大枣调补脾胃之气，共同治疗脾气虚弱之消瘦、倦怠乏力、便溏等症。

大枣、黄芪　大枣，味甘，性温。归脾、胃、心经。善补中益气，养血安神。现代研究表明，大枣能增强肌力，抗疲劳，能增强免疫、促进钙吸收，还有抗氧化抗过敏、抗炎等功效。黄芪，味甘，性微温。归脾、肺经。具有补气升阳，益卫固表，托毒生肌，利水退肿的功效。现代药理学表明，黄芪多糖能促进 RNA 和蛋白质的合成，使细胞生长旺盛，并能抗疲劳、耐低温。大枣养血，黄芪补气，二药同用，气血双补，能有效治疗脾胃虚弱之气短乏力、气虚汗出。

白芍、黄芪　白芍，味苦、酸，性微寒。归肝、脾经。善于养血调经，敛阴止汗，柔肝止痛，平抑肝阳。现代实验证实其水煎液有镇惊、抗抑郁、调节胃肠功能等作用。黄芪，味甘，性微温。归脾、肺经。具有补气升阳、益卫固表、托毒生肌、利水退肿的功效。现代药理学表明黄芪多糖能促进 RNA 和蛋白质的合成，使细胞生长旺盛，并能抗疲劳、耐低温。白芍养血调经，黄芪补气升阳，气血同调，气血双补，二药相伍可增强益气固脱、固表敛汗之功效。

生姜、人参　生姜，味辛，性微温。归肺、脾、胃经。善解表散寒，温中止呕，化痰止咳，解鱼蟹毒。现代药理研究表明，其有解热、抗菌、镇痛、镇吐的作用。人参，味甘、微苦，性平。归脾、肺、心经。善大补元气，复脉固脱，补脾益肺，生津养血，安神益智。现代药理提示人参能提高学习记忆能力，促进机体免疫功能。人参大补脾肺之气，配伍生姜宣散生发，使补而不郁，增强其功效。

茯苓、白术 茯苓，味甘、淡，性平。归心、肺、脾、肾经。善利水渗湿，健脾宁心。白术，味甘、苦，性温。归脾经、胃经。功能健脾益气，燥湿利水，止汗。现代研究显示其具有调节胃肠道功能、降血糖、抗菌、保肝、利胆、镇静、止咳、祛痰等作用。二药同入脾经，补益脾气，脾喜燥而恶湿，茯苓利水渗湿助益脾气健旺，二药合用，共行补脾益气之功效。

白术、人参 白术，味甘、苦，性温。归脾经、胃经。功能健脾益气，燥湿利水，止汗，安胎。人参，味甘、微苦，性平。归脾、肺、心经。善大补元气，复脉固脱，补脾益肺，生津养血，安神益智。现代药理提示人参能提高学习记忆能力，促进机体免疫功能。人参白术二药合用，增强其益气健脾补虚之功效。

3. 角药分析

白术、茯苓、人参 白术，味甘、苦，性温。归脾经、胃经。功能健脾益气，燥湿利水，止汗。人参，味甘、微苦，性平。归脾、肺、心经。善大补元气，复脉固脱，补脾益肺，生津养血，安神益智。现代药理提示人参能提高学习记忆能力，促进机体免疫功能。茯苓，味甘、淡，性平。归心、肺、脾、肾经。善利水渗湿，健脾宁心。三药并用，善治脾胃气虚之虚性便秘，伴见面色㿠白，舌淡，脉细缓，语声低微，四肢无力，食少或便溏。

人参、当归、黄芪 人参，味甘、微苦，性平。归脾、肺、心经。善大补元气，复脉固脱，补脾益肺，生津养血，安神益智。现代药理提示人参能提高学习记忆能力，促进机体免疫功能。当归，味甘、辛，性温。归肝、心、脾经。具有补血、活血、止痛、润肠的功效。现代药理研究表明，当归具有增强机体免疫、抑制炎症反应、抗氧化的作用。黄芪，味甘，性微温。归脾、肺经。具有补气升阳、益卫固表、托毒生肌、利水退肿的功效。现代药理学表明，黄芪多糖能促进 RNA 和蛋白质的合成，使细胞生长旺盛，并能抗疲劳、耐低温。人参、黄芪补气摄血，当归滋阴养血，三药合用具有补气摄血之功用，可安心定志，镇坠其惊，调和脾胃，大益元气。

4. 小复方分析

人参、白术、茯苓、炙甘草　四药并用，善治脾胃气虚之虚性便秘，伴见面色㿠白，舌淡，脉细缓，语声低微，四肢无力，食少或便溏。

三、注意缺陷多动障碍

注意缺陷多动障碍（attention deficit hyperactivity disorder，ADHD）亦称多动性障碍，俗称儿童多动症，是一种儿童时期常见的神经发育障碍性疾病。临床以活动过度，冲动任性，注意力不集中，自我控制能力差，情绪不稳，伴有不同程度的学习困难，但智力正常为主要特征。我国儿童患病率为4.31%～5.83%，男孩明显多于女孩，约为4～9:1，常在12岁以前发病，以学龄儿童为多，往往学龄前期就表现突出。发病与遗传、环境、教育、产伤等有一定关系。近年来有发病增多的趋势，严重影响儿童的身心健康成长。本病积极治疗，一般预后良好，绝大多数患儿到青春期症状会明显好转，少数人注意力不集中、性格异常可持续存在，甚者延长至成人。本病在古代中医书籍中未有专门记载，根据其临床表现可归属于"躁动""健忘"等病证范畴。现代中医学也称本病为"儿童多动症"。

【疾病溯源】

小儿多动症在中医古典医籍中无明确记载本病病名。如《灵枢·行针》描述到："重阳之人，其神易动，其气易往也……言语善疾，举足善高。"与本病情绪不稳、活动过度等临床表现相符。《寿世保元》载："徒然而忘其事也，尽力思量不来，为事有始无终，言谈不知首尾。"这些描述与多动症患儿"健忘"临床表现相似。

临床表现方面，《灵枢·天年》曰："人生十岁，五脏始定，血气已通，其气在下，故好动。"《格致余论·相火论》曰："太极动而生阳，静而生阴，阳动而变，阴静而合……火内阴而外阳，主乎动着也，故凡动皆属于火。其所以恒于动，皆相火之为也。"《素问·至真要大论》

王雪峰小儿病临证用药心得

曰："诸躁狂越，皆属于火。"火热之邪上扰神明，故而神志不宁，多动易怒，行为冲动。《素问·举痛论》记载："惊则心无所倚，神无所归，虑无所定……"《素问·灵兰秘典论》曰："心者，君主之官也，神明出焉。"《灵枢·邪客》曰："心者，五脏六腑之大主也，精神之所舍也。"

病因病机方面，《灵枢·本神》曰："所以任物者谓之心。"《灵枢》曰："肝藏魂，神气之辅弼也。""随神而往来者，谓之魂。"魂亦精神活动的一种表现形式，故魂随神而往来。肝为将军之官，谋虑出焉，肝藏魂，即指人能随心意之动而做出反应。若小儿肝阴不足，肝阳偏亢，则肝主谋虑功能失常，可表现出注意力不集中、任性、冲动易怒等症。再者，"肝藏血，血舍魂"，若小儿肝血不足则魂不守舍，临床可出现多动症、多语、言语不休等症。《小儿药证直诀》中述："肝热，手寻衣领及乱捻物，泻青丸主之。""肝主风，实则目直，大叫，呵欠，项急，顿闷；虚则咬牙，多欠气……"《素问·五脏生成》曰："故人卧血归于肝。"若肝血不足，则魂不守舍，情绪不稳。肝属木，木生风，风主动，小儿感邪之后易化热化火，火热之邪耗伤肝阴，阴虚生风，引动肝风；或阴不制阳，肝阳偏亢，临床上常见到固执、冲动、任性、兴奋等症状。又因肝主疏泄，喜条达，肝气不疏，条达失宜，则可出现急躁易怒等症状。《证治汇补·惊悸怔忡》云："人之所生者心，心之所养者血，心血一虚，神气失守。"《婴童百问·烦躁》云："嗞煎不安是烦，嗞喓不定是躁。嗞煎者，心经有热，精神恍惚，内烦不安……嗞喓者，心经有风邪，精神恍惚，心躁生风，热多不安……"心血失养也是多动症病机之一。《三因极一病证方论》曰："脾主意与思，意为记所往事，思则兼心之所为也……今脾受病则意舍不清，心神不宁……"《重庆堂随笔》云："水足髓充，则元神精湛而强记不忘。"《医学心悟》曰："肾虚则智不足。"若小儿先天禀赋不足，肾精亏损，则脑髓空虚，元神失养，出现注意力不集中、动作笨拙、健忘等症。儿童多动症也与后天失养有关。《类经附翼·求正录》说："阳盛于标者，原非阳盛，以命门之水亏也，水亏其源，则阴虚之病叠出。"脾为至阴之脏，其性静，藏意在志为思，为后天之本，气血生化之源，若喂养不当，调护失宜，运化失常，脾失濡养则静谧不足，致兴趣多变、健忘或痰热内阻、痰蕴化热、脾虚肝旺，又可加重多动与冲动。

【辨治思路】

多动症的辨证应重点辨别病变脏腑。病在心者，注意力不集中，情绪不稳，烦躁，多梦；病在肝者，冲动，多动，容易发怒，不能控制；病在脾者，记忆力差，做事有头无尾，情绪易变；病在肾者，记忆力差，注意力不集中，动作迟滞，学习成绩差，或有遗尿，腰酸乏力等。阴静不足者，多见注意力不集中，情绪不稳，思维涣散，自控力差；阳亢躁动者，冲动任性，动作过多，急躁易怒，情绪反复无常。

本病以调燮阴阳为治疗原则。病位主要在心肝脾肾四脏。心肾不足者，补益心肾；脾虚肝旺者，补脾平肝；心脾气虚者，补心益气；肾虚肝旺者，补肾益肝；若有夹痰、夹瘀、夹惊者，分别给予豁痰、化瘀、镇惊等治法。因小儿脏腑娇嫩，需注意祛邪不伤正，顾护脾胃。

【用药体会】

常用药为石菖蒲、远志、熟地黄、龙骨、甘草、茯苓、牡蛎、龟甲、白芍、五味子、山茱萸、山药、钩藤、益智仁、酸枣仁；对药为远志、石菖蒲，石菖蒲、熟地黄，远志、熟地黄，牡蛎、龙骨，龟甲、石菖蒲，五味子、熟地黄，山茱萸、熟地黄，山药、熟地黄，山药、山茱萸，益智仁、石菖蒲；角药为石菖蒲、龙骨、远志，石菖蒲、龟甲、远志，石菖蒲、龟甲、熟地黄，石菖蒲、龙骨、熟地黄，山茱萸、山药、熟地黄，远志、五味子、熟地黄，白芍、远志、熟地黄，石菖蒲、五味子、熟地黄，石菖蒲、茯苓、远志，远志、牡蛎、熟地黄，茯苓、龙骨、石菖蒲，石菖蒲、五味子、远志，石菖蒲、牡蛎、远志，白芍、钩藤、珍珠母，党参、麦冬、五味子，当归、黄芪、白术；小复方为熟地黄、山茱萸、远志、石菖蒲，熟地黄、山茱萸、牡蛎、龙骨，熟地黄、山茱萸、龙骨、远志，熟地黄、山茱萸、山药、远志。

1.核心药物分析

石菖蒲 味辛、苦，性温。归心、胃经。善开窍豁痰，醒神益智，化湿和胃。《本经》："主风寒湿痹，咳逆上气，开心孔，补五脏，通九

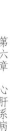

窍，明耳目，出音声。"《别录》："主耳聋，痈疮，温肠胃，止小便利，四肢湿痹，不得屈伸，小儿温疟，身积热不解，可作浴汤。聪耳目，益心智。"《药性论》："治风湿顽痹，耳鸣，头风，泪下，杀诸虫，治恶疮疥瘙。"《本草备要》："补肝益心，祛湿逐风，除痰消积，开胃宽中。疗噤口毒痢，风痹惊痫。"现代研究亦表明其有镇静、止咳、平喘、抗惊厥、抗抑郁、改善学习记忆和抗脑损伤作用。

远志　味苦、辛，性温。归心、肾、肺经。有安神益智、交通心肾远志、祛痰开窍、消散痈肿之功效。《滇南本草》："养心血，镇惊，宁心，散痰涎。疗五痫角弓反张，惊搐，口吐痰涎，手足战摇，不省人事，缩小便，治赤白浊，膏淋，滑精不禁。"《本草再新》："行气散郁，并善豁痰。"《本经》："主咳逆伤中，补不足，除邪气，利九窍，益智慧，耳目聪明，不忘，强志倍力。"现代研究表明，其有镇静、催眠、抗惊厥的作用。

熟地黄　味甘，性微温。归肝、肾经。善滋阴补血，益精填髓。《本草纲目》："填骨髓，长肌肉，生精血，补五脏、内伤不足，通血脉，利耳目，黑须发，男子五劳七伤，女子伤中胞漏，经候不调，胎产百病。"《本草从新》："滋肾水，封填骨髓，利血脉，补益真阴，聪耳明目，黑发乌须。"现代研究表明，熟地黄有增强免疫功能、抗焦虑的作用。

龙骨　味甘、涩，性平。具有镇静、敛汗涩精、生肌敛疮之功效。《本草纲目》："益肾镇惊，止阴疟，收湿气，脱肛，生肌敛疮。"《别录》："疗心腹烦满，四肢痿枯，汗出，夜卧自惊，恚怒，伏气在心下不得喘息，肠痈内疽，阴蚀，止汗，缩小便，尿血，养精神，定魂魄。安五脏。""白龙骨疗梦寐泄精，小便泄精。"《本经》："主咳逆，泄痢脓血，女子漏下，癥瘕坚结，小儿热气惊痫。"

甘草　味甘，性平。归心、肺、脾、胃经。善补脾益气，清热解毒，祛痰止咳，缓急止痛，调和诸药。用于脾胃虚弱，倦怠乏力，心悸气短，咳嗽痰多，脘腹、四肢挛急疼痛，痈肿疮毒，缓解药物毒性、烈性。《药性论》："主腹中冷痛，治惊痫，除腹胀满；补益五脏；制诸药毒；养肾气内伤，令人阴（不）痿；主妇人血沥腰痛；虚而多热；加而用之。"《日华子本草》："安魂定魄。补五劳七伤，一切虚损、惊悸、烦闷、健忘。通九窍，利百脉，益精养气，壮筋骨，解冷热。"《本草纲目》："解小儿胎毒、惊痫，降火止痛。"现代研究表明，甘草具有镇咳、祛痰、平喘降血脂、保肝、抗利尿等作用。

茯苓 味甘、淡，性平。归心、肺、脾、肾经。善利水渗湿，健脾宁心。用于水肿尿少，痰饮眩悸，脾虚食少，便溏泄泻，心神不安，惊悸失眠。《医学启源》："除湿，利腰脐间血，和中益气为主。治溺黄或赤而不利。《主治秘诀》云：止泻，除虚热，开腠理，生津液。"《伤寒明理论》："渗水缓脾。"《本经》："主胸胁逆气，忧恚惊邪恐悸，心下结痛，寒热烦满，咳逆，口焦舌干，利小便。"《别录》："止消渴，好睡，大腹，淋沥，膈中痰水，水肿淋结。开胸腑，调脏气，伐肾邪，长阴，益气力，保神守中。"现代研究表明，茯苓有利尿、镇静、抗肿瘤的作用。

牡蛎 味咸，性微寒。归肝、胆、肾经。善潜阳补阴，重镇安神，软坚散结，收敛固涩，制酸止痛。《本草纲目》："化痰软坚，清热除湿，止心脾气痛，痢下，赤白浊，消疝瘕积块，瘿疾结核。"《别录》："除留热在关节荣卫，虚热去来不定，烦满，止汗，心痛气结，止渴，除老血，涩大小肠，止大小便，疗泄精，喉痹，咳嗽，心胁下痞热。"《药性论》："主治女子崩中。止盗汗，除风热，止痛。治温疟。又和杜仲服止盗汗。病人虚而多热，加用地黄、小草。"现代研究亦表明，牡蛎具有镇静、抗惊厥、抗癫痫、镇痛、抗肝损伤的作用。

龟甲 味咸、甘，性微寒。归肝、肾、心经。滋阴潜阳，益肾强骨，养血补心。用于阴虚潮热，骨蒸盗汗，头晕目眩，虚风内动，筋骨痿软，心虚健忘。治降阴火、补肾水如《丹溪心法》中所提大补阴丸。亦可配伍治疗阴虚阳亢，头晕目眩，如《医学衷中参西录》中镇肝熄风汤。现代研究证实，其有抗骨质疏松、促进生长发育、提高免疫力补血、镇静的作用。

白芍 味苦、酸，性微寒。归肝、脾经。善于养血调经，敛阴止汗，柔肝止痛，平抑肝阳。《别录》："通顺血脉，缓中，散恶血，逐贼血，祛水气，利膀胱、大小肠，消痈肿，（治）时行寒热，中恶腹痛，

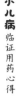

王雪峰小儿病
临证用药心得

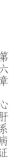

腰痛。"《本经》："主邪气腹痛，除血痹，破坚积，治寒热疝瘕，止痛，利小便，益气。"现代实验证实，其水煎液有镇惊、抗抑郁、调节胃肠功能等作用。

五味子 味酸、甘，性温。归肺，心、肾经。善收敛固涩，益气生津，补肾宁心。用于久嗽虚喘，梦遗滑精，遗尿尿频，久泻不止，自汗，盗汗，津伤口渴，短气脉虚，内热消渴，心悸失眠。《本经》："主益气，咳逆上气，劳伤羸瘦，补不足，强阴，益男子精。"《本草通玄》："固精，敛汗。"《别录》："养五脏，除热，生阴中肌。"李杲云："生津止渴。治泻痢，补元气不足，收耗散之气，瞳子散大。"现代药理研究证实，其具有兴奋神经系统作用，有镇咳、祛痰、提高免疫力、抑菌等功效。

山茱萸 味酸、涩，性微温。归肝、肾经。善补益肝肾，收涩固脱。用于眩晕耳鸣，腰膝酸痛，阳痿遗精，遗尿尿频，崩漏带下，大汗虚脱。内热消渴。《药性论》："治脑骨痛，止月水不定，补肾气；兴阳道，添精髓，疗耳鸣，除面上疮，主能发汗，止老人尿不节。"《本草求原》："止久泻，心虚发热汗出。"《雷公炮炙论》："壮元气，秘精。"现代研究表明，其有收敛、强心、升压、抗菌、抗病毒等作用。

山药 味甘，性平。归脾、肺、肾经。善补脾养胃，生津益肺，补肾涩精。《本经》："主伤中，补虚，除寒热邪气，补中益气力，长肌肉，久服耳目聪明。"《本草纲目》："益肾气，健脾胃，止泄痢，化痰涎，润皮毛。"《日华子本草》："助五脏，强筋骨，长志安神，主泄精健忘。"《药性论》："补五劳七伤，祛冷风，止腰痛，镇心神，补心气不足，患人体虚羸，加而用之。"现代药理研究表明，其有促进胃肠蠕动、助消化吸收、保护胃黏膜等作用。

钩藤 味甘，性凉。归肝、心包经。善息风定惊，清热平肝。《本草纲目》："大人头旋目眩，平肝风，除心热，小儿内钩腹痛，发斑疹。"《别录》："主小儿寒热，惊痫。"《本草述》："治中风瘫痪，口眼歪斜，及一切手足走注疼痛，肢节挛急。又治远年痛风瘫痪，筋脉拘急作痛不已者。"《本草征要》："舒筋除眩，下气宽中。"现代研究也证实，钩藤有镇惊、抗惊厥、抗苯丙胺依赖等对中枢神经系统的作用。

益智仁　味辛，性温。入脾，肾经。善暖肾固精缩尿，温脾止泻摄唾。《本草纲目》："益智，行阳退阴之药也。三焦、命门气弱者宜之。按杨士瀛《直指方》云：心者脾之母，进食，不止于和脾，火能生土，当使心药入脾胃药中，庶几相得。故古人进食药中，多用益智，土中益火也。"《本草求实》："益智，气味辛热，功专燥脾温胃，及敛脾肾气逆，藏纳归源，故又号为补心补命之剂。"《本草经疏》："益智子仁，以其敛摄，故治遗精虚漏及小便余沥，此皆肾气不固之证也。"现代药理研究表明，其有强心、中枢抑制、免疫抑制、抗氧化作用。

酸枣仁　味甘、酸，性平。归肝、胆、心经。善养心补肝，宁心安神，敛汗，生津。用于虚烦不眠，惊悸多梦，体虚多汗，津伤口渴。《别录》："主烦心不得眠，脐上下痛，血转久泄，虚汗烦渴，补中，益肝气，坚筋骨，助阴气，令人肥健。"《本草汇言》："敛气安神，荣筋养髓，和胃运脾。"《本草再新》："平肝理气，润肺养阴，温中利湿，敛气止汗，益志定呵，聪耳明目。"现代研究表明亦有镇静、催眠、镇痛、增强免疫力等作用。

2. 对药分析

远志、石菖蒲　远志，味苦、辛，性温。归心、肾、肺经。有安神益智，交通心肾远志，祛痰开窍，消散痈肿之功效。石菖蒲，味辛、苦，性温，归心、胃经。善开窍豁痰，醒神益智，化湿和胃。现代研究亦表明其有镇静、止咳、平喘、抗惊厥、抗抑郁、改善学习记忆和抗脑损伤作用。二药伍用，益肾健脑聪智、开窍启闭宁神之力增强。主治头晕失眠、表情淡漠、舌强语涩等。

石菖蒲、熟地黄　石菖蒲，味辛、苦，性温。归心、胃经。善开窍豁痰，醒神益智，化湿和胃。现代研究亦表明其有镇静、止咳、平喘、抗惊厥、抗抑郁、改善学习记忆和抗脑损伤的作用。熟地黄，味甘，性微温。归肝、肾经。善滋阴补血，益精填髓。两药配伍，滋阴潜阳，补血益精填髓，主治腰膝酸软、骨蒸潮热、盗汗遗精等症。

远志、熟地黄　远志，味苦、辛，性温。归心、肾、肺经。有安神益智、交通心肾远志、祛痰开窍、消散痈肿之功效。现代研究表明，其有镇静、催眠、抗惊厥的作用。熟地黄，味甘，性微温。归肝、肾经。

王雪峰小儿病临证用药心得

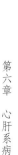

善滋阴补血，益精填髓。二药伍用，可益肾健脑聪智，补血益精填髓，治疗健忘惊悸、失眠多梦等病症。

牡蛎、龙骨 牡蛎，味咸，性微寒。归肝、胆、肾经。善潜阳补阴，重镇安神，软坚散结，收敛固涩，制酸止痛。现代研究亦表明牡蛎具有镇静、抗惊厥、抗癫痫、镇痛、抗肝损伤的作用。龙骨，味甘、涩，性平。归心、肝、肾经。善镇静，敛汗涩精，生肌敛疮。现代药理研究，有镇静、安神的作用。二药均有平肝潜阳、重镇安神、收敛固涩作用，二药同用治疗阴虚阳亢之头晕目眩、心神不安、惊悸失眠及滑脱不禁。

龟甲、石菖蒲 龟甲，味咸、甘，性微寒。归肝、肾、心经。滋阴潜阳，益肾强骨，养血补心。现代研究证实，其有抗骨质疏松、促进生长发育、提高免疫力、补血、镇静等作用。石菖蒲，味辛、苦，性温。归心、胃经。善开窍豁痰，醒神益智，化湿和胃。现代研究亦表明，其有镇静、止咳、平喘、抗惊厥、抗抑郁、改善记忆和抗脑损伤作用。二药相伍，滋阴养髓，治疗骨蒸盗汗、头晕目眩、心虚健忘、神昏癫痫、健忘耳聋等。

五味子、熟地黄 熟地黄，味甘，性微温。归肝、肾经。善滋阴补血，益精填髓。现代研究表明，熟地黄有增强免疫功能、抗焦虑的作用。五味子，味酸、甘，性温。归肺、心、肾经。善收敛固涩，益气生津，补肾宁心。现代药理研究证实，其具有兴奋神经系统作用，有镇咳、祛痰、提高免疫力、抑菌等功效。二药合用补阴敛阴，益气生津，治疗津伤口渴、内热消渴等。

山茱萸、熟地黄 山茱萸，味酸、涩，性微温。归肝、肾经。善补益肝肾，收涩固脱。现代研究表明其有收敛、强心、升压、抗菌、抗病毒等作用。二药同入肝、肾经，一补一敛，治疗肝肾不足所致的腰膝酸软、阳痿遗精、头晕耳鸣等症。熟地黄，味甘，性微温。归肝、肾经。善滋阴补血，益精填髓。现代研究表明，熟地黄有增强免疫功能、强心、抗焦虑的作用。

山药、熟地黄 熟地黄，味甘，性微温。归肝、肾经。善滋阴补血，益精填髓。现代研究表明，熟地黄有增强免疫功能、抗焦虑的作用。山药，味甘，性平。归脾、肺、肾经。善补脾养胃，生津益肺，补肾涩精。现代药理研究表明，其有促进胃肠蠕动、助消化吸收、保护胃黏膜等作用。二药伍用，均滋补肾阴、补益肝肾，治疗尿频、虚热解渴等肝肾阴虚之症。

山药、山茱萸 山药，味甘，性平。归脾、肺、肾经。善补脾养胃，生津益肺，补肾涩精。现代药理研究表明，其有促进胃肠蠕动、助消化吸收、保护胃黏膜等作用。山茱萸，味酸、涩，性微温。归肝、肾经。善补益肝肾，收涩固脱。山茱萸固精敛气，补肝敛阴，使肝不妄行疏泄，肾精得以固藏；山药补脾，固精，使脾气健运，肾精来源不断。二药同用，肾脾同治，互相促进，共收养阴益精补肾之功。

益智仁、石菖蒲 益智仁，味辛，性温。入脾，肾经。善暖肾固精缩尿，温脾止泻摄唾。现代药理研究表明，其有强心、中枢抑制、免疫抑制、抗氧化等作用。石菖蒲，味辛、苦，性温。归心、胃经。善开窍豁痰，醒神益智，化湿和胃。现代研究亦表明其有镇静、止咳、平喘、抗惊厥、抗抑郁、改善学习记忆和抗脑损伤作用。二药相伍，益肾固精，醒神益智，治疗记忆力减退等病症。

3. 角药分析

石菖蒲、龙骨、远志 石菖蒲，味辛、苦，性温。归心、胃经。善开窍豁痰，醒神益智，化湿和胃。现代研究亦表明其有镇静、止咳、平喘、抗惊厥、抗抑郁、改善记忆和抗脑损伤作用。龙骨，味甘、涩，性平。归心、肝、肾经。善镇静，敛汗涩精，生肌敛疮。现代药理研究，有镇静、安神的作用。远志，味苦、辛，性温。归心、肾、肺经。有安神益智、交通心肾、祛痰开窍、消散痈肿之功效。现代研究表明，其有镇静、催眠、抗惊厥的作用。三药伍用，收敛安神，益肾健脑聪智，开窍启闭宁神之力增强。主治头晕失眠，表情淡漠，舌强语涩等病症。

石菖蒲、龟甲、远志 石菖蒲，味辛、苦，性温。归心、胃经。善开窍豁痰，醒神益智，化湿和胃。现代研究亦表明其有镇静、止咳、平喘、抗惊厥、抗抑郁、改善记忆和抗脑损伤作用。龟甲，味咸、甘，性微寒。归肝、肾、心经。滋阴潜阳，益肾强骨，养血补心。现代研究证实，其有抗骨质疏松、促进生长发育、提高免疫力、补血、镇静等作

王雪峰小儿病临证用药心得

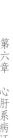

用。远志，味苦、辛，性温。归心、肾、肺经。有安神益智、交通心肾、祛痰开窍、消散痈肿之功效。现代研究表明，其有镇静、催眠、抗惊厥的作用。石菖蒲与远志同归心经，均具有祛痰开窍之功。三药合用相济奏效，使气自顺而壅自开，气血和畅不复上逆，痰浊消散不蒙清窍，神志自可清明。

石菖蒲、龟甲、熟地黄 石菖蒲，味辛、苦，性温。归心、胃经。善开窍豁痰，醒神益智，化湿和胃。现代研究亦表明其有镇静、止咳、平喘、抗惊厥、抗抑郁、改善记忆和抗脑损伤作用。龟甲，味咸、甘，性微寒。归肝、肾、心经。滋阴潜阳，益肾强骨，养血补心。现代研究证实，其有抗骨质疏松、促进生长发育、提高免疫力、补血、镇静等作用。熟地黄，味甘，性微温。归肝、肾经。善滋阴补血，益精填髓。现代研究表明，熟地黄有增强免疫功能、抗焦虑的作用。石菖蒲、龟甲、熟地黄三药皆滋阴养髓，补血益智，治疗骨蒸盗汗，头晕目眩，心虚健忘，神昏癫痫，健忘耳聋等。

石菖蒲、龙骨、熟地黄 石菖蒲，味辛、苦，性温。归心、胃经。善开窍豁痰，醒神益智，化湿和胃。现代研究亦表明其有镇静、止咳、平喘、抗惊厥、抗抑郁、改善记忆和抗脑损伤作用。熟地黄，味甘，性微温。归肝、肾经。善滋阴补血，益精填髓。现代研究表明，熟地黄有增强免疫功能、抗焦虑的作用。龙骨，味甘、涩，性平。归心、肝、肾经。善镇静，敛汗涩精，生肌敛疮。现代药理研究表明，有镇静、安神的作用。三药合用，共助滋阴补肾、益精填髓之功。

山茱萸、山药、熟地黄 熟地黄，味甘、苦，性寒。入心、肝、肾经。主要有滋阴补肾之功，兼能清热凉血。山茱萸，味酸、甘，性温。入肝、肾经。最善益肝肾之阴，敛耗散之气。山药，味甘，性平。入肺、脾、肾经。功能补肾固精，补脾益气。三药相伍，重用地黄滋养肾阴、填精补髓，是为君。山茱萸固精敛气，补肝敛阴，使肝不妄行疏泄，肾精得以固藏；山药补脾，使脾气健运，肾精的来源不断；此两药或兼治肝，或兼治脾，是为臣。三者相须为用，肾、肝、脾同治，互相促进，共收养阴益精补肾之功。

远志、五味子、熟地黄 远志，味苦、辛，性温。归心、肾、肺经。有安神益智、交通心肾远志、祛痰开窍、消散痈肿之功效。现代研究表明，其有镇静、催眠、抗惊厥的作用。熟地黄，味甘、苦、性寒。入心、肝、肾经。主要有滋阴补肾之功，兼能清热凉血。五味子，味酸、甘，性温。归肺、心、肾经。善收敛固涩，益气生津，补肾宁心。现代药理研究证实，其具有兴奋神经系统作用，有镇咳、祛痰、提高免疫力、抑菌等功效。三药合用，补肾宁心，益肾生精，增强了滋阴之功。

白芍、远志、熟地黄　熟地黄，味甘，性微温。归肝、肾经。善滋阴补血，益精填髓。现代研究表明，熟地黄有增强免疫功能、抗焦虑的作用。远志，味苦、辛，性温。归心、肾、肺经。有安神益智、交通心肾、祛痰开窍、消散痈肿之功效。现代研究表明，其有镇静、催眠、抗惊厥的作用。白芍，味苦、酸，性微寒。归肝、脾经。善于养血调经，敛阴止汗，柔肝止痛，平抑肝阳。现代实验证实其水煎液有镇惊、抗抑郁、调节胃肠功能等作用。三药同用，增强滋补肝肾之阴、养血益精、安神开窍之功效。

石菖蒲、五味子、熟地黄　熟地黄，味甘、苦、性寒。入心、肝、肾经。主要有滋阴补肾之功，兼能清热凉血。五味子，味酸、甘，性温。归肺，心、肾经。善收敛固涩，益气生津，补肾宁心。现代药理研究证实其具有兴奋神经系统作用，有镇咳、祛痰、提高免疫力、抑菌等功效。石菖蒲，味辛、苦，性温。归心、胃经。善开窍豁痰，醒神益智，化湿和胃。现代研究亦表明其有镇静、止咳、平喘、抗惊厥、抗抑郁、改善学习记忆和抗脑损伤作用。三药同用，可加强益肾固精、敛阴固脱、宁心开窍之功效。

石菖蒲、茯苓、远志　远志，味苦、辛，性温。归心、肾、肺经。有安神益智、交通心肾远志、祛痰开窍、消散痈肿之功效。现代研究表明，其有镇静、催眠、抗惊厥的作用。石菖蒲，味辛、苦，性温。归心、胃经。善开窍豁痰，醒神益智，化湿和胃。现代研究亦表明其有镇静、止咳、平喘、抗惊厥、抗抑郁、改善记忆和抗脑损伤作用。茯苓，味甘、淡，性平。归心、肺、脾、肾经。善利水渗湿，健脾，宁心安神。石菖蒲与远志为伍，可益肾健脑聪智，开窍启闭宁神之力增强，主治头晕失眠、表情淡漠、舌强语涩等病症；加用茯苓，补肾宁心，健脾以助前二味补肾之功。

远志、牡蛎、熟地黄　远志，味苦、辛，性温。归心、肾、肺经。有安神益智、交通心肾远志、祛痰开窍、消散痈肿之功效。现代研究表明，其有镇静、催眠、抗惊厥的作用。熟地黄，味甘，性微温。归肝、肾经。善滋阴补血，益精填髓。现代研究表明，熟地黄有增强免疫功能、抗焦虑的作用。二药伍用，益肾健脑聪智，补血益精填髓，治疗健忘惊悸、失眠多梦等病症。加用牡蛎，滋阴潜阳，重镇安神，共行补益肾精之功效。

茯苓、龙骨　石菖蒲　茯苓，味甘、淡，性平。归心、肺、脾、肾经。善利水渗湿，健脾，宁心安神。石菖蒲，味辛、苦，性温。归心、胃经。善开窍豁痰，醒神益智，化湿和胃。现代研究亦表明其有镇静、止咳、平喘、抗惊厥、抗抑郁、改善记忆和抗脑损伤作用。龙骨，味甘、涩，性平，归心、肝、肾经，善镇静，敛汗涩精，生肌敛疮。现代药理研究表明，有镇静、安神的作用。

石菖蒲、五味子、远志　五味子，味酸、甘，性温。归肺、心、肾经。善收敛固涩，益气生津，补肾宁心。石菖蒲，味辛、苦，性温。归心、胃经。善开窍豁痰，醒神益智，化湿和胃。现代研究亦表明其有镇静、止咳、平喘、抗惊厥、抗抑郁、改善记忆和抗脑损伤作用。远志，味苦、辛，性温。归心、肾、肺经。有安神益智、交通心肾远志、祛痰开窍、消散痈肿之功效。现代研究表明，其有镇静、催眠、抗惊厥的作用。石菖蒲与远志为伍，可益肾健脑聪智，开窍启闭宁神之力增强，主治头晕失眠、表情淡漠、舌强语涩等病症，加用五味子，收敛固涩，补肾宁心，共助石菖蒲与远志之功效。

石菖蒲、牡蛎、远志　石菖蒲，味辛、苦，性温。归心、胃经。善开窍豁痰，醒神益智，化湿和胃。现代研究亦表明其有镇静、止咳、平喘、抗惊厥、抗抑郁、改善学习记忆和抗脑损伤作用。远志，味苦、辛，性温。归心、肾、肺经。有安神益智、交通心肾、祛痰开窍、消散痈肿之功效。现代研究表明，其有镇静、催眠、抗惊厥的作用。牡蛎，味咸，性微寒。归肝、胆、肾经。善潜阳补阴，重镇安神，软坚散结，收敛固涩，制酸止痛。现代研究亦表明牡蛎具有镇静、抗惊厥、抗癫痫、镇痛、抗肝损伤的作用。石菖蒲与远志为伍，可益肾健脑聪智，开窍启闭宁神之力增强，主治头晕失眠、表情淡漠、舌强语涩等病症，加用牡蛎，潜阳补阴，收敛固涩，可治疗肝肾阴亏引起的肝阳上亢以致眩晕耳鸣之证，也可用治自汗盗汗之证。

白芍、钩藤、珍珠母　白芍，味苦、酸，性微寒。归肝、脾经。善于养血调经，敛阴止汗，柔肝止痛，平抑肝阳。现代实验证实其水煎液有镇惊、抗抑郁、调节胃肠功能等作用。钩藤，味甘，性凉。归肝、心包经。善息风定惊，清热平肝。现代研究也证实钩藤有镇惊、抗惊厥、抗苯丙胺依赖等对中枢神经系统的作用。珍珠母，味咸，性寒。归肝、心经。善平肝潜阳，安神定惊，明目退翳。现代药理研究，其有镇静、抗惊厥等作用。三药同入肝经，白芍柔肝，钩藤清肝，珍珠母平肝，共同舒畅条达肝之气血，使得肝气条达，共助养肝之力。

党参、麦冬、五味子　党参，味甘，性平。归脾、肺经。具有补中益气、生津养血的功效。麦冬，味甘，微苦，性微寒。归肺、心、胃经。具有润肺养阴、益胃生津、清心除烦的功效。现代药理研究，麦冬能增强网状内皮系统吞噬能力，升高外周白细胞；麦冬多糖可以促进细胞免疫和体液免疫。五味子，味酸、甘，性温，归肺、心、肾经，善收敛固涩，益气生津，补肾宁心。现代药理研究证实其具有兴奋神经系统作用，有镇咳、祛痰、提高免疫力、抑菌等功效。麦冬与五味子同用，一润一敛，调节肺之宣降而止咳；一清心一宁心，除烦安神。上敛肺气，下滋肾阴，中敛心气，共奏润肺止咳，清心安神之功；加用党参，补中益气，生津养血，可增强麦冬与五味子之功效。

当归、黄芪、白术　黄芪，味甘，性微温。归脾、肺经。具有补气升阳，益卫固表，托毒生肌，利水退肿的功效。现代药理学表明，黄芪多糖能促进 RNA 和蛋白质的合成，使细胞生长旺盛，并能抗疲劳、耐低温。当归，味甘、辛，性温。归肝、心、脾经。具有补血、活血、止痛，润肠的功效，现代药理研究表明，当归具有增强机体免疫、抑制炎症反应、抗氧化的作用。白术味甘、苦，性温，归脾经、胃经，功能健脾益气、燥湿利水、止汗、安胎。白术、黄芪合用，清热燥湿，泻火解

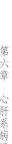

毒，补血活血，加用当归，养血活血，可增强活血、清热之功效。

4.小复方分析

熟地黄、山茱萸、远志、石菖蒲 熟地黄，味甘，性微温。归肝、肾经。善滋阴补血，益精填髓。山茱萸，味酸、甘，性温。入肝、肾经。最善益肝肾之阴，敛耗散之气。远志，味苦、辛，性温。归心、肾、肺经。有安神益智、交通心肾、祛痰开窍、消散痈肿之功效。现代研究表明，其有镇静、催眠、抗惊厥的作用。石菖蒲，味辛、苦，性温。归心、胃经。善开窍豁痰，醒神益智，化湿和胃。现代研究亦表明其有镇静、止咳、平喘、抗惊厥、抗抑郁、改善记忆和抗脑损伤作用。熟地黄滋阴养血，生精补髓，大补肾中元气；山茱萸补益肝肾，收敛元气，振作精神，固涩滑脱。熟地黄以补为主，山茱萸以敛为要。二药伍用，一补一敛，强阴益精，大补元气，治糖尿病甚妙。石菖蒲与远志为伍，可益肾健脑聪智，开窍启闭宁神之力增强，主治头晕失眠、表情淡漠、舌强语涩等病症。

熟地黄、山茱萸、牡蛎、龙骨 熟地黄，味甘，性微温。归肝、肾经。善滋阴补血，益精填髓。山茱萸，味酸、甘，性温。入肝、肾经。最善益肝肾之阴，敛耗散之气。牡蛎，味咸，性微寒。归肝、胆、肾经。善潜阳补阴，重镇安神，软坚散结，收敛固涩，制酸止痛。现代研究亦表明牡蛎具有镇静、抗惊厥、抗癫痫、镇痛、抗肝损伤的作用。龙骨，味甘、涩，性平。归心、肝、肾经。善镇静，敛汗涩精，生肌敛疮。现代药理研究表明，有镇静、安神的作用。熟地黄滋阴养血，生精补髓，大补肾中元气；山茱萸补益肝肾，收敛元气，振作精神，固涩滑脱。熟地黄以补为主，山茱萸以敛为要。二药伍用，一补一敛，强阴益精，大补元气，龙骨、牡蛎均有平肝潜阳、重镇安神、收敛固涩作用，二药同用治疗阴虚阳亢之头晕目眩、心神不安、惊悸失眠病症。

熟地黄、山茱萸、龙骨、远志 熟地黄，味甘，性微温。归肝、肾经。善滋阴补血，益精填髓。现代研究表明，熟地黄有增强免疫功能、抗焦虑的作用。山茱萸，味酸、甘，性温。入肝、肾经。最善益肝肾之阴，敛耗散之气。远志，味苦、辛，性温。归心、肾、肺经。有安神益智，交通心肾，祛痰开窍，消散痈肿之功效。现代研究表明，其有镇静、催眠、抗惊厥的作用。龙骨，味甘、涩，性平。归心、肝、肾经。善镇静，敛汗涩精，生肌敛疮。现代药理研究表明，有镇静、安神的作用。熟地黄滋阴养血，生精补髓，大补肾中元气；山茱萸补益肝肾，收敛元气，振作精神。熟地黄以补为主，山茱萸以敛为要。二药伍用，一补一敛，强阴益精，大补元气；龙骨与远志配伍使用，养心安神，健脾益气。

熟地黄、山茱萸、山药、茯苓 熟地黄，味甘，性微温。归肝、肾经。善滋阴补血，益精填髓。现代研究表明，熟地黄有增强免疫功能、抗焦虑的作用。山茱萸，味酸、甘，性温。入肝、肾经。最善益肝肾之阴，敛耗散之气。山药，味甘，性平。归脾、肺、肾经。善补脾养胃，生津益肺，补肾涩精。现代药理研究，其有促进胃肠蠕动、助消化吸收、保护胃黏膜等作用。茯苓，味甘、淡，性平。归心、肺、脾、肾经。善利水渗湿，健脾，宁心安神。山药与茯苓相伍，健脾和胃，利水渗湿，熟地黄与山茱萸同用，强阴益精，大补元气。

熟地黄、山茱萸、山药、远志 熟地黄，味甘，性微温。归肝、肾经。善滋阴补血，益精填髓。现代研究表明，熟地黄有增强免疫功能、抗焦虑的作用。山茱萸，味酸、甘，性温。入肝、肾经。最善益肝肾之阴，敛耗散之气。远志，味苦、辛，性温。归心、肾、肺经。有安神益智，交通心肾，祛痰开窍，消散痈肿之功效。现代研究表明，其有镇静、催眠、抗惊厥的作用。山药，味甘，性平。归脾、肺、肾经。善补脾养胃，生津益肺。现代药理研究，其有促进胃肠蠕动、助消化吸收、保护胃黏膜等作用。熟地黄与山茱萸同用，强阴益精，大补元气。

四、抽动障碍

抽动障碍（tic disorders，TD）是起病于儿童或青少年时期的一种神经精神障碍性疾病，临床以不自主、反复、突发、快速、重复、无节律性的一个或多个部位运动抽动和（或）发声抽动为主要特征。好发年龄 2～12 岁，男孩多于女孩，男女比例（3～5）：1。本病为一种慢性神经精神障碍，可反复发作，多因激动、紧张等负面情绪及疲劳、呼

王雪峰小儿病临证用药心得

吸道感染等事件诱发或加重，常共患注意力缺陷多动障碍（ADHD）、强迫障碍（OCD）、学习困难、睡眠障碍、焦虑和其他异常行为。一般预后良好，少数患儿至青春期可自行缓解，有的患儿可延续至成人。古代文献无本病的专有病名，但根据其主要临床症状，可归属于中医学"肝风""慢惊风""抽搐""瘛疭""筋惕肉瞤"等范畴。

【疾病溯源】

《张氏医通·瘛疭》曰："瘛者，筋脉拘急也；疭者，俗谓之抽。"《张氏医通·卷六》云："有头动而手足不动者，盖木生风生火，上冲于头，故为颤振，若散于四末，则手足动而头不动也。"《杂病证治准绳·诸风》曰："颤，摇也，振、动也，筋脉约束不住，而莫能任持，风之象也……瘛者，筋脉拘急也，疭者，筋脉弛纵也，俗谓之抽。"《幼科证治准绳·慢惊》曰："慢惊之候，或吐或泻，涎鸣微喘，眼开神缓，睡则露睛，惊跳搐溺，乍作乍静，或身热，或身冷，或四肢热，或口鼻冷气，面色淡白淡青，眉唇间或青暗，其脉沉迟散缓。"《证治准绳·幼科·慢惊》曰："水生肝木，水为风化，木克脾土，胃为脾之腑，故胃中有风，渐生，其瘛疭症状，两肩微耸，两手下垂，时复动摇不已，名曰慢惊。"《岭南儿科双璧》曰："手足常惕悸，心惊也。或两手握拳，或两手搐搦，或咬牙，呵欠。肝主筋，有风故两手筋络抽搐咬牙，亦肝风；抽筋、呵欠，是肝风搅动。喉中痰鸣……此为肝风，心火相搏而成。"

病因方面，《素问·阴阳应象大论》云："阴静阳躁。""阴在内，阳之守也；阳在外，阴之使也。"《素问·五脏生成》云："人卧血归于肝，肝受血而能视，足受血而能步，掌受血而能握，指受血而能摄。"《素问·阴阳应象大论》云："风胜则动。"《素问·至真要大论》云："诸风掉眩，皆属于肝……诸热瞀瘛，皆属于火……诸暴强直，皆属于风。"《活幼心书·慢惊》云："盖慢惊属阴，阴主静而抽搐缓慢，故曰慢。其候皆因外感风寒，内作吐泻，或得于大病之余，或传误转之后。"《医宗金鉴·幼科心法要诀》曰："慢惊多缘禀赋弱，或因药峻损而成。"《审视瑶函》云："目札者，肝有风也。"《幼幼新书》云："非时惊眼，惊入

肝。何以知在肝？肝主筋，肝受邪，故搐于眼。"《医权初编》云："小儿惊搐，多属痰火。"《幼科证治准绳·慢惊》云："水生肝木，木为风化，木克脾土，胃为脾之腑，故胃中有风，瘛疭渐生，其瘛疭症状，两肩微耸，两手下垂，时腹动摇不已。"《证治准绳·幼科·慢惊》云："水生肝木，木为风化，木克脾土，胃为脾之腑，故胃中有风，瘛疭渐生，其瘛疭症状，两肩微耸，两手下垂，时腹动摇不已，名曰慢惊。"《杂病源流犀烛·痰饮源流》云："痰之为物，风鼓则涌，变怪百端。"《陈氏小儿病源方论·论惊搐病源》载："治法先祛痰涎，次固元气，元气盛则津液行，血气流转，自然不搐。"《小儿药证直诀·慢惊》云："因病后，或吐泻脾胃虚损，遍身冷，口鼻气出亦冷，手足时瘛疭……此无阳也……亦有诸吐利久不差者，脾虚生风而成慢惊。"《小儿药证直诀·慢惊》云："诸吐利久不差者，脾虚生风而成慢惊。"《小儿药证直诀·肝有风甚》云："凡病或新或久，皆引肝风，风动而上于头目，目属肝，肝风入于目，上下左右如风吹，不轻不重，儿不能任，故目连劄也。"《幼科发挥·慢惊有三因》载："吐泻何以生风而不可治者？吐泻损脾，脾者，土也。风者，肝木所生也。脾土不足，则肝木乘之，木胜土也。"

治法方面，《兰室秘藏·小儿门》云："风木旺必克脾胃，当先实其土，后泻其木。"《幼科铁镜》云："疗惊必先豁痰，豁痰必先祛风，祛风必先解热，而解热又以何者为先乎？……解热必先祛邪。祛邪之法详之，一用拿，一用推，一用灯火，一用灸，一用药。"《明医杂著·小儿病多属肝脾二经》云："若脾胃虚，肝木来侮，医见惊风抽搐动摇诸症，但其势微缓，名曰慢惊，宜补养脾胃。"《明医杂著·急惊变慢惊》云："急惊屡发屡治，用直泻药既多，则脾损阴消，变为慢惊，当主以补脾养血，佐以安心、清肺、治肝之药。"

【辨治思路】

本病以八纲辨证为主，重在辨虚实，其标为风火痰湿，病之本在肝脾肾三脏不足，尤与肝脏最为密切。病初多为肝阳上亢，属实证，其症为急躁易怒，抽动频繁，面红目赤，舌红苔黄；脾虚痰聚者，为虚实夹杂，其症为面黄肌瘦，胸闷咳嗽，抽动秽语，舌淡苔白腻；病久阴虚风动者，属虚证，其症为形体消瘦，两颧潮红，抽动无力，舌红少苔；脾虚肝旺者，属虚实夹杂，其症为性情急躁，全身腹部抽动，面黄体瘦，胸闷纳少，舌淡苔白腻。亦应辨病位，眨眼、耸肩、摇头、烦躁易怒者，病在肝；夜啼、多梦，心烦不宁，秽语抽动者，病在心；抽动频作，口唇蠕动，抽动无力，食少纳呆，面黄肌瘦者，病在脾；摇头扭腰，肢体抖动，手足心热，舌红苔少者，病在肾；外感后加重，喉出异声，伴有头面部抽动者，病在肺。

本病治疗主要以平肝息风为主，兼以健脾、滋阴、涤痰等。实证以祛邪为主，可分别治以疏风解表，息风止动；清肝泻火，息风止痉；涤痰泻火，息风止痉。虚证以扶正为主，分别治以健脾平肝，化痰息风；滋阴潜阳，平肝息风等。

【选药规律】

1. 平肝息风为主

《素问·至真要大论》曰："诸风掉眩，皆属于肝；诸暴强直，皆属于风。"《素问·风论》曰："风者，百病之长也。"诸多医家认为抽动障碍的发病与肝风有关，可运用平肝息风药的重要性。肝为厥阴风木之脏，《万氏家传育婴秘诀·肝脏证治》又曰："木生风，故主风……肝之窍在目，故有病常以目候之，如肝有风，则目连札，肝有热，则目直视，肝疮则白膜遮睛之类是也。又肝主筋，肝病则筋急，为项强，为搐搦牵引。"风为阳邪，易袭阳位，肝风上扰清窍，可见眨眼、挤眉、吸鼻等症状。在平肝息风药中以钩藤为主，其气味甘凉，归肝、心包经，功善息肝风、平肝阳，为治疗肝风内动，惊痫抽搐的常用药。息风止痉药多以虫类药居多，能入络搜风止痉，对于治疗抽动障碍效果极佳。

2. 补虚药占重要地位

"内伤脾胃，百病由生。"脾为后天之本，气血生化之源，小儿脾常不足，气血生化乏源，痰浊内生，土虚木亢，肝风夹痰上扰清窍引发抽动。因此在补虚药中，会更多地应用白术、山药、甘草等能益气还能健脾的药。肝为刚脏，体阴而用阳，肝主藏血，肝血不足，则不能濡养

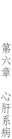

筋脉，虚风内动则摇头、耸肩、肢体震颤。补虚时，白芍、当归、熟地黄等养血滋阴的药应用很广泛。"病久未有不及肾者。"《小儿药证直诀》中提出"心主惊，肝主风，脾主困，肺主喘，肾主虚"，肾为先天之本，小儿肾常虚，容易出现阴阳偏颇，加之心火偏旺，君相之火上炎，扰乱心神出现秽语等；肾阴不足，水不涵木，肝失濡养，虚风内动，出现肌肉频频抽动。"肾者，作强之官，伎巧出焉"，且肾藏精，主骨生髓充脑，精为神之本，精盛则神旺，精亏则神难聚，表现为注意力不集中、健忘、学习成绩低下。临床上一般采用养阴息风、滋水涵木之法。

3. 肺经药必不可少

《杂病源流犀烛·感冒源流》云："风邪袭人，不论何处感受，必内归于肺。"小儿"肺常不足"，肺为娇脏，卫外机能不固，不耐寒热，最易受风邪侵袭。风为阳邪，易袭阳位；风性善行而数变；风气通于肝，致外风引动内风而见抽动，如眨眼、挤眉、噘嘴等。且本病发病初期鼻干、鼻痒、揉鼻、咽痒、清嗓等症状皆与肺脏密切相关，故在用药方面加用解表药以清热宣肺、疏风化痰、清肺驱邪而达平肝之效。临床中以柴胡、菊花、蝉蜕、防风等药应用较多。

【对药与角药】

常用药对为天麻、钩藤，白芍、炙甘草，龙骨、牡蛎，石菖蒲、远志，胆南星、天竺黄，枳实、竹茹，熟地黄、山药；角药为陈皮、半夏、茯苓，生地黄、龟板、地龙，僵蚕、蝉蜕、全蝎。

1. 对药分析

天麻、钩藤 天麻，味甘，性平。归肝经。功善息风止痉，平抑肝阳，祛风通络。《药品化义》："天麻，补养肝胆，为定风神药。"现代药理研究，天麻素具有抗惊厥、神经保护及改善学习记忆作用。钩藤，味甘，性凉。归肝、心包经。功善息肝风、平肝阳，为治疗肝风内动，惊痫抽搐的常用药。现代药理研究表明，钩藤碱有抗癫痫和保护神经的作用。钩藤与天麻配伍可增强其息风止痉的功效。

白芍、炙甘草 白芍，味苦、酸，性微寒。入肝经、脾经。肝为刚脏，体阴而用阳，依赖阴血滋养而柔和。白芍能养血敛阴，柔肝止痛，

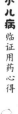

平抑肝阳。《本草纲目》："芍药益脾，能于土中泻木。"炙甘草，味甘，性温。入心、肺、脾、胃经。具有补气、化痰、解毒、缓急、和药等作用。现代药理研究表明，白芍与炙甘草配伍能够增强缓解痉挛的作用。二者合用，可柔肝缓急而舒筋止痉。

龙骨、牡蛎 龙骨，味甘、涩，性微寒。入心、肝经。生用质重镇潜，长于镇静安神、平肝潜阳，为重镇安神之要药。牡蛎，味咸、涩，性微寒之品，质重沉降。入肝、肾经。生用为平肝潜阳之要药，兼可滋阴清热。龙骨、牡蛎相须配伍可能增强平肝潜阳安神之效。

石菖蒲、远志 石菖蒲，味辛、苦，性温，芳香而升散。能开窍豁痰，醒神开胃。善治痰浊蒙蔽心神之神昏、健忘、癫痫等症。远志，味辛、苦，性微温。归心、肺、肾经。能安神益智，交通心肾，祛痰开窍。《本草再新》："行气解郁，并善豁痰。"

胆南星、天竹黄 胆南星，味苦、微辛，性凉。功善清热化痰，息风定痉。天竹黄，味甘，性寒。入肝经。功善清化痰热，清心定惊，为治疗痰热惊风之要药。

枳实、竹茹 竹茹，味甘，性寒清润。入肺、胃经。既善清热化痰而除烦，又善清胃热而止呕。《本草再新》："泻火除烦，润肺开郁，化痰凉血。"枳实，味辛散苦降。有破气消积、化痰消痞之功。二者合用，可增强化痰之功效。

熟地黄、山药 二药均为补虚药，山药为补气药，既能补脾、肺、肾气，又能滋脾、肺、肾之阴。其性平，能平补气阴，不热不燥，补而不腻。熟地黄为补血药，味甘，性微温。入肝、肾经。能补血滋阴，益精填髓，为滋补肝肾阴血之要药。二者合用，共奏益气养血之功。

2. 角药分析

陈皮、半夏、茯苓 小儿肝常有余，肝气不畅，以致肝郁化火，火灼津液为痰，加之肝旺克脾或脾失健运，也可聚液成痰，痰火扰神而发抽动障碍。"怪病多由痰作祟"，陈皮化痰；茯苓可健脾利湿，断生痰之源，又可宁心安神；半夏，既有燥湿化痰之功，又能调畅情志，可增加陈皮化痰的功效。

生地黄、龟板、地龙 生地黄，味苦，性寒，入心、肝经，为清热凉血要药。龟板，味甘、咸，性微寒，入肝、肾、心经，为滋阴益肾、养血补心之佳品。《本草纲目》："其甲以补心、补肾、补血，皆以养阴也……观龟甲所主诸病，皆属阴虚血弱。"地龙，味咸，性寒。归肝、脾经。性善走窜。地龙清热力强，善清热息风而止痉，治疗高热抽搐、惊痫癫狂。

僵蚕、蝉蜕、全蝎 僵蚕、全蝎为息风止痉药，善入络搜风止痉，为治疗惊风抽搐常用药。蝉蜕，为清热药，味甘，性寒，入肝、肺经，长于疏散肺经风热而宣肺利咽，开音；入肝经，善于凉散肝经风热，明目退翳，息风解痉。三者均为虫类药，取其祛风清热化痰之力，既可去外风，又能平息内风，共奏止抽之效。

五、小儿癫痫

癫痫是小儿神经系统的常见病之一，是由多种原因造成的慢性脑功能障碍，导致神经元过度同步放电，引起反复的、自发的、不可预测的癫痫发作，临床主要表现为猝然仆倒、不省人事、两目上视、牙关紧闭、口唇发绀、口吐涎沫、喉中痰鸣，具有突发突止、自行缓解、醒后如常人、反复发作的特点。影响小儿身心健康、家庭稳定及社会发展等多方面。本病还有"痫证""痫病""羊癫风"等名称表述。我国14岁以下儿童的癫痫发病率为151/10万，患病率为3.45%，其中50%患儿为5岁以下起病。西医治疗多以抗癫痫类药物治疗为主，如卡马西平、奥卡西平、拉莫三嗪等。但是抗癫痫类药物治疗对大约20%的患儿效果差或者无效，且这类药物大多副作用强，用药剂量需要严格控制。辨证施治，使用中医药可缓解患儿的临床症状，且安全有效。本病相当于中医"痫病""癫痫"。

【疾病溯源】

中医学对癫痫病的记载，始于古医书《五十二病方》，后世医家对其论述颇多，在病因学中，分为先天之因与后天之因。先天之因首见于《素问·奇病论》，记载"人生而有病颠疾者，病名曰何？安所得之？岐

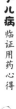

伯曰：病名为胎病。此得之于母腹中，其母有所大惊，气上而不下，精气并居，故令子发为颠疾"，有胎中受惊之说。隋代巢元方认为孕期调护失宜也可引发本病，《诸病源候论·小儿杂病诸候一·养小儿候》云："小儿所以少病痫者，其母怀娠，时时劳役，运动骨血，则气强、胎养盛故也。若恃御多，血气微，胎养弱，则儿软脆易伤，故多病痫。"

病因方面，《诸病源候论·小儿杂病诸候一·痫候》说："诸方说痫，名证不同，大体其发之源，皆因三种。三种者，风痫、惊痫、食痫是也。风痫者，因衣厚汗出，而风入为之；惊痫者，因惊怖大啼乃发；食痫者，因乳哺不节所成。然小儿气血微弱，易为伤动，因此三种，变作诸痫。"

病机方面，《证治要诀·五痫》所述："痫有五……无非痰涎壅塞，迷闭孔窍，发则头眩颠倒，手足搐搦，口眼相引，项背强直，叫吼吐沫，令顷乃苏。"因于瘀者如《普济方·婴孩一切痫门·候痫法》所论："血滞心窍，邪气在心，积惊成痫。"气机逆乱致痫者，如《幼幼集成·痫证》所言："夫痫者痫疾也，非暴病之谓，亦由于初病时，误作惊治，轻施镇坠，以致蔽固其邪，不能外散，所以留连于膈膜之间，一遇风寒冷冻饮料，引动其痰，倏然而起，堵塞脾之大络，绝其升降之隧，致阴阳不相顺接，故卒然而倒。"

治法方面，《五十二病方》专列"婴儿病痫方"采用"雷丸药浴"治疗小儿癫痫；《金匮要略·中风历节病脉证治第五》提出风引汤"除热瘫痫"；《证治准绳·幼科·惊痫》指出："镇惊丸治小儿一切惊痫。"《医学心悟·癫狂痫》亦有"定痫丸，男、妇、小儿痫证，并皆治之"。特别是清代医家陈复正的《幼幼集成·痫证》记载了两首治疗小儿虚痫的名方，即"集成定痫丸：治小儿痫证。从前攻伐太过，致中气虚衰，脾不运化，津液为痰，偶然有触，则昏晕卒倒，良久方苏。此不可见证治证，盖病源深固，但可徐图。惟以健脾补中为主，久服痰自不生，痫自不作矣"；"河车八味丸：治小儿痫证。年深日远，肝肾已亏，脾肺不足，心血耗散，证候不时举发。此证总归于虚，不可以为有余而攻逐之，致成不救。但以此丸早服，以救肝肾"。上述医家所论治法及方剂对当今中医药治疗小儿癫痫病仍有指导意义。

【临证思路】

1. 症状辨识

癫痫的主要症状即神昏、抽搐。神昏是由痰蒙心窍而致；抽搐是由肝风内动而成。因此，总的治疗大法是豁痰开窍、息风止痉，如强直 - 阵挛性发作等；若只有神志障碍，没有抽搐者，可用祛痰醒神的药物，如失神发作；只有抽搐或以抽搐为主，应以镇静息风为主，如肌阵挛发作；失张力性发作，以益气祛痰为主；精神症状性发作，可用和解阴阳法；自主神经症状发作，则以健脾顺气、祛风通络为要。

2. 诱因辨识

癫痫的主要诱因有痰、食、惊、风。痰痫患儿平时多痰，或发作时痰涎过多，应加健脾化痰之药；食痫多于过食诱发，要嘱咐病人不要过食，尤其是晚饭不要过饱，否则易导致癫痫发作，此外，在药中要加入消食导滞之品；惊痫是由惊吓所致，患儿平时胆小，易惊，在治疗中要加镇静安神药物；风痫有两层意义，一是多由外感风邪（发热）引起，二是发作时抽风较甚，临床时要加入疏风清热、息风止痉药物。另外，精神紧张、情绪刺激及过度玩游戏机等，都可导致癫痫的发作，应注意避免。

3. 脑电图辨识

辨证的大致规律是：尖波、棘波、快波单一出现或混杂出现为主者，多见于实证；单独慢波或以慢波为主，多见于虚证；以尖 - 慢波、棘 - 慢波、多棘慢波、高度失律为主或此类波与实证波及虚证波混杂交替出现，多见于虚实夹杂证。

4. 虚实辨识

癫痫的发作又有虚实之别：发时神昏抽搐，症状较重，痰鸣气粗，两目上视，弄舌摇头，脉实有力者为实痫；经久不愈，抽搐较轻，发作频繁，四肢逆冷，形体瘦弱，脉沉细者为虚痫。

癫痫的治疗目的是完全控制发作，祛除病因，减少脑损伤，维持精神神经功能的正常，提高患儿的生活质量，因此，宜采用以抗癫痫药物治疗为主的综合疗法。抗癫痫西药对大多数癫痫患儿有较好的抗癫痫

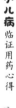

王雪峰小儿病临证用药心得

作用，但由于长期服药，加之小儿处在不断生长发育过程中，难免出现一定的毒副反应，应引起重视。中医药治疗癫痫安全性好，疗效较为稳定，但在急救中控制惊厥的作用尚待提高。因此，对于发作间期较长、病情较轻的患儿，特别是首次癫痫发作（癫痫持续状态除外）、诊断明确的小儿良性癫痫，或西药治疗效果不佳及不能耐受抗癫痫西药的患儿，应采用中医辨证论治为主的综合疗法。本病治疗强调长期规律用药，定期复诊。根据病情需要调整用药方案时，应保证两药交替之间的过渡期（2～4周）。一般认为，在发作控制后仍应服药2～4年，再考虑逐渐停药，如遇青春期，最好持续到青春期后才开始停药，切忌骤停抗癫痫药物，以防病情反复，甚至加重癫痫发作。癫痫基本控制后，可将抗癫痫中药汤剂改为丸剂或散剂，以方便用药。为了避免中西药的不良反应，应定期检测血常规和肝肾功能，有条件应定期检测血药浓度。

【用药体会】

1. 豁痰息风止痉为基本治法

小儿癫痫的常用药物为石菖蒲、甘草、茯苓、半夏、天麻、胆南星、僵蚕、全蝎、钩藤、陈皮。其中石菖蒲味辛、苦，性温，归心、胃经，有开窍醒神，宁神益志，化湿和胃的功效。《神农本草经》中："开心孔，补五脏，通九窍，明耳目，出音声。"现代药理研究表明，石菖蒲对中枢神经系统有兴奋和抑制的双向调节作用，即既能镇静安神，又可开窍醒神，其主要成分挥发油、多糖等具有抗阿尔兹海默症、镇静、增强免疫、抗抑郁等广泛的药理活性。甘草味甘，性平。归心、肺、脾、胃经。具有补脾益气，缓急止痛，调和诸药的作用。茯苓味甘、淡，性平，《世补斋医书》云："为治痰主药。"半夏、胆南星均为化痰药，与茯苓一起燥湿化痰、息风定惊。天麻、全蝎、钩藤、僵蚕均为平肝息风类药，现代实验及临床资料都证明这4种药物均有镇静、抗惊厥作用。上述药物共奏豁痰开窍、息风止痉之功。

2. 虫类及矿物类药物适当选用

叶天士说："病久则邪风混处期间，草木不能见其效，当以虫蚁疏络逐邪。"虫类药物善行走窜，通达经络，多取其息风镇痉、疏风清热、通络止痛的作用，非草木类药物所能及。同时，矿物类药物质重沉降，有镇定安神、平肝潜阳、平惊定志之效。现代药理研究表明，矿物类药物多具有镇静催眠、抗惊厥、抗癫痫、抗焦虑等作用。虫、矿物类药物对治疗本病有独特作用，两类药物的临床广泛应用为本病治疗特色，医家临证时多喜用该类药物，但因毒副作用相对较大，用量较为讲究，长期服用可引起中毒，且对脾胃有影响，临床治疗中应小心灵活运用，方能效如桴鼓。

3. 药味多以甘、辛、苦为主

药味指酸、苦、甘、辛、咸、淡、涩等，既是药物味道的真实反映，更是对药物作用的高度概括。甘能补、能和、能缓，具有补益、和中、调和药性、缓急止痛的作用，补虚类药较多相符合甘味。辛能散、能行，具有发散、行气行血作用。苦能泄、能燥、能坚，具有清热泻火、燥湿等作用。癫痫多有顽痰闭阻心窍，每由惊、风、痰、火等触动，再因久发损伤正气，可见脏腑虚衰。甘、辛、苦味药物的大量应用切合小儿癫痫病的病机。

4. 归经中以入心、肝经为主

归经是指药物对与机体某部分的选择性作用。从癫痫治疗用药归经分析看，归经以肝、心为主，脾、胃、肺次之。《黄帝内经》记载："诸暴强直，皆属于风。""诸风掉眩，皆属于肝。""风胜则动。"说明肝脏与癫疾有密切关系。《素问·灵兰秘典论》说："心者，君主之官也，神明出焉。"《普济方》云："癫狂痫痉始于心。"心主藏神其功能的失常可以导致癫痫的发病。脾胃为"气血生化之源""气机升降之枢纽"，痰为癫痫的主要病机，有"无痰不作痫"之说，脾失健运则痰湿内聚。《诸病源候论·风痫候》云："风痫者由乳养失理，血气不和，风邪所中；或衣厚汗出，腠理开，风因而入。"癫痫患儿多正气亏虚易于外感，外邪又作用于机体加重病情，正虚与外邪互相影响。癫痫的发病与五脏关系密切，临床治疗中应注意辨脏论治。

5. 安神药、理气药、活血化瘀药、开窍药为主要增效配伍药类

小儿癫痫的发病主要责之于顽痰内伏、暴受惊恐、惊风频发及颅脑

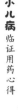

外伤等因素。研究显示除补虚药外，出现频次较多的依次为安神药、理气化痰药、活血化瘀药、开窍药。小儿禀赋不足，或调摄不当，导致脾失健运，聚湿生痰，痰阻经络，上逆窍道，清阳被蒙，可作痫；小儿神气怯弱，元气未充，尤多痰邪内伏，暴受惊恐，可致气机逆乱，痰随气逆，蒙蔽清窍，发为痫证；各种颅脑外伤可使血络受损，血溢脉外，瘀血停积，阻于心窍，发为癫痫。临证是应根据病史、发作诱因及症状表现综合分析，分别配以镇静安神、涤痰开窍、活血通窍之品。

第七章　肾系病证

一、难治性肾病

肾病综合征（nephrotic syndrome，NS）是用来概括多种肾脏病理损害所导致的一组临床表现症候群，表现为大量蛋白尿和低白蛋白血症，常伴有水肿和（或）高脂血症，可分为原发性肾病综合征、继发性肾病综合征、先天性肾病综合征。目前国内外对肾病综合征的治疗仍以糖皮质激素为主，但在治疗中普遍存在着症状缓解慢、治疗时间长和高频率复发情况。

难治性肾病综合征（Refractory Nephrotic Syndrome，RNS）是指原发性肾病综合征中具备下列情况之一者：①泼尼松足量治疗＞4周尿蛋白仍阳性者称为激素耐药型（SRNS）；②对激素敏感，以泼尼松足量[2mg/（kg·d）或60mg/（m²·d）]治疗≤4周尿蛋白可转阴，但连续两次减量或停药2周内复发者称为激素依赖型肾病（SDNS）；③首次发病治疗完全缓解后6个月内复发≥2次，或1年内复发≥4次者称为频复发型肾病（FRNS）。据文献报道，超过90%的PNS患儿对激素敏感，但是90%的患儿复发，其中约50%患儿出现频复发（FRNS）或激素依赖（SDNS），最终10%～20%发展成激素耐药型（SRNS）。在治疗方面，该病主要以激素为主，或联合1～2种免疫抑制剂。长期服用激素、感染、肥胖、库欣综合征、生长发育受限、免疫功能低下、高血压、骨质疏松等不良反应也随之出现，是治疗中的一个重要问题，严

王雪峰小儿病临证用药心得

重影响患儿及其家庭的生活质量。

【疾病溯源】

中医学没有难治性肾病综合征相对应的病名，结合历代文献及其临床表现，RNS属中医学"水肿"范畴。《景岳全书·肿胀》曰："盖水为至阴，故其本在肾；水化于气，故其标在肺；水惟畏土，故其制在脾。"《医方考》曰："下焦之病，责之于湿热。"《金匮要略·水气篇》提出："血不利则为水。"本病属本虚标实，本虚主要为肺脾肾三脏，标实多为湿、热、瘀。因小儿稚阴稚阳体质，具有"脏腑娇嫩，形气未充""肺脾不足，肾常虚"的生理特点，肺宣降通调失职，脾运不健，肾开阖失司可致水液输布与排泄失调，水湿内停，气化不利，聚湿成痰，痰阻气血，瘀而化热。素问·刺法论》："正气存内，邪不可干；邪之所凑，其气必虚。"正虚是本病发生的内因，可致湿、热、瘀等邪内生。在本虚的基础上外受六淫之邪侵袭，邪实进一步加重本虚，形成虚实夹杂之证，致使本病迁延难愈。

【辨治思路】

本病病性属本虚标实、证属虚实夹杂。正虚方面，激素为辛温燥烈之品，久服可致劫阴伤津，出现阴虚火旺表现；随着激素的减量，阴虚逐渐转为气阴两虚，继而转为肾阳虚。

本虚方面，诱导阶段，使用大量外源性激素则会助生内火而成"壮火"，从而产生"壮火食气"的副作用，出现盗汗、急躁易怒、便秘、手足心热、舌质红少苔等阴虚内热表现，临床常用黄芩、麦冬、生地黄、玄参、知母等以滋阴降火。巩固维持阶段，内生火邪耗气伤津，津液被迫外泄，气随津泄，出现多汗、乏力、急躁易怒等气阴两虚及肺脾气虚表现，临床常用茯苓、黄芪、芡实、焦白术、山药等以益气养阴。停药后，肺脾肾不足尤为明显；同时气阴两虚日久进而伤及肺脾肾三脏，三脏功能受累，出现纳呆、自汗、鼻塞流涕、乏力、便溏等肺脾气虚表现，临床常用陈皮、佛手、大腹皮、焦山楂、川芎等以醒脾和胃。

标实方面，苔黄厚腻等湿热之象、舌质淡暗/暗红等血瘀之象在诱导阶段及巩固维持阶段多见，鼻塞流涕、咳嗽（咳痰）等外感表现在停药后多见。湿热、血瘀、外感在 RNS 患儿中普遍存在，三者可作为致病因素导致病情缠绵难愈。湿热是贯穿疾病始末的病理产物，血瘀为肾病难治的重要因素，外感是肾病反复、复发的重要诱因。在应用补虚药物的同时联合使用收涩药、清热药、利水渗湿药、消食药、理气药、活血化瘀药等以清热利湿、宣肺通调、活血化瘀，攻补兼施，扶正固本。

【选药规律】

1. 补虚为主

脏腑娇嫩，形气未充为小儿的生理特点，肺脾不足、肾常虚，三脏尚未发育成熟，易受外邪侵袭；且本病以肺脾肾虚损为本，尤以脾肾亏虚为甚，故补虚药以脾肾同补为主，兼顾他脏。同时，患儿服用激素及免疫抑制剂日久，下丘脑 – 垂体 – 肾上腺轴（HPA 轴）受到抑制，皮质醇水平不断下降，患儿易出现呼吸道疾病致使难治性肾病频繁复发。气之主为肺，气之源为脾，气之根为肾，通过使用健脾益肺温肾药物以增强患儿防病抗邪能力。现代研究表明，补肾中药可以拮抗激素对 HPA 轴的抑制作用，保护肾上腺功能，从而降低本病的复发率。

2. 配以收涩

患儿同时具有低蛋白血症及大量蛋白尿的特点，血浆白蛋白低主要由大量尿蛋白的丢失而致。使用收涩药物，取其益肾固精缩尿之用，同时配合补虚药，减少尿蛋白的丢失。研究表明本类药物多含大量鞣质，鞣质味涩，是发挥收敛作用的主要成分。

3. 清热必不可少

小儿体质特点为纯阳之体，且小儿形气未充，卫外不固，易感受外邪，感邪后易从热化；水湿停聚，日久郁而化热；血脉瘀阻，气机阻滞不通，日久郁而化热；激素药性类似中药"纯阳"之品，应用日久，易耗阴伤津，导致虚火内生，故应用清热药以除机体虚、实之热。研究表明，清热药用于各种原因引起内、外热证，可用于治疗感染阶段和非感染阶段内、外热证的慢性肾脏病。

4. 利水渗湿药不可或缺

《素问·至真要大论》："诸湿肿满，皆属于脾。"肺脾肾三脏亏虚，通调失司、运化失常、开阖失司则水谷精微、津液输布失常，水液停聚于肌肤而出现周身的浮肿。利水渗湿药多归入脾经，在利水渗湿的同时健脾助运，脾旺则水湿难停，肿不复现。常用茯苓、薏苡仁等药物可健脾助运，利水渗湿，促进水肿消退。

【用药体会】

常用对药为牡丹皮、丹参，桑寄生、续断，川芎、当归，小蓟、血余炭，旋覆花、半夏，火麻仁、郁李仁；角药为山药、山茱萸、薏苡仁，陈皮、佛手、大腹皮，郁金、合欢皮、白芍，浮小麦、煅龙骨、煅牡蛎，焦山楂、焦六神曲、炒麦芽；小复方为黄芪、芡实、茯苓、焦白术，知母、生地黄、玄参、麦冬。

1. 对药分析

牡丹皮、丹参　常用的活血化瘀之品。《诸病源候论》曰："肿之生也，皆由风邪湿热毒气客于经络，使血涩不通，瘀血而肿也。"水病则累血，病水日久，必及于血。丹参活血祛瘀，破宿血，补新血。既能行血中之滞，又能凉散血中之热，祛瘀生血而不伤正。牡丹皮凉血活血，既能入血清热化滞，又善清透阴分伏火，具有活血不妄行、凉血不留瘀的特点。二者相须为用，活血祛瘀而不伤正。

桑寄生、续断　常用的补益肝肾之品。肾为水脏，诸阴之本，小儿素体"肾常虚"，大剂量应用激素，壮火妄动，灼伤肾阴，而肝肾同源，子病及母则会出现肝肾阴虚。肝肾阴虚日久累积肾阳，以致肾阳亏虚，开阖失司，而发为水肿。桑寄生味苦主入肝肾经，善补肝肾、强筋骨；续断，味苦主入肝肾经，善补益肝肾，强壮筋骨。二者皆入肝肾经，合用则增强其补益肝肾、强筋骨作用。二药皆为苦味药物，味苦则坚阴，泻火存阴，抑制过亢的阴火，避免灼伤肾阴。

川芎、当归　常用的补血活血之品。川芎辛香行散，性善行窜，上行头目，下行血海，中开郁结，为血中之气药，既能活血又能行血。当归味甘而辛，即善补血，又长于活血。二药相伍，活血、行气、养血并举。川芎性燥可制约当归性腻，当归性润可制约川芎性燥，润燥相济，使祛瘀而不伤正，补血而不致滞，从而起到活血化瘀、补血和血功效。

小蓟、血余炭　常用的止血之品。肾炎型肾病患儿尿中可见红细胞。《笔花医镜》："肾之热，水将涸也……为小便出血。"小蓟甘凉，凉血止血，利尿通淋。《本草图经》："止吐血、衄血、下血皆验。"血余炭，性苦、微温，收敛止血，化瘀利尿。《五十二病方》："止血出者，燔发，以按其痏。"小蓟的性甘凉被血余炭的性苦温所中和，二药同用，增强其止血散瘀利尿之功。

旋覆花、半夏　常用的化痰降气之品。感染不仅与肾病的发生有关，还是小儿肾病复发的重要因素。外邪侵袭，首先犯肺，肺气不利，宣降通调失常，津液不布而形成痰浊。痰浊壅肺，气道不利，妨碍呼吸，出现咳嗽（咳痰）等肺窍不利之证。旋覆花具有"诸花皆升，旋覆独降"的特性，主降气化痰，降逆止呕。《医学入门》谓旋覆花"逐水，消痰，止呕噎"；半夏辛温燥烈，善燥湿化痰，降逆止呕，是调节气机的要药。痰浊的产生发展与脾密不可分，脾健运失司，运化失常，津液排泄输布异常，易聚湿成痰。肺为储痰之器，脾为生痰之源，二药均入肺脾经，合用则化痰之功力大量专，肺脾则无痰忧。且二者性善下气，合用则肃降肺气以通调水道而利水消肿，即"提壶揭盖"法，其目的在于启上源而通下窍。

火麻仁、郁李仁　常用的润肠通便之品。火麻仁功善润肠通便，滋养补虚。《本草经疏》："麻子，性最滑利。味甘能补能和，补中益气，兼益阴增液。"郁李仁功善润肠通便，利水消肿。《神农本草经》曰其"专治大肠气滞，燥涩不通"。火麻仁主入血分，郁李仁主入气分，二者相伍，气血双调，泻下通便之功得以增强。RNS患儿素体虚弱，不耐攻伐，火麻仁兼滋养补虚，与郁李仁同用，缓解其利水之功而增强其润肠通便之力。二药相伍，下不伤正，润而不腻，以达缓下通便之效。现代药理活性研究证实，火麻仁中含有丰富的脂肪油，可刺激肠黏膜，使分泌增多，蠕动加快，减少大肠吸收水分，故有泻下作用。

2. 角药分析

山药、山茱萸、薏苡仁　常用的平补脾肾药物组合。山药性甘平，

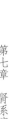

功善补肾涩精，补脾养胃，生津益肺。山茱萸味酸涩性微温，功善补益肝肾，收涩固脱，可收敛肾中之元气。山药与山茱萸相须为用，一补一敛，益精强阴，大补元气，继而纳气归根。薏苡仁味甘淡性凉，功善健脾止泻、利水渗湿。《本草纲目》载薏苡仁"阳明药也，能健脾益胃"。肾为先天之本，脾为后天之本，先天之精有赖于后天之精的充养，后天之精的化生有赖于先天之精的资助。三药同用，脾肾双补。同时薏苡仁的凉性被山茱萸的性温所中和，与性平的山药同用而成平补脾肾的佳品。

陈皮、佛手、大腹皮　常用的理气醒脾药物组合。脾为生气之源，脾胃虚弱则气血生化乏源；病久入络，气的温煦、推动功能下降，易血行不畅而致瘀。陈皮性辛温，功善燥湿化痰，理气健脾。东垣曰："夫人以脾胃为主，而治病以调气为先，如欲调气健脾者，陈皮之功居其首焉。"佛手性辛苦温，功善燥湿化痰，理气和中，疏肝解郁。大腹皮性辛微温，功善利水消肿，行气宽中。陈皮"同补药则补，同泻药则泻"，合佛手理气和中，燥湿化痰；合大腹皮行气通滞，气行则水行，印证了"气能行水"的基本理论。

郁金、合欢皮、白芍　常用的畅达情志药物组合。肝为刚脏，体阴而用阳。肝气亢逆太过则出现急躁易怒。郁金性辛苦寒，功善行气解郁，清心凉血，祛瘀止痛。《本草备要》："行气，解郁，泄血，破瘀。凉心热，散肝郁。"合欢皮性甘平，功善解郁安神，活血消肿。白芍性酸苦微寒，主入肝脾经，功善养血调经，平抑肝阳，柔肝止痛。此药物组合均入肝经，郁金、合欢皮行气解郁、白芍养血柔肝，使全身气机得以调畅，则疏泄功能得以正常。

浮小麦、煅龙骨、煅牡蛎　常用的敛阴止汗药物组合。浮小麦甘凉，善解肌、实卫、固表，是养心敛汗、固表实卫佳品，即可用于气虚自汗，又可治疗阴虚盗汗。《本草纲目》言本品："益气除热，止自汗盗汗。"煅牡蛎与煅龙骨固涩止汗，敛阴潜阳。两药味涩能敛，对表虚自汗、阴虚盗汗效果显著。煅龙牡为治疗多汗的靶向药，为敛汗之要药，凡虚汗皆可用之。

焦山楂、焦六神曲、炒麦芽　常用的消食和胃药物组合，除已停之积的同时还兼有健脾开胃和中之功。中焦脾胃为后天之本且小儿具有脾常不足的生理特点，为防清热药、活血化瘀药等对小儿脾胃损伤，应用焦三仙顾护脾胃。现代药理研究表明，本类药物调节胃肠功能，促进胃肠对营养物质的消化吸收；山楂中的山楂黄酮、维生素 C 能够调节血脂，扩张血管，增加胆固醇的排泄。

3. 小复方分析

黄芪、芡实、茯苓、焦白术　常用的培土制水药物组合。《素问玄机原病式》云："脾为万物之母，肾为万物之元。"《素问》："精气夺则虚。"脾肾亏虚，统摄失职，开阖失司，精微下注膀胱，随尿排出。此组药物均具有培土制水作用。黄芪性甘微温，功善补脾气卫固表，利尿消肿。芡实性甘涩平，功善补脾止泻，益肾固精，为治脾肾不固的佳品，《本草新编》："其功全在补肾祛湿。"茯苓性甘淡平，功善利水渗湿，健脾宁心，既能祛邪又能扶正，具有利水而不伤正的特点；焦白术性甘苦温，功善健脾益气，燥湿利水，为补气健脾第一要药。《本草崇原》曰："白术气味甘温，调和脾土之药也。"焦白术可助黄芪、茯苓补益脾气，使脾运得复，以滋气血化生之源；焦白术与茯苓一燥一渗，健脾气与利水湿相结合，补虚而不碍邪，祛邪而不伤正，使脾复健运，水湿得除。现代药理学研究表明黄芪能减轻肾损伤，提高肾小球滤过率，促进其结构恢复、改善水钠储留等作用；茯苓有效成分茯苓素具有调节免疫、利尿、抗炎等药理作用。

知母、生地黄、玄参、麦冬　常用的滋阴降火药物组合。大剂量应用激素会累及肾阴，肾阴不足则肾阳相对偏盛，肾阴虚不能制约肾阳，形成"阴虚阳亢""阴虚内热"。知母性甘苦寒，功善滋阴润燥，清热泻火。生地黄性甘苦寒，功善清热凉血生津。《本草汇言》："生地，为补肾要药，益阴上品，故凉血补血有功，血得补，则筋受荣，肾得之而骨强力壮。"玄参性甘苦咸微寒，功善滋阴凉血，泻火解毒。《本草纲目》："肾水受伤，真阴失守，孤阳无根，发为火病，法宜壮水以制火，故玄参与地黄同功。"麦冬微甘微苦微寒，功善益胃生津，养阴润肺。上述药物均为甘苦寒之味，味甘能和，调和药物苦寒太过；味苦能坚，泻火存阴，防止阴虚阳亢。

二、神经性尿频

神经性尿频又称小儿白天尿频综合征，是以白天小便频数、尿量少而不痛、入睡后尿频症状消失为特征的儿科常见病。好发于学龄前儿童，一年四季均可发病，多见于寒冷地区、寒冷季节，女孩多于男孩。经过及时正确的治疗，预后良好。但若迁延日久，可对小儿心理和健康产生影响。本病在古代中医文献中未见专题论述，按其临床表现，与"淋证""遗尿""尿频"等病有一定关联。多因体虚下元不固所致。正如清代罗国纲《罗氏会约医镜》云："小儿之多小便，由阳气尚微，不能约束。"现代医学认为，小儿神经性尿频是由小儿大脑皮质发育尚未完善，高级中枢对脊髓排尿中枢控制功能较弱，以及受惊吓、精神紧张等使膀胱神经功能失调所致。

【疾病溯源】

本病相关的文献记载最早见于《素问·脉要精微论》，云："水泉不止，是膀胱不藏也。"认为与膀胱功能失调有关。隋唐时期多将尿频混于淋证之中论述，如隋代巢元方《诸病源候论·小儿杂病诸候》曰："小便数，膀胱与肾俱有客热乘之故也，肾与膀胱为表里，俱主水，肾气下通于阴，此二经既受客热，则水行涩，故小便不快而起数也。"宋代刘昉《幼幼新书》已将"小便数"和"小便淋沥"分节论述，说明对本病的认识已较为深入。到了明代，对病因病机的认识更较明确，如戴思恭《证治要诀》说："小便多，乃下元虚冷，肾不摄水，以致渗泄。"清代罗国纲《罗氏会约医镜》说："小儿之多小便，由阳气尚微，不能约束，宜于温补。"又云："但凡治小便频数，切勿以热拟，热必赤涩而痛，纵有短少而艰涩，是肾水将竭，及气虚不传送故也。"明确指出小儿多小便，为阳气虚所致，不能作为热证，热必有赤涩疼痛。对本病病因病机的认识和治疗原则产生了重要影响。

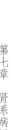

【临证思路】

白天小便次数增多，甚则 10 多分钟 1 次，尿量少或点滴而下，无尿痛，入睡尿频消失，是神经性尿频的主要症状和特征。伴见体弱神疲、面白少华、少气懒言、畏寒怕冷、手足欠温，或见方颅、鸡胸、齿迟、舌质淡苔白、脉沉细无力，为肾气不足，膀胱失约。小便频数，入睡则止，伴见面色萎黄、形体消瘦、困倦乏力、容易出汗、纳呆食少、大便溏薄、舌有齿痕、舌淡苔白、脉缓无力，为肺脾气虚，中气下陷。小便频数，点滴而出，入睡则止，伴见面白形寒、腰腹怕冷、小腹隐痛、便溏下利、舌淡苔滑、脉沉迟，为下焦中寒，温化无权。小便频数、尿少色黄、形体消瘦、手足心热、舌红少津、脉细而数，为肾阴不足，虚热内扰。

神经性尿频大多在 1 周左右自行缓解，所以临床上对于短时间的尿频患儿，一般不需要药物治疗。但有反复发作倾向，当予中医辨证治疗。

【用药体会】

核心药物为益智仁、山药、黄芪、甘草、白术、桑螵蛸、乌药、升麻、菟丝子、金樱子、五味子、山茱萸；对药为山药、益智仁，黄芪、益智仁，桑螵蛸、益智仁，乌药、益智仁，山药、乌药；角药为山药、乌药、益智仁，山药、菟丝子、益智仁，桑螵蛸、黄芪、益智仁；小复方为茯苓、乌药、猪苓、菟丝子，茯苓、猪苓、菟丝子、桑螵蛸，茯苓、桂枝、益智仁、黄芪。

1. 核心药物分析

益智仁 味辛，性温。归脾、肾经。具有温脾开胃摄唾，暖肾固精缩尿的功效。《药性歌括四百味》："益智辛温，安神益气。遗溺遗精，呕逆皆治。"《得配本草》："能于土中益火，兼治下焦虚寒。开郁散结，温中进食，摄唾涎，缩小便。治冷气腹痛，呕吐泄泻，及心气不足，泄精崩带。"

山药 味甘，性平。归脾、肺、肾经。善补脾养胃，生津益肺，补

王雪峰小儿病临证用药心得

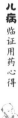

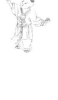

肾涩精。《本经》："主伤中，补虚，除寒热邪气，补中益气力，长肌肉，久服耳目聪明。"《本草纲目》："益肾气，健脾胃，止泄痢，化痰涎，润皮毛。"《日华子本草》："助五脏，强筋骨，长志安神，主泄精健忘。"《药性论》："补五劳七伤，祛冷风，止腰痛，镇心神，补心气不足，患人体虚羸，加而用之。"

黄芪　味甘，性微温。归脾、肺经。具有补气升阳，益卫固表，托毒生肌，利水退肿的功效。《本草思辨录》记载："黄芪中央黄，次层白，外皮褐，北产体虚松而有孔，味甘微温，叶则状似羊齿，明系由胃达肺，向外而不中守。"《本草崇原》记载："黄芪色黄，味甘，微温。禀火土相生之气化。土主肌肉，火主经脉，故主治肌肉之痈，经脉之疽也。"现代药理学表明，黄芪多糖能促进 RNA 和蛋白质的合成，使细胞生长旺盛，并能抗疲劳、耐低温。

甘草　味甘，性平。归心、肺、脾、胃经。善补脾益气，清热解毒，祛痰止咳，缓急止痛，调和诸药。《神农本草经》："味甘，平。主治五脏六腑寒热邪气，坚筋骨，长肌肉。"《名医别录》："温中……咳嗽，止渴，通经脉，利血气，解百药毒。"

白术　味甘、苦，性温。归脾经、胃经。善健脾益气，燥湿利水，止汗，安胎。《雷公炮制药性解》："除湿利水道，进食强脾胃。"《本草经集注》："主治风寒湿痹，死肌，痉，疸，止汗，除热，消食。"

桑螵蛸　味甘、咸，性平。归肝、肾经。有补肾助阳，固精缩尿的功效。《本草新编》："桑螵蛸，味咸、甘，气平，无毒。"《神农本草经百种录》："桑螵蛸，桑上螳螂所生之子也。螳螂于诸虫中最有力，而其子最繁，则其肾之强可知。"现代药理研究表明，桑螵蛸有抗利尿的作用。

乌药　味辛，性温。归肺、脾、肾、膀胱经。有行气止痛，温肾散寒的功效。《雷公炮制药性解》："乌药辛宜于肺，温宜于脾，故主中恶等证。"《本草思辨录》："乌药色黑味辛，气温而香，其主膀胱肾间冷气攻冲背膂宜矣。"

升麻　味辛、甘，性微寒。归肺、脾、大肠、胃经。具有发表透疹，清热解毒，升阳举陷的功效。《本草新编》中描述："升麻，味苦、甘，气平、微寒，浮而升，阳也，无毒。入足阳明、太阴之经。能升脾胃之气。"《长沙药解》："入手阳明大肠、足阳明胃经。利咽喉而止疼痛，消肿毒而排脓血。"

菟丝子 味辛、甘，性平。归肝、肾经。有补阳益阴、固精缩尿、明目止泻的功效。《名医别录》："菟丝子，味辛，平。主续绝伤，补不足，益气力，肥健。"《神农本草经读》："菟丝气平禀金气，味辛得金味，肺药也。然其用在肾而不在肺，子中脂膏最足，绝类人精，金生水也。"

金樱子 味酸、涩，性平。归肾、膀胱、大肠经。有固精、缩尿、涩肠止泻的功效。《冯氏锦囊秘录》记载："金樱子，味酸而功专止涩，然经络隧道，以通畅为和，倘能调神养气，则自能收摄充固，味者但取收涩，煎汤常服，不惟无益，反致气血乖和，令人减食。"《雷公炮制药性解》："金樱子属土而有金与水，脾肺肾之入固其宜也。"现代研究显示金樱子具有增强非特异性免疫、体液免疫、细胞免疫的作用。

五味子 味酸、甘，性温。归肺，心、肾经。善收敛固涩，益气生津，补肾宁心。用于久嗽虚喘，梦遗滑精，遗尿尿频，久泻不止，自汗，盗汗，津伤口渴，短气脉虚，内热消渴，心悸失眠。《本经》："主益气，咳逆上气，劳伤羸度，补不足，强阴，益男子精。"《本草通玄》："固精，敛汗。"《别录》："养五脏，除热，生阴中肌。"李杲云："生津止渴。治泻痢，补元气不足，收耗散之气，瞳子散大。"现代药理研究证实，其具有兴奋神经系统作用，提高免疫力、抑菌等功效。

山茱萸 味酸、涩，性微温。归肝、肾经。善补益肝肾，收涩固脱。用于眩晕耳鸣，腰膝酸痛，阳痿遗精，遗尿尿频，崩漏带下，大汗虚脱，内热消渴。《药性论》："治脑骨痛，止月水不定，补肾气；兴阳道，添精髓，疗耳鸣，除面上疮，主能发汗，止老人尿不节。"《本草求原》："止久泻，心虚发热汗出。"《雷公炮炙论》："壮元气，秘精。"现代研究表明，其有收敛、抗菌、抗病毒等作用。

2. 对药分析

山药、益智仁 山药，味甘，性平。归脾、肺、肾经。善补脾养胃，生津益肺，补肾涩精。益智仁，味辛，性温。归脾、肾经。具有温

王雪峰小儿病临证用药心得

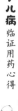

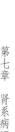

脾开胃摄唾、暖肾固精缩尿的功效。山药平补肺、脾、肾三脏，可助益智仁温脾开胃以摄唾、暖肾固精以缩尿。

黄芪、益智仁　黄芪，味甘，性微温。归脾、肺经。具有补气升阳、益卫固表、托毒生肌、利水退肿的功效。益智仁，味辛，性温。归脾、肾经。具有温脾开胃摄唾、暖肾固精缩尿的功效。黄芪补上焦肺卫之气，益智仁温脾固肾。两药合用，增强肺、脾、肾统摄之力。

桑螵蛸、益智仁　桑螵蛸，味甘、咸，性平。归肝、肾经。有补肾助阳、固精缩尿的功效。益智仁，味辛，性温。归脾、肾经。具有温脾开胃摄唾、暖肾固精缩尿的功效。桑螵蛸补肾助阳、固精缩尿，益智仁温脾摄唾、暖肾摄精。两药配伍，增强固精缩尿之功。

乌药、益智仁　乌药，味辛，性温。归肺、脾、肾、膀胱经。有行气止痛、温肾散寒的功效。益智仁，味辛，性温。归脾、肾经。具有温脾开胃摄唾、暖肾固精缩尿的功效。乌药性温，入肺、脾、肾、经，可助益智仁温脾、暖肾。

山药、乌药　山药，味甘，性平。归脾、肺、肾经。善补脾养胃，生津益肺，补肾涩精。乌药，味辛，性温。归肺、脾、肾、膀胱经。有行气止痛，温肾散寒的功效。山药平补肺、脾、肾三脏，其性平；乌药性温，有行气止痛、温肾散寒的功效。两药同用，增强彼此功效。

3. 角药分析

山药、乌药、益智仁　山药，味甘，性平。归脾、肺、肾经。善补脾养胃，生津益肺，补肾涩精。乌药，味辛，性温。归肺、脾、肾、膀胱经。有行气止痛、温肾散寒的功效。益智仁，味辛，性温。归脾、肾经。具有温脾开胃摄唾、暖肾固精缩尿的功效。体外实验表明，益智仁具有中枢抑制、镇痛、免疫抑制、抗过敏、抗癌等作用。山药配益智仁，补脾益肾之功更强；乌药配益智仁，温肾涩精更甚。

山药、菟丝子、益智仁　山药，味甘，性平。归脾、肺、肾经。善补脾养胃，生津益肺，补肾涩精。菟丝子，味辛、甘，性平。归肝、肾经。有补阳益阴、固精缩尿、明目止泻的功效。益智仁，味辛，性温。归脾、肾经。具有温脾开胃摄唾、暖肾固精缩尿的功效。体外实验表明，益智仁具有中枢抑制、镇痛、增强免疫抑制、抗过敏等作用。山药助益智仁温脾暖肾，助菟丝子固精缩尿、止泻。

桑螵蛸、黄芪、益智仁 桑螵蛸，味甘、咸，性平。归肝、肾经。有补肾助阳、固精缩尿的功效。现代药理研究表明，桑螵蛸有抗利尿、的作用。黄芪，味甘，性微温。归脾、肺经。具有补气升阳、益卫固表、托毒生肌、利水退肿的功效。现代药理学表明，黄芪多糖能促进RNA和蛋白质的合成，使细胞生长旺盛，并能抗疲劳、耐低温。益智仁，味辛，性温。归脾、肾经。具有温脾开胃摄唾，暖肾固精缩尿的功效。体外实验表明，益智仁具有中枢抑制、镇痛、免疫抑制、抗过敏等作用。黄芪具有补气升阳的功效，可助桑螵蛸补肾助阳、固精缩尿，助益智仁温脾、暖肾。

4. 小复方分析

茯苓、乌药、猪苓、菟丝子 茯苓，味甘、淡，性平。归心、肺、脾、肾经。善利水渗湿，健脾宁心。用于水肿尿少，痰饮眩悸，脾虚食少，便溏泄泻，心神不安，惊悸失眠。现代研究表明，茯苓有利尿、镇静的作用。乌药，味辛，性温。归肺、脾、肾、膀胱经。有行气止痛、温肾散寒的功效。猪苓，味甘、淡，性平。归肾、膀胱经。具有利水渗湿的功效。现代药理研究表明，猪苓具有较好的利水作用。菟丝子，味辛、甘，性平。归肝、肾经。有补阳益阴、固精缩尿、明目止泻的功效。茯苓、猪苓淡渗利水，茯苓还可健脾宁心。乌药温肾散寒，与菟丝子配伍，可增强其补阳益阴、固精缩尿、明目止泻的功效。

茯苓、猪苓、菟丝子、桑螵蛸 茯苓，味甘、淡，性平。归心、肺、脾、肾经。善利水渗湿，健脾宁心。用于水肿尿少，痰饮眩悸，脾虚食少，便溏泄泻，心神不安，惊悸失眠。猪苓，味甘、淡，性平。归肾、膀胱经。具有利水渗湿的功效。菟丝子，味辛、甘，性平。归肝、肾经。有补阳益阴、固精缩尿、明目止泻的功效。桑螵蛸，味甘、咸，性平。归肝、肾经。有补肾助阳、固精缩尿的功效。茯苓、猪苓淡渗利水，茯苓还可健脾宁心。菟丝子、桑螵蛸相配，可增强其补肾助阳、固精缩尿的功效。

茯苓、桂枝、益智仁、黄芪 茯苓，味甘、淡，性平。归心、肺、脾、肾经。善利水渗湿，健脾宁心。用于水肿尿少，痰饮眩悸，脾虚食

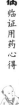

少，便溏泄泻，心神不安，惊悸失眠。桂枝，味辛、甘，性温。归心、肺、膀胱经。具有发汗解表、温经通阳的功效。益智仁，味辛，性温。归脾、肾经。具有温脾开胃摄唾、暖肾固精缩尿的功效。黄芪，味甘，性微温。归脾、肺经。具有补气升阳、益卫固表、托毒生肌、利水退肿的功效。茯苓，利水渗湿，健脾宁心；桂枝，发汗解表，温经通阳；益智仁，温脾暖肾；黄芪，补气升阳，利水消肿。四药合用，增强其补气升阳、暖肾固精缩尿之功。

三、小儿遗尿

儿童夜遗尿（nocturnal enuresis，NE）是指年龄 ≥ 5 岁儿童平均每周至少 2 次夜间不自主排尿，并持续 3 个月以上。遗尿可分为原发性遗尿、继发性遗尿和单纯性遗尿、复杂性遗尿。原发性遗尿是指持续的或持久的遗尿，期间控制排尿的时期不超过 1 年；继发性遗尿是指小儿控制排尿至少 1 年，但继而又出现遗尿；单纯性遗尿是指仅有夜间遗尿，白天无症状，不伴有泌尿系统和神经系统解剖或功能异常；复杂性遗尿是指除夜间遗尿外，白天伴有下泌尿系统症状，常继发于泌尿系统或神经系统疾病。儿童临床上最常见的主要是指尿床，即原发性单纯性遗尿症。据国外资料统计约 16% 的 5 岁儿童、10% 的 7 岁儿童和 5% 的 11 ～ 12 岁儿童患有不同程度的夜遗尿，青春期和成年早期仍有 1% ～ 3% 受到夜遗尿困扰。本病的发病率男孩高于女孩，且有家族倾向。未经治疗的遗尿症，每年有约 15% 的儿童可自行缓解，但也有 1% ～ 2% 的成年人遗留有遗尿症。本病大多数病程较长，或反复发作，病情严重还会影响患儿的身心健康和生长发育。

小儿原发性遗尿多属功能性，是由于大脑皮质及皮质下中枢功能失调所致。常见原因是精神因素，如突然受惊、过度疲劳、骤然更换居住环境、父母教养方法不正确等。多见于易兴奋、胆小、被动、过于敏感或睡眠过深的儿童。继发性遗尿常由于隐性脊柱裂所导致。3 周岁以下的婴幼儿，由于经脉未盛，气血未充，脏腑未坚，智力发育尚未健全，对排尿的自控能力差，或未养成排尿的正常习惯，可引起遗尿；或学龄儿童因白天游戏过度，精神过于疲劳，或因睡前多饮，亦可引起暂时性遗尿；或年龄虽超过3周岁，偶尔发生一二次遗尿，过后又恢复正常者，这些都不属于病态。继发性遗尿可由全身性或泌尿系统疾病如糖尿病、尿崩症等引起，或由于智力低下、神经精神创伤、泌尿道畸形、感染，尤其是膀胱炎、尿道炎、会阴部炎症、蛲虫等刺激引起。

【疾病溯源】

遗溺首先见于《黄帝内经》，有两种含义：一是指排尿不能自控而自遗之证，如《灵枢·九针论》说："膀胱不约为遗溺。"后代又称为遗尿，如《诸病源候论·遗尿候》曰："遗尿者，此由膀胱有冷，不能约于水故也。"一是指小儿睡中遗尿，醒后方觉之证，即尿床。尿床首见于隋《诸病源候论·尿床候》，云："夫人有于睡眠不觉尿出者，是其禀质阴气偏盛，阳气偏虚者，则肾与膀胱俱冷，不能温制于水，则小便多，或不禁而遗尿。"《张氏医通·遗尿》亦说："膀胱者，州都之官，津液藏焉。卧则阳气内收，肾与膀胱之气虚寒，不能制约，故睡中遗尿"。二者在病因病机和治法方药等方面多有相似之处，历代中医文献常将二者合而论之。为了临床便于鉴别，近代医家已将小儿睡中遗尿之病症确立为"小儿遗尿"（或简称"遗尿"），与失约自遗之尿失禁证相区别。《黄帝内经》不但提出了遗溺的病名，而且阐发了它的发病机理，提出"膀胱不约"是小儿遗尿的主要病机，为后世历代医家所接受，后世医家有关小儿遗尿的理论皆是在肯定这一基本理论的基础上加以发挥的。

唐·孙思邈《备急千金要方》及王焘《外台秘要》中均已收载有关小儿遗尿的治法、方药和针灸疗法。从唐宋至明代诸医书中所载方药来看，皆从肾与膀胱虚寒立论，用药则重在补肾固涩。此时期医家，如刘完素、朱震亨，对于遗溺的认识也有所发展，认为除了虚寒外，还有夹热之说。明·张景岳认识到小儿遗尿与发育尚未健全有关，《景岳全书·遗溺》说："梦中自遗者，惟幼稚多有之，俟其气壮而自固，或少加调理可愈，无足疑也。"说明对小儿进行合理的调理，遗尿便可自愈。清·沈金鳌在《幼科释谜·大小二便》中认为"遗尿有寒热异因"。

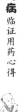

王雪峰小儿病临证用药心得

在治法上，多以《灵枢》"虚则遗溺，遗溺则补之"为纲领性治疗原则，在《诸病源候论》关于遗尿病证属虚寒的立论基础上，宋、元、明代医家常立温补固肾之治法。明·张景岳在《景岳全书·遗尿》中云："凡治小便不禁者，古方多用固涩，此固宜然，然固涩之剂，不过固其门户，此亦治标之意，而非塞源之道也。盖小水虽利于肾，而肾上连肺，若肺气无权，则肾水终不能摄，故治水者必须治气，治肾者必须治肺。"认为凡治小便异常，皆应顾及肺气，提出治水者必须治气，治肾者必须治肺的方法，主张"塞源"以治其本，佐以"固涩"以治其标，设立肺肾同治、标本兼顾的治则。清·林珮琴《类证治裁·闭癃遗溺论治》还提出从"调补心肾"着手进行治疗，曰："睡中自遗，幼稚多有，俟其气壮乃固，或调补心肾自愈，寇氏桑螵蛸散。"而明·方隅在《医林绳墨》和清·沈金鳌在《杂病源流犀烛》中，主张治疗除温补之外，还可应用清热之法治疗。

【临证思路】

本病应辨遗尿与尿失禁，古代医家通常把遗溺、遗尿（尿床）与小便失禁，混为一谈。遗溺包括遗尿与小便失禁，如清·林珮琴《类证治裁·闭整遗溺》说："遗尿一症，有睡中自遗者，有气不摄而频数不禁者……"但是，遗尿与小便失禁两者是有区别的。遗尿者，系指睡中自遗，醒后方觉，以小儿居多；而小便失禁者，系指小便频数，滴沥不断，不能自控，且以白昼多见，不可不辨。亦应辨寒热，遗尿寒热之辨，多从尿色、尿量、尿时有无热感来分。属热的，溺出频数而量少，色黄赤，有热感；属寒的，溺出不觉而量多，色清白，无热感。同时应辨虚实，遗尿之初，形体尚盛，脉象有力，或尿黄短涩，舌红黄者，属实；若遗尿日久，神疲气短，脉细无力，或尿色清长，形寒肢冷，面白唇淡，属虚。

本病以八纲辨证为纲，重在辨其虚实寒热。遗尿日久，小便清长，量多次频，兼见形寒肢冷、面白神疲、乏力自汗者多为虚寒；遗尿初起，尿黄短涩，量少灼热，形体壮实，睡眠不宁者多为实热。虚寒者多责之于肾虚不固、气虚不摄、膀胱虚寒；实热者常责之于肝经湿热。临

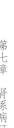

床所见，虚寒者居多，实热者较少。

本病的治疗根据虚则补之、实则泻之的原则，以固涩止遗为基本治法。下元虚寒者，治以温肾固涩为主；脾肺气虚者，治以益气固摄为主；肝经湿热者，治以清利疏泄为主。除内服药物治疗外，配合外治疗法和针灸推拿等可望提高临床疗效。

【用药体会】

核心药物为石菖蒲、陈皮、麸炒白术、金樱子、炙甘草、远志、北柴胡、升麻、炙黄芪、党参、乌梅、龙骨、鹿角霜、白茅根；对药为陈皮、石菖蒲，远志、石菖蒲，陈皮、远志，陈皮、炙甘草，升麻、北柴胡，炙黄芪、炙甘草，金樱子、麸炒白术，麸炒白术、炙甘草，炙黄芪、麸炒白术，当归、麸炒白术；角药为陈皮、远志、石菖蒲，陈皮、升麻、北柴胡。

1. 核心药物分析

石菖蒲　味辛、苦，性温。归心、胃经。善开窍豁痰，醒神益智，化湿和胃。《本经》："主风寒湿痹，咳逆上气，开心孔，补五脏，通九窍，明耳目，出音声。"《别录》："主耳聋，痈疮，温肠胃，止小便利，四肢湿痹，不得屈伸，小儿温疟，身积热不解，可作浴汤。聪耳目，益心智。"《药性论》："治风湿顽痹，耳鸣，头风，泪下，杀诸虫，治恶疮疥瘙。"《本草备要》："补肝益心，祛湿逐风，除痰消积，开胃宽中。疗噤口毒痢，风痹惊痫。"现代研究亦表明其有镇静、抗惊厥、抗抑郁、改善记忆和抗脑损伤作用。

陈皮　味苦、辛，性温。归肺、脾经。善理气健脾，燥湿化痰。《本草纲目》："疗呕哕反胃嘈杂，时吐清水。"《长沙药解》："降浊阴而止呕哕，行滞气而泻郁满，善开胸膈，最扫痰涎。"现代研究显示，其具有明显促进唾液淀粉酶活性、抗氧化等作用。

麸炒白术　味甘、苦，性温。归脾经、胃经。功能健脾益气、燥湿利水、止汗、安胎。《雷公炮制药性解》："除湿利水道，进食强脾胃。"《本草经集注》："主治风寒湿痹，死肌，痉，疸，止汗，除热，消食。"

金樱子　味酸、涩，性平。归肾、膀胱、大肠经。有固精、缩尿、

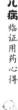

王雪峰小儿病临证用药心得

涩肠止泻的功效。《冯氏锦囊秘录》记载："金樱子，味酸而功专止涩，然经络隧道，以通畅为和，倘能调神养气，则自能收摄充固，味者但取收涩，煎汤常服，不惟无益，反致气血乖和，令人减食。"《雷公炮制药性解》："金樱子属土而有金与水，脾肺肾之入固其宜也。"现代研究显示金樱子具有增强非特异性免疫、体液免疫、细胞免疫的作用。

炙甘草　味甘，性平。归心、肺、脾、胃经。具有补脾益气、润肺止咳、缓急止痛、缓和药性的功效。《本草新编》："甘草，味甘，气平，性温，可升可降，阳中阳也。"《医学衷中参西录》："性微温，其味至甘。能解一切毒性。甘者主和，故有调和脾胃之功，甘者主缓，故虽补脾胃而实非峻补。"现代医学研究表明，甘草有抗利尿、和类似肾上腺皮质激素样作用。

远志　味苦、辛，性温。归心、肾、肺经。有安神益智、交通心肾远志、祛痰开窍、消散痈肿之功效。《滇南本草》："养心血，镇惊，宁心，散痰涎。疗五痫角弓反张，惊搐，口吐痰涎，手足战摇，不省人事，缩小便，治赤白浊，膏淋，滑精不禁。"《本草再新》："行气散郁，并善豁痰。"《本经》："主咳逆伤中，补不足，除邪气，利九窍，益智慧，耳目聪明，不忘，强志倍力。"现代研究表明，其有镇静、催眠、抗惊厥的作用。

北柴胡　味苦、辛，性微寒。归心包络、肝、三焦、胆经。具有和解退热、疏肝解郁、升举阳气的功效。《医学衷中参西录》中记载："味微苦，性平。禀少阳生发之气，为足少阳主药，而兼治足厥阴。"《本草害利》："为少阳表药，故治疟发表和里退热，主清阳上行；解郁调经，宣畅气血，主阳气下陷。"现代药理研究表明，柴胡具有解热、抗炎、镇静等作用。

升麻　味辛、甘，性微寒。归肺、脾、大肠、胃经。具有发表透疹、清热解毒、升阳举陷的功效。《本草新编》中描述："升麻，味苦、甘，气平、微寒，浮而升，阳也，无毒。入足阳明、太阴之经。能升脾胃之气。"《长沙药解》："入手阳明大肠、足阳明胃经。利咽喉而止疼痛，消肿毒而排脓血。"

炙黄芪　味甘，性微温。归脾、肺经。具有补气升阳、益卫固表、

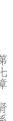

托毒生肌、利水退肿的功效。《本草思辨录》："黄芪中央黄，次层白，外皮褐，北产体虚松而有孔，味甘微温，叶则状似羊齿，明系由胃达肺，向外而不中守。"《本草崇原》中记载："黄芪色黄，味甘，微温。禀火土相生之气化。土主肌肉，火主经脉，故主治肌肉之痈，经脉之疽也。"现代药理学表明，黄芪多糖能促进 RNA 和蛋白质的合成，使细胞生长旺盛，并能抗疲劳、耐低温。

党参 味甘，性平。归脾、肺经。具有补中益气、生津养血的功效。《本草纲目拾遗》："虽无甘温峻补之功，却有甘平清肺之力。"又记载："党参功用，可代人参，皮色黄而横纹，有类乎防风，故名防党。"

乌梅 味酸、涩，性平。归肝、脾、肺、大肠经。善敛肺，涩肠，生津，安蛔。《雷公炮制药性解》："味酸，性温，无毒，入肺、肾二经。主生津液，解烦热，止吐逆，除疟瘴，止久痢，消酒毒。"《本草经集注》："止下痢，好唾，口干。"

龙骨 味甘、涩，性平。具有镇静、敛汗涩精、生肌敛疮之功效。《本草纲目》："益肾镇惊，止阴疟，收湿气，脱肛，生肌敛疮。"《别录》："疗心腹烦满，四肢痿枯，汗出，夜卧自惊，恚怒，伏气在心下不得喘息，肠痈内疽，阴蚀，止汗，缩小便，尿血，养精神，定魂魄。安五脏。""白龙骨疗梦寐泄精，小便泄精。"《本经》："主咳逆，泄痢脓血，女子漏下，癥瘕坚结，小儿热气惊痫。"现代研究证实，其有镇静、催眠、抗惊厥的作用。

鹿角霜 味咸、涩，性温。归肝肾经。有温肾助阳、收敛止血的功效。《本草新编》："鹿角霜，专止滑泻。"适用于脾肾阳虚之遗尿尿频。阴虚火旺者忌服。

白茅根 味甘，性寒。归肺、胃、膀胱经。具有凉血止血、清热利尿的功效。《药性歌括四百味》中描述："茅根味甘，通关逐瘀，止吐衄血，客热可祛。"又如《医学衷中参西录》中记载："味甘，性凉，中空有节，最善透发脏腑郁热，托痘疹之毒外出；又善利小便淋涩作疼，因热小便短少，腹胀身肿；又能入肺清热以宁嗽定喘；为其味甘，且鲜者嚼之多液，故能入胃滋阴以生津止渴，并治肺胃有热、咯血、吐血、衄血、小便下血，然必用鲜者其效方著。"现代药理研究表明，白茅根具

王雪峰小儿病临证用药心得

有止血、利尿、抗炎等作用。

2. 对药分析

陈皮、石菖蒲 陈皮，味苦、辛，性温。归肺、脾经。善理气健脾，燥湿化痰。石菖蒲，味辛、苦，性温。归心、胃经。善开窍豁痰，醒神益智，化湿和胃。现代研究亦表明，其有镇静、抗惊厥、抗抑郁、改善记忆和抗脑损伤作用。陈皮，理气健脾，燥湿化痰；石菖蒲，开窍豁痰，醒神益智，化湿和胃。两药相使，增强燥湿化痰、豁痰的功效。

远志、石菖蒲 远志，味苦、辛，性温。归心、肾、肺经。有安神益智、交通心肾远志、祛痰开窍、消散痈肿之功效。石菖蒲，味辛、苦，性温。归心、胃经。善开窍豁痰，醒神益智，化湿和胃。远志，安神益智、交通心肾远志、祛痰开窍；石菖蒲，开窍豁痰，醒神益智，化湿和胃。两药相伍，开窍豁痰、安神益智之功大大提高。

陈皮、远志 陈皮，味苦、辛，性温。归肺、脾经。善理气健脾，燥湿化痰。远志，味苦、辛，性温。归心、肾、肺经。有安神益智、交通心肾远志、祛痰开窍、消散痈肿之功效。陈皮通过理气健脾，发挥燥湿化痰的功效。二者共用，痰祛窍开，心肾交通，安神益智。

炙甘草、陈皮 炙甘草，味甘，性平。归心、肺、脾、胃经。具有补脾益气、润肺止咳、缓急止痛、缓和药性的功效。陈皮，味苦、辛，性温。归肺、脾经。善理气健脾，燥湿化痰。炙甘草补脾益气，可助陈皮燥湿化痰，增强药效，又可调和诸药。

升麻、北柴胡 升麻，味辛、甘，性微寒。归肺、脾、大肠、胃经。具有发表透疹、清热解毒、升阳举陷的功效。北柴胡，味苦、辛，性微寒。归心包络、肝、三焦、胆经。具有和解退热、疏肝解郁、升举阳气的功效。现代药理研究表明，柴胡具有解热、抗炎、镇静等作用。升麻，味辛，具有发表透疹、清热解毒、升阳举陷的功效；北柴胡也具有和解退热、升举阳气的功效。在退热、升举阳气方面，两药可相须使用。

炙甘草、炙黄芪 炙甘草，味甘，性平。归心、肺、脾、胃经。具有补脾益气，润肺止咳，缓急止痛，缓和药性的功效。炙黄芪，味甘，性微温。归脾、肺经。具有补气升阳、益卫固表、托毒生肌、利水退肿的功效。炙甘草具有补脾益气的功能，其功能可增强炙黄芪补气升阳、益卫固表、托毒生肌、利水退肿的功效。

金樱子、麸炒白术　金樱子，味酸、涩，性平。归肾、膀胱、大肠经。有固精、缩尿、涩肠止泻的功效。麸炒白术，味甘、苦，性温。归脾经、胃经。功能健脾益气，燥湿利水，止汗，安胎。白术健脾益气，可增强金樱子固精、缩尿、涩肠止泻的功效。

炙甘草、麸炒白术　炙甘草，味甘，性平。归心、肺、脾、胃经。具有补脾益气、润肺止咳、缓急止痛、缓和药性的功效。麸炒白术，味甘、苦，性温。归脾经、胃经。功能健脾益气，燥湿利水，止汗，安胎。炙甘草补脾益气，与麸炒白术相使，可增强药效。

炙黄芪、麸炒白术　炙黄芪，味甘，性微温。归脾、肺经。具有补气升阳、益卫固表、托毒生肌、利水退肿的功效。麸炒白术，味甘、苦，性温。归脾经、胃经。功能健脾益气，燥湿利水，止汗，安胎。炙黄芪补气升阳，益卫固表，托毒生肌，利水退肿；麸炒白术健脾益气，燥湿利水，止汗，安胎。两者在功效上相辅相承。

当归、麸炒白术　当归，味甘、辛，性温。归肝、心、脾经。具有补血，活血，止痛，润肠的功效。麸炒白术，味甘、苦，性温。归脾经、胃经。功能健脾益气，燥湿利水，止汗，安胎。麸炒白术健脾益气，"气为血之母"，麸炒白术可促进当归补血、活血的功效。

3. 角药分析

陈皮、远志、石菖蒲　陈皮，味苦、辛，性温。归肺、脾经。善理气健脾，燥湿化痰。远志，味苦、辛，性温。归心、肾、肺经。有安神益智、交通心肾远志、祛痰开窍、消散痈肿之功效。石菖蒲，味辛、苦，性温。归心、胃经。善开窍豁痰，醒神益智，化湿和胃。远志、石菖蒲相须，增强彼此豁痰开窍、安神益智的功效。陈皮理气健脾、燥湿化痰，通过健脾，辅助远志、石菖蒲化痰以达到开窍的功效。三药同用，标本同治，化痰开窍。

陈皮、升麻、北柴胡　陈皮，味苦、辛，性温。归肺、脾经。善理气健脾，燥湿化痰。升麻，味辛、甘，性微寒。归肺、脾、大肠、胃经。具有发表透疹、清热解毒、升阳举陷的功效。北柴胡，味苦、辛，

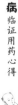

性微寒。归心包络、肝、三焦、胆经。具有和解退热、疏肝解郁、升举阳气的功效。升麻、柴胡同具有升举阳气、清表热的功效；陈皮理气健脾，燥湿化痰，主理中焦脾胃。三药同用，表里同治。

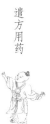

第八章　过敏性疾病

一、过敏性咳嗽

过敏性咳嗽又称变应性咳嗽，是儿童慢性咳嗽的主要病因之一。临床多表现为刺激性干咳，常伴有过敏性鼻炎、湿疹、过敏性结膜炎等过敏性疾病，多因接触过敏原、冷空气、特殊气味而诱发。其咳嗽受体敏感性增强，并不存在气道高反应性。西医治疗多采用常规止咳、抗感染抗病毒治疗、抗组胺药物及糖皮质激素治疗，但因患儿依从性差，导致远期疗效不佳，易迁延反复。中医学对过敏性咳嗽的治疗注重个体化差异，多采用因人、因时、因地而异的辨证论治，强调急则治其标，缓则治其本，因此临床常取得比较显著的疗效。

【用药体会】

1. 散收清降，佐以清润　儿童过敏性咳嗽的常用药为桑白皮、苦杏仁、芦根、桔梗、黄芩、前胡、麦冬、炙枇杷叶、钩藤、五味子、百合。其中桑白皮甘寒，归肺经，泻肺平喘。《本草纲目》曰："泻肺，降气……肺中有水气及肺火有余宜之。"炙用多治肺虚咳嗽。苦杏仁主入肺经，能散能降，可解表祛邪又可肃降上逆之气，止咳平喘。黄芩、前胡、桔梗宣肺利咽，清热止咳。《珍珠囊药性赋》中记载桔梗为"一为诸药舟楫……肺部之引经"，可以载药上行又可引苦泄峻下。五药合用宣降有度，通畅肺气。枇杷叶味苦，微寒，可清肺止咳。《重庆堂随

王雪峰小儿病临证用药心得

笔》记载"凡风温、温热、暑、燥诸邪在肺者，皆可用以保柔金而肃治节，香而不燥"。钩藤入肝、心包二经，有缓和的息风止痉功能，又具有轻清疏泄之性，能清热透邪。芦根、麦冬、百合为生津润燥之品，唐代医家孙思邈将芦根、麦冬两药合用成麦冬芦根汤，以清心除烦，养阴润肺。五味子敛肺止咳，《神农本草经》云："主益气，咳逆上气。"《药品化义》曰："能收敛肺气，主治虚劳久嗽。盖肺性欲收，若久嗽则肺焦叶举，津液不生，虚劳则肺因气乏，烦渴不止，以此敛之、润之。"全方散收清降，寒热并用，祛邪而不伤正，共奏清热养阴、润肺止咳之功。

2. 活用抗过敏中药 现代医学多认为过敏性咳嗽的发病机制同变应性炎症及特应性炎症、咳嗽敏感性增高、TH1/TH2 免疫失衡、支气管上皮损伤相关，有学者认为 TH1/TH2 免疫失衡可能是过敏性咳嗽发病的重要环节之一，咳嗽的敏感性增高是过敏性咳嗽的普遍现象。近年来，中药抗过敏相关的药理实验日益增多，大量研究发现单味中药及其提取物在抗过敏治疗中发挥多种的作用，如抑制过敏介质的释放、稳定靶细胞膜等。现以核心药物举例，桑白皮的现代药理学研究表明，其主要化学成分以酚类化合物为主，还含少量三萜、香豆素及多羟基生物碱类化合物，具有镇咳平喘、抗炎、抗过敏等生理活性。桑白皮水提取物通过调节肥大细胞功能实现抗过敏作用。炒紫苏子醇提取物中的木犀草素为代表的 4 种酚类化合物，能明显降低总 IgE 水平和特异性 IgE 水平，从而发挥抗过敏的作用。紫苏中分离出的木犀草素表现出体内抑制肿瘤坏死因子 α 产生，抑制耳肿胀和变态反应性水肿。其作用机制是通过抑制 5– 脂氧化酶和 12– 脂氧化酶，而抑制白三烯 B4、C4、D4、E4 的产生。黄芩中黄芩苷元、汉黄芩素等具有免疫增强和免疫抑制的双重调节作用，可能在治疗过敏性疾病中发挥重要作用。枇杷叶中的三萜酸类化合物可通过调节 CD4+T、CD8+T 细胞的成熟与分化而维持两亚群间的平衡以调节免疫系统，具有良好的免疫调节作用。麦冬的某些皂苷成分可以调节巨噬细胞功能、抑制过氧化氢诱导的氧化应激，是潜在的天然抗氧化剂和免疫增强剂。麦冬呋甾皂苷 A、B 可抑制白细胞介素 –4 与肿瘤坏死因子 α 联合诱导的嗜酸细胞活化趋化因子的表达，提示其具有治疗过敏性疾病的前景。辨证时多见伴随过敏性鼻炎和变应性皮炎的患儿，对此加减使用中药如辛夷、薄荷、白芷、白鲜皮等，经现代药理学研究发现这些药也均有抗过敏的作用。临证中灵活的运用抗过敏中药不仅取其药性的功能，更体现了中医治病必求于本的思想。

3. 善用炮制类中药，药性平和 小儿脏腑娇嫩，不宜过度用大寒、大热类药物，在临床中治疗过敏性咳嗽中多用温、微寒、平类药物。一些寒凉类的药物多使用炮制后的剂型，如炙枇杷叶、炙桑白皮等。中药在炮制处理后，能够有效增强临床治疗效果，消除或降低中药的毒副作用和药物毒性，更适宜临床运用。生用杏仁毒性很大，炒制杏仁可通过提高氢氰酸的含量影响从而发挥其止咳平喘的作用，另外肺虚不降，则引起大肠腑气传导功能减弱，使用炒杏仁可以起到润肠通便之效。生桑白皮善于利尿，蜜炙后可减其凉泻之性，防其伤肺泄气，增其润肺止咳之功。蜜炙后的款冬花、紫菀中有效成分的含量明显高于蜜炙前，并且毒性降低，润肺止咳的功效增强。祛邪同时还应兼顾根本，多运用炙白术、炙甘草、炙黄芪等补益类中药，增强其补中益气、补益肺脾之效。

4. 标本兼治，顾护肺脾 过敏性咳嗽多用化痰止咳平喘药，药味多以甘、苦、辛为主，归经以肺为主，胃、脾经次之。过敏性咳嗽患儿多为易感之体，邪引伏风，肺失宣降及伏风耗津，肺失滋养而致本病的产生。过敏性咳嗽多反复发作、迁延不愈，风动易于引动内伏之痰，小儿本为纯阳之体，感邪入里，病变迅速且易于化热，就诊初期多见久咳、喉间痰鸣的患儿故常予化痰止咳平喘药、清热药以清热止咳。疾病后期祛邪同时顾护根本，以防病情反复。临证时多见多食多嗜的过敏性咳嗽患儿，小儿肺脾常不足，过食肥甘厚味伤及脾胃而生内热，湿热困脾，脾为生痰之源，脾虚则痰湿无以为化而困于体内，遇邪后发病，导致本病的反复发作。脾胃为后天之本，正气存内，邪不可干。故补益脾气、顾护肺气亦尤为重要。在治疗过敏性咳嗽患儿时补虚药、消食药的使用正是基于此，甘、辛、苦味药物的大量应用切合本病的病机。

二、过敏性鼻炎

过敏性鼻炎（allergic rhinitis）又称变应性鼻炎，是特应性个体接触致敏原后由 IgE 介导的以炎性介质（主要是组胺）释放、有免疫活性细胞和细胞因子等参与的鼻黏膜慢性炎症反应性疾病，以突然和反复发作的鼻痒、喷嚏、鼻分泌亢进、鼻黏膜肿胀等为主要特点的疾病。可分为长年性发作、季节性发作（即花粉症），或在气候突然变化、吸入异样刺激物时发作。好发于 6～18 岁儿童青少年，年幼儿童发病率高于年长儿童。

儿童过敏性鼻炎也称儿童变应性鼻炎，患病率呈持续增加趋势，发达国家达人口 10%～20% 以上，我国高发区已达 37.74%。本病可发生于任何年龄包括幼婴，大多数患者症状于 20 岁前出现。临床表现轻重不一，依据症状的严重程度和对生活质量的影响分为轻度和中－重度。

【疾病溯源】

过敏性鼻炎病名在古代医籍中并无记载，但根据其主要临床症状，相当于中医学"鼻鼽""鼽嚏"等范畴。"鼽嚏"，最早见于西周《礼记·月令》，其云："季秋行夏令，则其国大水，冬藏殃败，民多鼽嚏。""鼻鼽"作为病名，首见于《素问·脉解》，云："所谓客孙脉则头痛、鼻鼽、腹肿者，阳明并于上，上者则其孙络太阴也，故头痛、鼻鼽、腹肿也。"王冰注："鼽，鼻中出水也。"

早在《黄帝内经》中就有类似本病证候的描述，如《灵枢·口问》："人之嚏者，何气使然？岐伯曰：阳气和利，满于心，出于鼻，故为嚏。"金元·刘河间《素问玄机原病式·卷一》中对鼻鼽的具体证候做出了描述："鼽者，鼻出清涕也。嚏者，鼻中因痒而气喷作于声也。"这是首次对鼽嚏的具体描述。《备急千金要方·卷六上》记载了"鼻塞脑冷清涕出方"。清代《杂病源流犀烛卷二十三·鼻病源流》中论述到："又有鼻鼽者，鼻流清涕不止，有肺经受寒而成也。"隋代名医巢元方《诸病源候论》云："夫津液涕唾得热即干燥，得冷则流溢，不能自收。

肺气通于鼻，其脏有冷。"认为肺气虚寒，肺与鼻相通，肺中寒气通于鼻，故出现鼻鼽病。《素问玄机原病式·六气为病·热类》云；"鼽者，鼻出清嚏也。夫五行之理，微则当其本化，甚则兼有鬼贼。""嚏，鼻中因痒则气喷作于声也。痒为火化，心火邪热干于阳明，发于鼻而痒则嚏也。"指出鼻鼽由热所致。明·张景岳《景岳全书·鼻证》云："鼻涕多者由于火，故曰肺热甚则鼻涕也。"清代医家陈士铎在《辨证录·鼻渊门》中讲道："流清涕而不腥臭，正虚寒之病也……寒证宜用温和之剂，倘概用散而不用补，则损伤胃气，而肺金益寒，愈留清涕矣。"

【临证思路】

本病应注意辨局部的体征，变应性鼻炎具有特异性局部体征，以鼻黏膜颜色、鼻甲肿胀及鼻道分泌物为主。鼻黏膜色淡，鼻甲肿胀，多属气虚或阳虚；鼻黏膜色红，鼻甲肿胀多属热证。肺气虚寒，卫表不固，则症见鼻痒、喷嚏连作、流清涕、鼻塞遇风冷加重、畏寒怕风、自汗等，体征见鼻黏膜色淡、鼻甲肿胀；脾气虚弱，清阳不升，则症见鼻痒、喷嚏连连、流清涕、鼻塞劳累后加重、纳呆、便溏等，体征见鼻黏膜色淡、鼻甲肿胀；肾阳不足，温煦失职，则症见鼻痒、喷嚏连作、流清涕量甚多、腰膝酸软、四肢不温、怕冷，体征见鼻道可见水样分泌物、下鼻甲肿胀苍白等。肺经伏热，上犯鼻窍，则症见鼻痒、喷嚏连连、流清涕、鼻塞，症状多在遇热蒸汽（如吃饭）时或在闷热天气发作，伴口干、烦热等，体征见鼻黏膜色红、鼻甲肿胀。还应注意伴随症状如喷嚏频频，鼻涕量多，清涕如水，伴嗅觉减退，畏风怕冷，自汗，气短懒言，或咳嗽痰稀，为肺气虚寒；喷嚏突发，清涕连连，伴面色萎黄无华，消瘦，食少纳呆，腹胀便溏，倦怠乏力，少气懒言，为脾气虚弱；鼻涕量多，清涕长流，伴面色苍白，形寒肢冷，腰膝酸软，小便清长，或见遗尿早泄，为肾阳不足；鼻塞、流涕、喷嚏常在闷热天气发作，伴咳嗽、咽痒、口干烦热，为肺经伏热。

过敏性鼻炎是小儿临床常见病，患儿之间体质差异比较大，病情轻重程度不一，临床要分清轻重缓急，予以相应的治疗方法。过敏性鼻炎的治疗原则是"防治结合，四位一体"，四位包括环境控制、药物治疗、

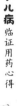

免疫治疗和健康教育。本病中医治疗多从肺、脾、肾三脏入手，分辨寒热虚实而随证施治，如虚实夹杂、寒热并存者，应注意兼顾。

【用药体会】

核心药物为辛夷、甘草、苍耳子、白术、防风、黄芪、白芷、细辛、桂枝；对药为白芷、苍耳子，白芷、辛夷，黄芪、白术；角药为黄芪、白术、防风，苍耳子、白芷、辛夷；小复方为甘草、防风、黄芪、白术，苍耳子、防风、黄芪、白术，辛夷、防风、黄芪、白术。

1. 核心药物分析

辛夷　味辛，性温。归肺、胃经。为治疗鼻窍诸症的要药，具有发散风寒、宣通鼻窍之功。常配伍白芷、苍耳子、石菖蒲、防风等药，用于风寒头痛、鼻塞、鼻渊等病症，《本草纲目》记载"辛夷之辛温，走气而入肺，能助胃中清阳上行，所以能温中，治头面目鼻之病"。现代药理研究对本药物研究较为深入，辛夷的多种有效成分具有抗过敏作用，动物体外实验证明，辛夷油能抑制 5-L0 活性，减少炎性物质的生成，从而发挥抗炎作用。研究者等应用平行提取法研究以 6 种不同溶剂对辛夷进行提取有效成分，其提取物对灰葡萄孢菌均有抑制作用。本品药用部位为花蕾，毛细而多，入汤剂中宜包煎。

甘草　生用味甘、性平，炙用味甘、性温。归肺、脾、心、胃经。具有益气补中、调和药性的功效，兼能清热解毒、祛痰止咳、缓急止痛。《本草正》记载其"得中和之性，有调补之功……无往不可，故称国老"，为医家临床处方常配伍使用之药。现代医学研究发现，甘草提取物具有抗氧化、清除自由基的作用，可抑制炎症反应。甘草药性平和，可配伍多种药物，调和诸药。

苍耳子　味辛、甘性温。归肺经。具有散风寒、通鼻窍、祛风湿、止痛的功效。李中梓在《雷公炮制药性解》中说："苍耳甘温，故能走表，肺主皮毛，所以入之，肺主风邪，故治疗如上。"《本草正义》又云："苍耳子，温和疏达，流利关节，宣通脉络，遍及孔窍肌肤而不偏于燥烈……又独能上达颠顶，疏通脑户之风寒，为头风病之要药。而无辛香走窜，升泄过度耗散正气之虑。"且药理研究表明苍耳子具有抗过敏、抗菌、抗炎等作用。

白术 味甘、苦，性温。归脾、胃经。可补气健脾、燥湿利水，又可固表止汗。甘温补益脾气，苦能燥湿，《国药诠论》曰："白术性味中和，燥而不烈……故为治湿所必用，但中病即止，不可久服……用为常服，则气血俱燥，必生他变。"是因其"于坤顺之体，具乾健之用"，性偏温燥，恐伤阴液。现代研究表明，白术提取物有调节免疫系统功能、抗炎的作用，对平滑肌运动功能呈双向调节作用。白术通过补益脾气，可固后天之本，脾胃健运则小儿生化有源，体格强健，百邪不侵。

防风 味辛、甘，性微温。归膀胱、肝、脾经。功效为祛风解表、胜湿止痛、止痉。其药力和缓，寒热虚实之表证均可使用，为治风通用之品。《神农本草经百种录》称"防风治周身之风，乃风药之统领也"。防风的现代药理作用包括解热、镇痛、抗炎、抗菌、免疫调节、抗过敏等。

黄芪 味甘，性微温。归脾、肺、肝经。具有补气固表、利尿托毒、排脓、敛疮生肌的功效。《汤液本草》记载："治气虚盗汗并自汗，即表皮之药，又治肤痛，则表药可知。又治咯血，柔脾胃，是为中州药也。又治伤寒尺脉不至，又补肾脏元气，为里药。是上中下内外三焦之药。"《本草蒙筌》记载"参耆甘温，俱能补益，证属虚损，堪并建功。但人参惟补元气调中，黄耆兼补卫气实表"。现代药理研究表明，黄芪具有强心、扩张血管、利尿、镇静等作用。常与太子参、茯苓、薏苡仁、白术等药配伍使用。

白芷 味辛，性温。归肺、胃经。有祛风散寒、通窍止痛、消肿排脓、燥湿止带等多种功效，在儿科主要用于治疗鼻塞、鼻渊诸症。其气味芳香浓烈，通窍之力较强，性温可发散寒邪，故对风寒侵袭肺系所致的鼻塞、流涕最为适宜，亦可配伍益气养阴之品，用于虚实夹杂之证。白芷有效成分复杂，药理作用亦较为广泛，主要包括抗炎镇痛、抗菌、抗肿瘤、解痉、降血压等。

细辛 味辛，性温。归心、肺、肾经。具有祛风散寒、通窍止痛、温肺化饮的功效。《药性论》："治咳逆上气，恶风，风头，手足拘急，安五脏六腑，添胆气，祛皮风湿痒，能止眼风泪下，明目，开胸中滞，

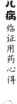

除齿痛，主血闭，妇人血沥腰痛。"《本草衍义》记载："治头面风痛。"现代药理研究证明，细辛具有解热、镇静、镇痛、抗炎、表面麻醉及浸润麻醉作用。此外，细辛具有强心、扩张血管、松弛平滑肌、增强脂质代谢、升高血糖等作用，对细胞免疫、体液免疫均有抑制作用。

桂枝 味辛、甘，性温。归心、肺、膀胱经。具有发汗解肌、温通经脉、助阳化气、平冲降气的功效。《本草经疏》记载："实表祛邪。主利肝肺气，头痛，风痹骨节挛痛。"《本草备要》描述其："温经通脉，发汗解肌。"现代药理研究证明，桂枝所含桂皮油能扩张血管，改善血液循环，促使血液流向体表，从而有利于发汗和散热。此外，桂枝有镇痛、抗炎、抗过敏、增加冠脉血流量、改善心功能、镇静、抗惊厥、抗肿瘤等作用。

2. 对药分析

白芷、苍耳子 白芷，味辛，性温。归肺、胃经。有祛风散寒、通窍止痛、消肿排脓、燥湿止带等多种功效。苍耳子，味辛、甘，性温。归肺经。散风寒，通鼻窍，祛风湿，止痛。白芷、苍耳子，均可散风寒、通鼻窍，入肺经，于鼻鼽患儿，二者合用有增强疏散风寒、使清阳之气上行、宣通鼻窍之力，又可截断病势，防治疾病传变。

白芷、辛夷 白芷，味辛，性温。归肺、胃经。有祛风散寒、通窍止痛、消肿排脓、燥湿止带等多种功效。辛夷，其味辛，性温。归肺、胃经。具有散风寒、通鼻窍之功。患儿由于外感风寒而致鼻鼽，常选用白芷、辛夷以祛风散寒、通窍排脓。白芷味辛性温，祛风散寒、通窍止痛、消肿排脓；辛夷味辛性温，散风寒、通鼻窍。两药同入肺、胃经，增强药效。

黄芪、白术 黄芪，味甘，性微温。归脾、肺、肝经。具有补气固表、利尿托毒、排脓、敛疮生肌的功效。白术，味甘、苦，性温。归脾、胃经。可补气健脾、燥湿利水，又可固表止汗。白术归中焦脾、胃二经，本无走表之理，但若配伍补肺益卫之黄芪，则可通过补脾气以实肺卫，肺卫实则鼻窍通。

3. 角药分析

黄芪、炒白术、防风 黄芪，味甘，性微温。专入脾肺两经。为常

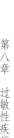

用补虚之药。炒白术，味苦、甘，性温。归脾、胃经。具有健脾益气、燥湿利水、止汗、安胎的功效。防风，味辛、甘，性微温。归膀胱、肝、脾经。具有祛风解表、胜湿止痛、解痉的功效。常用祛风药之一。本组角药取《丹溪心法》中玉屏风散之意，益气固表，补肺健脾。药中黄芪善补肺脾之气；炒白术益气健脾，培土生津，助黄芪固表止汗。黄芪、白术合用，既可补脾助运，又能补肺实表，佐以少量防风，升阳祛风，与黄芪配伍而得相反相成之用，即黄芪得防风固表而不留邪，防风得黄芪祛邪而不伤正。

苍耳子、白芷、辛夷　苍耳子，味辛、甘，性温。归肺经。散风寒，通鼻窍，祛风湿，止痛。白芷，味辛，性温。归肺、胃经。有祛风散寒、通窍止痛、消肿排脓、燥湿止带等多种功效。辛夷，味辛，性温。归肺、胃经。具有散风寒、通鼻窍之功。苍耳子"独能上颠顶，疏通脑户之风寒"，善治鼻齆，为鼻科要药。白芷及辛夷疏风解表，宣通鼻窍，以助苍耳子之功。

4. 复方分析

甘草、防风、黄芪、白术　复方组成为玉屏风散加甘草。旨在通过补肺脾气以宣通鼻窍，治疗以肺脾气虚为主的鼻齆。

苍耳子、防风、黄芪、白术　防风、黄芪、白术为玉屏风散原方，功在补益肺卫；另加苍耳子散风寒、通鼻窍、祛湿。四药合用，补虚兼顾祛实，用于虚实夹杂的鼻齆。

辛夷、防风、黄芪、白术　偏于补虚固表，寓"玉屏风散"意，以辛温的辛夷散风寒，通鼻窍，驱逐余邪，用于肺卫虚弱兼外感风寒的鼻齆。

三、过敏性紫癜

过敏性紫癜（anaphylactoid purpura）又称亨–舒综合征（Henoch–Schonlein syndrome，Henoch–Schonlein purpura，HSP），是一种以小血管炎为主要病变的全身性血管炎综合征。以皮肤紫癜、关节肿痛、腹痛、便血及血尿、蛋白尿为主要临床表现。各年龄均可发病，常见发病

王雪峰小儿病临证用药心得

年龄为 2 ～ 8 岁，发病率男孩高于女孩，一年四季均有发病，以春秋两季多见。

【疾病溯源】

古代医籍无"过敏性紫癜"的专门记载，其中"阴阳毒""斑毒""血溢""肌衄""大衄""紫癜风""葡萄疫""发斑"等记载，与本病有相似的描述。依据对病名、证候、病因病机、治法等的认识有不同的论述。

病名方面，早在东汉·张仲景《金匮要略·百合狐惑阴阳毒病证治》："阳毒之病，面赤斑斑如锦纹……阴毒之为病，面目青，身如被杖。"阴阳毒是发斑的两种不同类型，阳毒鲜明红润，阴毒晦暗青紫，因此"阴阳毒"是发斑性疾病较早的记载。隋·巢元方《诸病源候论·患斑毒病候》："斑毒之病……状如蚊蚤所咬，赤斑起，周遍体。"指出斑毒是指形态似蚊蚤所咬遍布全身的红色斑块。

症状方面，明·王肯堂《证治准绳·疡医》："夫紫癜风者，由皮肤生紫点，搔之皮起，而不痒痛者是也……故令色紫也。"指出"紫癜风"是搔抓后突出皮肤而不伴瘙痒疼痛的皮肤紫点。明·陈实功《外科正宗·葡萄疫》："葡萄疫，其患多生小儿……郁于皮肤不散。结成大小青紫斑点，色若葡萄。"提出葡萄疫多见于小儿，皮疹形态为大小不等的颜色如葡萄的青紫色斑点。清·吴谦《医宗金鉴·外科心法要诀》："……郁于皮肤，凝结而成，大小青紫斑点，色状若葡萄，发于遍身，唯以腿腔居多。"指出本病是以腿部居多、可遍布全身的青紫色斑点，与现代过敏性紫癜的症状几乎一致。清·郑寿全《医法圆通》："轻则疹痒，重则斑点……大小块片不等……或周身疼痛，二便不利者。"记载了"发斑"的症状，可见大小不等的皮疹与斑点，并伴有周身疼痛、二便不利。

病因病机方面，《小儿卫生总微论方·血溢论》载有"小儿诸溢血者，由热乘于血气也"。认为小儿体禀纯阳，患病后易从阳化热，故临床阳证、热证为多见。患有本病的小儿大多在外感后出现皮肤瘀点、瘀斑、咽红、舌红等症状，故认为咽喉不利、血热妄行为本病的基本病机。唐容川在《血证论》中指出："病水者，未尝不病血也。"湿热潜伏，若热熏于湿，热盛动血，迫血妄行，使血溢脉外，形成瘀血。朱丹溪曰："血受湿热，久必凝浊。"气行则血行，气滞则血瘀。湿热之邪黏滞、重着，易阻碍气机，使血行涩滞，从而加重瘀血的形成。李用粹在《证治汇补》中说："热极沸腾发为斑。""热则伤血，血热不散，里实表虚，出于皮肤而为斑。"阴虚血热为其常见病机。湿为阴邪，易阻遏气机，湿邪阻滞经络，不通则痛。故有《素问·太阴阳明论》"伤于湿者，下先受之"和《素问·六元正纪大论》"湿胜则濡泄，甚则水闭胕肿""湿性趋下，易袭阴位"之言。

病位方面，宋《小儿卫生总微论方·血溢论》载有："小儿诸血溢者……自鼻出者为衄血。从口出者多则为吐血；少则为唾血。若流溢渗入大肠而下者，则为便血。渗于小肠而下者，为溺血。又有血从耳目牙缝龈舌诸窍等出者……"把血液溢于脉外发生于不同部位的各种临床症状统称为血溢。明·李梴《医学入门·肌衄》："血从汗孔出者，谓之肌衄。"指血从汗孔肌肤而出的血证。明·朱橚等《普济方·婴孩》："……出于七窍者，为大衄。"说明小儿眼鼻耳口七窍均有出血。后清·吴谦《医宗金鉴·杂病心法要诀》："九窍一齐出血，名曰大衄。"又将九窍出血名为大衄。

治疗方面，清代唐容川在《血证论》中提出治疗"血证"的四大原则，即"止血、消瘀、宁血、补虚"，目前仍被视为治疗出血证的一般原则。止血可用十灰散等，消瘀可用血府逐瘀汤等，宁血可用丹栀逍遥散加味等，补虚可用归脾汤、肾气丸等。

【临证思路】

皮肤紫癜是本病最重要的症状，亦是诊断必需的依据。多见于臀部及四肢，对称分布，伸侧较多，分批出现，初起为紫红色斑丘疹，高出皮面，压之不退色，数日后转为暗紫色，最终呈棕褐色而消退，少数患儿紫癜可融合成大疱伴出血性坏死、部分患儿可见荨麻疹和血管神经性水肿，皮肤紫癜一般4～6周后消退，部分患儿间隔数周、数月复发。

本病应辨明虚实，实证者，一般起病急，病程短，紫癜颜色鲜红，

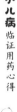王雪峰小儿病临证用药心得

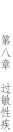

可伴发热、口渴、咽干等症状；虚证者，一般起病缓，病程长，紫癜颜色较淡，隐约散在，可伴神疲倦怠、食少纳呆等症状。起病较急，紫癜以下肢伸侧和臀部为多，呈对称性，颜色鲜红，呈丘疹或红斑，大小形态不一，可融合成片，或有痒感为风热伤络；起病急骤，皮肤瘀斑瘀点密集或成片为血热妄行；皮肤紫癜见于关节周围为湿热痹阻；瘀斑遍布，伴见腹痛阵作则为胃肠积热；病程较长，紫癜反复发作，隐约散在，色泽淡紫为气不摄血；起病缓慢，时发时隐，或紫癜已退为阴虚火旺。亦应辨伴随症状，部分患儿可伴关节肿痛，活动受限，关节腔有浆液性积液，一般无出血，不留后遗症。关节疼痛呈游走性，为风热伤络；关节肿痛为湿热痹阻；紫癜伴见胃肠道症状，以阵发性剧烈腹痛为主，可伴呕吐、黑便或血便，偶尔并发肠套叠、肠梗阻或肠穿孔等。辨明病情的轻重程度，腹痛轻微，且失血量不多者属轻症；腹痛剧烈，呕血、血便者属重症，应紧急行外科会诊；少数患儿可并发肠套叠，肠梗阻或肠穿孔等，需外科手术治疗；偶见腹痛，少有便血可见于风热伤络；伴见腹痛便血为血热妄行；口臭纳呆，腹痛阵作，腹胀便秘，或伴齿龈出血，便血见于胃肠积热；腹痛绵绵为气不摄血。部分过敏性紫癜患儿伴有尿血，中医学认为风热伤络，病在卫分、营分，尿赤鲜明；血热妄行，斑疹累累，血溢肌肤，尿赤甚之，尿色略深或暗红；肾阴亏损，阴虚火旺，阴液亏缺，尿色鲜红或淡红；若病情日久反复不愈，脾气亏虚，气不摄血，尿赤无权，尿色淡红。

本病的治疗以解毒凉血化瘀为主。风热伤络，宜祛风清热、凉血安络；湿热痹阻、宜清热祛湿、活血通络；胃肠积热，宜泻火解毒、清胃化斑；血热妄行，宜清热解毒、凉血化瘀；气不摄血，宜健脾益气、养血摄血；阴虚火旺，宜滋阴降火、凉血止血。紫癜为离经之血，皆属瘀血，故活血化瘀应贯穿治疗始末。

【用药体会】

常用药为苍术、甘草、紫草、防风、生地黄、荆芥、薏苡仁、牛蒡子、苦参、黄柏；对药为柴胡、当归，杏仁、陈皮，赤芍、白芍，墨旱莲、女贞子，赤芍、生地黄，黄芪、白术，紫草、茜草；角药为丹皮、赤芍、生地黄，黄芪、当归、柴胡；小复方为当归、丹参、芍药、川芎，生地黄、水牛角、牡丹皮、玉竹。

1.核心药物分析

紫草 味甘、咸，性寒。归心、肝经。功效为清热凉血、活血、解毒透疹。《本草纲目》记载："紫草，其功长于凉血活血，利大小肠。故痘疹欲出未出，血热毒盛，大便闭涩者用之。"紫草在现代药理学中具有较好的抗菌、抗肿瘤、抗病毒、抗炎、抗过敏、保肝降酶等作用。紫草甘寒能清热解毒，咸寒能清热凉血，可以用于血热妄行及风热伤络型紫癜。

防风 味辛、甘，性微温。归膀胱、肝、脾经。功效为祛风解表，胜湿止痛，止痉。《本草纲目》记载："三十六般风，祛上焦风邪，头目滞气，经络留湿，一身骨节痛。"本品祛风之力较强，为"风药之润剂""治风之通用药"。紫癜发病不离风，风热伤络导致血溢脉外，在风热伤络型紫癜中较为常用。现代药理学证明，防风含有挥发性、色原酮类、香豆素类、多糖类、有机酸类、聚乙炔类、甘油酯类等成分，具有解热、镇痛、镇静、抗炎、抗菌、抗肿瘤、提高机体免疫功能、抗过敏、抗凝血等药理作用。

生地黄 味甘、苦，性寒。归心、肝、肾经。《本经逢原》记载"干地黄，内专凉血滋阴，外润皮肤荣泽"，本药物苦寒入血分，为清热、凉血、止血之要药。阳络伤则血外溢，血热伤络，导致皮肤瘀点、瘀斑，本品既可以清热凉血，又可以滋阴，防止辛温药物发散太过。现代药理学研究，生地黄具有抗氧化、免疫兴奋、抗脑缺血、促进造血等药理作用。

荆芥 味辛，性微温。归肺、肝经。功效为祛风解表、透疹消疮、止血。《神农本草经》记载："主寒热，破结聚气，下瘀血，除湿痹。"本品质轻透散，祛风止痒，宣散疹毒。常与防风同用，祛风解表之力较强，在风热伤络型紫癜中运用较广。现代药理研究表明，本品用于抗痉挛、利尿、平喘、镇咳、解热、镇静和止血等作用。

甘草 味甘，性平。归心、肺、脾、胃经。不仅具有补脾益气、缓急止痛、清热解毒的作用，更因为其具有调和诸药的功效，仲景称"此草最为众药之主，经方少有不用者"，甄权也有"诸药中甘草为君，治七十二种乳石毒，解一千二百般草木毒，调和众药有功，故有国老之号"的论述。现代药理研究表明，甘草可明显抑制抗体和组织胺生成，并且具有肾上腺皮质激素样作用，抗炎解毒作用显著。

苍术 味辛、苦，性温。归脾、胃、肝经。功效燥湿健脾，祛风散寒。《神农本草经》："主风寒湿痹，作煎饵久服，轻身延年不饥。"湿邪是本病的主要致病因素，故多在湿热证型中应用。现代药理表明苍术中的水溶性多糖具有肠免疫调节作用，苍术挥发油中的成分具有利尿、抗缺氧和抗炎等作用。

薏苡仁 味甘、淡，性凉。归脾、胃、肺经。能利水渗湿，健脾，除痹，清热排脓。《本草纲目》记载"薏苡仁，阳明药也，能健脾益胃"。小儿脾常虚，运化无力，薏苡仁既健脾益气用于气虚不摄证型，又利水渗湿用于湿热蕴结型紫癜，故用药频次较高。同时薏苡仁在现代药理研究中具有提高机体免疫力、抗炎镇痛等作用。

牛蒡子 味辛、苦，性寒。归肺、胃、经。能疏散风热，宣肺祛痰，利咽透疹，解毒消肿。《药品化义》："牛蒡子能升能降，力解热毒，味苦能清火，带辛能疏风……"本品清泄透散，能疏散风热，透泄热毒而促使疹子透发，与荆芥、防风、蝉蜕、苍术等药物组成消风散可以散风止痒。现代药理学研究，本品有抗炎、抗病毒、抗菌等作用。同时其清热解毒的功效在血热型紫癜中运用较为广泛。

苦参 味苦，性寒。归心、肝、胃、大肠、膀胱经。功效清热燥湿，杀虫，利尿。《本草正义》："苦参，大苦大寒，退热泄降，荡涤湿火，其功效与芩、连、龙胆皆相近，而苦参之苦愈甚，其燥尤烈……"本品苦寒可以燥湿，用在湿热内蕴紫癜中，又可与防风、蝉蜕、荆芥等药同用，如消风散。现代药理学研究表明，本品有抗病原微生物、抗过敏、利尿等作用。

黄柏 味苦，性寒。归肾、膀胱、大肠经。能清热燥湿，泻火解毒，除骨蒸。可用治疗各种湿热证，尤善清下焦湿热。现代药理表明黄柏具有抗细菌、真菌、病毒及其他病原微生物的作用；并有中枢神经系统抑制作用，抑制细胞免疫反应的作用。

2. 对药分析

柴胡、当归 柴胡味苦，性平。入肝、胆经。功能发表退热，疏肝升阳。当归味甘、辛，性温。入肝、心、脾经。能补血活血，止痛滑肠。两药合用，一泄一补，既能解除表邪，升举阳气，又能补血活血，补泄同用，气机运行得通，多用于正虚邪郁，皮疹反复不消的患儿。

杏仁、陈皮 杏仁味苦性降，兼疏利开通之性，降肺气中兼有宣肺之功而达止咳平喘，为治咳喘之要药；陈皮既燥湿化痰，又能温化寒痰，为治痰之要药。HSP 发病及复发与外感时邪相关，风邪上受，首先犯肺，肺气失宣，痰阻肺络故咳嗽，多用于风热伤络或其他证型复发的患儿。

赤芍、白芍 赤芍清热凉血，祛瘀止痛；白芍养血敛阴，柔肝止痛。赤芍善活血化瘀，白芍善缓急止痛，二药常用于腹型紫癜。

旱莲草、女贞子 二药合用养肝肾、凉血止血。女贞子滋养肝肾，清虚热；旱莲草养阴益肾，凉血止血。二药相须为用，增滋养肝肾、清虚热、凉血止血之功，滋养不碍胃，清不苦寒，常用于过敏性紫癜疾病后期阴虚火旺血瘀。

赤芍、生地黄 赤芍清热凉血，活血祛瘀；生地黄清热解毒，凉血活血。二者相合，共增凉血解毒、活血散瘀之功。

黄芪、白术 黄芪善补肺脾之气，健脾利水；白术健脾运湿，补脾益气。二药合用，健脾益气，与活血化瘀药配伍使用，可增强活血化瘀之功。

紫草、茜草 紫草解毒清热，凉血化瘀透疹；茜草凉血止血，行血散瘀。二药合用，相得益彰，共奏凉血化瘀止血、解毒清热之功。

3. 角药分析

牡丹皮、赤芍、生地黄 三药合用治疗紫癜，牡丹皮味苦微寒，偏走血分，清血中之热，辛香疏散，入肾经，善透达阴分伏热；赤芍可活血散瘀，且止痛力较佳，善除脉中瘀滞；生地黄甘寒质润，苦寒清热，入营血，是清热凉血养阴生津之要药。三药同用，凉血止痛又散瘀，清热又宁络，热清津生，协同增效，疹出于肺，血分有热发之斑，用于HSP 紫癜既有血热又有肺热型。

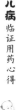

黄芪、当归、柴胡　黄芪、当归是经典的补气生血药对，加用少量柴胡，寓意补泄同用。HSP 患儿正气虚损多以脾虚为主，黄芪、当归合用以补脾土，在补益中加入少量疏泄之品，一则防止过用补益之品而致滋腻过甚，生湿生痰，二则抑木扶土，补益中焦脾土，促进患儿康复。

4. 小复方分析

当归、丹参、芍药、川芎　当归、丹参、芍药以补血活血为主，类似四物汤去川芎之温燥伤阴，加丹参养血活血，适用于病情日久，血热已退，虚中夹瘀之证。

生地黄、水牛角、牡丹皮、玉竹　生地黄、水牛角、牡丹皮为犀角地黄汤主要成分，加玉竹善于滋养肺阴，适合于血热未退，肺胃阴伤之证。

四、特应性皮炎

特应性皮炎（Atopic Dermatitis，AD）又称特应性湿疹、异位性皮炎，是环境因素作用于遗传易感性个体，造成皮肤屏障功能障碍、皮肤表面菌群失调、免疫反应调节失常的慢性、复发性变态反应性皮肤病。主要临床表现为长期反复发作的瘙痒、皮疹、皮肤干燥，在接触过敏原、精神紧张、搔抓较多导致皮肤破损感染时，皮疹可急性加重，患者周身弥漫红斑、水肿，出现红皮病，常伴发热恶寒、口干心烦，甚至出现水电解质紊乱、脓毒血症等，危及生命。本病的病因及发病机制复杂，至今仍未完全明确。研究显示，AD 的发病是环境因素作用于遗传易感性个体，造成免疫调节失常所致。根据不同年龄阶段、皮疹分布及表现，通常将特应性皮炎分为三个阶段：婴儿期、儿童期和青年成人期。本病呈慢性经过，在婴儿期和儿童期的转折期，部分病人可自然好转，进入青年期后病情往往长期持续存在，但不危及生命。

【疾病溯源】

AD 在中医学称为"奶癣""四弯风"，清·吴谦《医宗金鉴·外科心法要诀》记载："四弯风生在两腿弯、脚弯，每月一发，形如风癣，属于风邪侵入腠理而成，其痒无度，搔破津水形如湿癣。"中医学认为本病婴儿期及儿童期发病多由于禀赋不耐、胎毒遗热、外感淫邪、饮食失调，致心火过盛，脾虚失运而发病，故以健脾消导、清热除湿为主，对于久病不愈的青少年，考虑到久病缠绵，脾虚血燥，在健脾消导的基础上辅以养血润肤之品。

中医学古典医籍中虽无"特应性皮炎"这一病名，但对此病临床表现早有认识和记载，因该病临证表现的多样性及病机的复杂性，古籍中命名亦多样化，有以发病特点及形态命名，如疮、风、癣命名等。早在《素问·玉机真脏论》中就有"浸淫"二字的记载，其曰："夏脉太过与不及，其病皆何如？太过则令人身热而肤痛，为浸淫。"汉代张仲景在《金匮要略·疮痈肠痈浸淫病脉证并治》中记载了浸淫疮的症状和治疗药物，曰"浸淫疮，从口起流向四肢者可治，从四肢流来入口者不可治……浸淫疮，黄连粉主之。""浸淫疮"和浸淫遍体、滋水极多的泛发性异位性皮炎类似。

隋代《诸病源候论》最早记载了"乳癣"，即"小儿面上癣，皮如甲错起，干燥，谓之乳癣"。该记载与婴儿期特应性皮炎症状特征基本吻合。书中还描述了浸淫疮的症状，指出："初生甚小，先痒后痛而成疮。汁出侵溃肌肉，浸淫渐阔乃遍体……以其渐渐增长，因名浸淫也。"如《诸病源候论·疮病诸候湿癣候》中有："湿癣者……是其风毒气浅、湿多风少故为湿癣也。"又如干癣候中有："干癣……是风湿邪气客于腠里，复值寒湿与血气相搏所生，若其风毒气多湿气少，则风沉入深，故无汁为干癣。"

唐·孙思邈《备急千金要方》也记载了浸淫疮的表现，曰："浸淫疮者，浅搔之蔓延长不止，初如疥，搔之转生汁相连著是也。"同时还观察到瘙痒导致的皮损是造成浸淫疮的诱因。宋代《圣济总录·浸淫疮》云："其状初生甚微，痒痛汁出，渐以周身，若水之浸渍，淫泆不止，故曰浸淫。"《治风诸方》卷24中记载，因"脾肺风热，攻皮肤，瘙痒不止，瘥而复发"治以枳壳散方，养阴清热，祛风止痒。如《治小儿头疮诸方》卷90："夫小儿头疮者，由脏腑有热，热气上冲于头，而复有风湿乘之，湿热相搏，折于血气。"

明代《外科启玄·胎毒疮·恋眉疮》将新生儿眉部皮炎称之为"恋眉疮"，即"生后眉间如癣，流脂成片，瘙痒不绝，名曰恋眉疮"。《外科启玄·胎毒疮恋眉疮》称之为"胎毒疮"。《杂疮毒口·奶癣》中称："儿在胎中，母食五辛，父餐炙爆，遗热与儿，生后头面遍身发为奶癣。"清《医宗金鉴·外科心法要诀》云："浸淫疮，初生如疥，瘙痒无时，蔓延不止，抓津黄水，浸淫成片。"该书提出"四弯风"病名，即"四弯风，形如风癣……其痒无度，搔破津水，形如湿癣"。又如清《外科大成》："四弯风，生于腿弯脚弯，一月一发，痒不可忍，形如风癣，搔破成疮。"

【临证思路】

本病需辨瘙痒的病因，特应性皮炎皮疹呈多样化改变，但瘙痒始终是其显著特征，可由风、湿、热、虫等因素客于肌肤所致，也有因血虚所致者，若肤色焮红，灼热作痒，或只发于裸露部位，或遍布全身，甚则糜烂滋水淋沥，结痂成片多为热；若痒走窜无定，遍体作痒，抓破血溢，随破随收，不致化腐，多为干性多为风；若发于人体下部，多浸淫难愈，病程缠绵反复，黄水淋沥，沿表皮蚀烂，越腐越痒，多为湿性；若病程长，患处皮肤变厚、干燥、脱屑多为虚。

证候辨别方面，凡发病急，局部皮损发红，搔抓后皮疹逐渐增多，粟疹成片，伴小便短赤，大便溏或秘结，舌质红，苔黄腻多属实证，脾胃湿热蕴结；若久病不愈，反复发作，时轻时重，皮肤干燥，或有水疱、渗出不明显者，伴面色苍白，饮食减少，腹胀便溏，舌质淡，边有齿痕，多为脾虚湿困；患者病情迁延不愈，皮损色暗淡，肥厚粗糙，干燥，伴抓痕、血痂，口干欠津，舌红苔少者，属于血虚风燥。

特应性皮炎是小儿临床常见病，治疗主要以减轻症状、预防或减少复发为目标。避免各种刺激，如感染性刺激包括细菌、真菌、病毒，以及尽量减少环境中的变应原刺激、饮食的致敏物刺激等。急性期以外用皮质类固醇类药物、口服抗组胺药物为主，可配合中药湿敷疗法，积极预防，控制感染，避免并发症的发生。慢性期可口服中药治疗，如瘙痒严重可配合西药抗组胺药物，外用中药软膏。西医认为保护皮肤屏障功能不受损是治疗的关键,即保持皮肤的水分和使用一些皮肤的润肤剂。中医学认为先天禀赋不足,素体偏热,后天饮食失节,脾失健运是 AD 发病的根本原因,故治疗期间健脾、运脾贯穿治疗始终。

【用药体会】

核心药物为茯苓、白鲜皮、甘草、地肤子、蝉蜕、生地黄、防风、金银花、当归、苦参;对药为白鲜皮、甘草,白鲜皮、地肤子,白鲜皮、茯苓,白鲜皮、蝉蜕,地肤子、甘草;角药为当归、白芍、青皮,当归、防风、槟榔,六神曲、麦芽、山楂,六神曲、板蓝根、枳壳,六神曲、枳壳、半枝莲;小复方为麻黄、蒲公英、紫花地丁、大青叶、赤小豆、连翘,麻黄、大青叶,地肤子、赤芍、蝉蜕、半枝莲,地肤子、赤芍、蝉蜕、白鲜皮。

1. 核心药物分析

白鲜皮 味苦,性寒。归脾、胃经。功主清热解毒、除湿、止痒,在此用之取其清热除湿、止痒之用。其性味寒苦,阴虚内热者忌用。《雷公炮制药性解》记载:"白鲜皮入肺经,故能去风。入小肠,故能祛湿。夫风湿既除,则血气自活,而热亦从此逝矣。"常与苦参、苍术、地肤子配伍,以增其清热燥湿之功。研究表明,其含白鲜内酯、白鲜皮粗多糖等,具有保肝、增强免疫,抗缺氧等功效。

甘草 生用味甘、性平,炙用味甘、性温。归肺、脾、心、胃经。具有益气补中、调和药性的功效,兼能清热解毒、祛痰止咳、缓急止痛功效。《本草正》记载其"得中和之性,有调补之功……无往不可,故称国老",为临床处方配伍常用药。现代医学研究发现,甘草提取物具有抗氧化、清除自由基的作用,可抑制炎症反应。甘草药性平和,可配伍多种药物,调和诸药,应用广泛。

地肤子 味苦,性寒。归膀胱经。功主清热利水、止痒,在此取其清热利水、止痒之用。其性味寒苦,阴虚内热者忌用。《名医别录》谓其:"祛皮肤中热气,散恶疮。"常配伍白鲜皮、苦参、蛇床子以治疗湿疹、风疹等。研究表明,地肤子水浸剂对许兰黄癣菌、奥杜盎小芽孢皮癣等真菌有抑制作用。

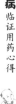

蝉蜕 味甘，性寒。归肺、肝经。功主疏风热、透疹、明目退翳、息风止痉，在此取其疏风热、透疹之用。《本草纲目》记载："治皮肤疮疡风热，当用蝉蜕。"可配伍菊花、薄荷、连翘凉散风热；配伍牛蒡子、葛根、薄荷、荆芥、防风透疹止痒。

茯苓 味甘、淡，性平。归心、脾、肺、肾经。功主利水渗湿、健脾安神，在此取其健脾利水渗湿之用。其性平和，虽有利水之功，却无伤阴之虑，《长沙药解》谓其"泻水燥土，冲和淡荡，百病皆宜，至为良药"，能治脾虚不运所致的痰饮诸症，可与金银花、连翘同用，共奏清热燥湿之功。研究表明，茯苓的主要有效成分茯苓多糖具有抗氧化活性，能改善小鼠学习记忆能力，增强抗原特异性体液免疫反应。

生地黄 味甘、苦，性寒。归心、肝、肾经。功主清热凉血、养阴生津，在此取其清热凉血生津之用。《药性歌括四百味》记载："生地微寒，能消温热。"可配玄参、麦冬清热养阴；配伍当归、蝉蜕、防风治疗血热皮肤病，如湿疹、荨麻疹等。研究表明，地肤子具有抗炎、降血糖之效。

防风 味辛、甘，性微温。归膀胱、肝、脾经。功主祛风解表、胜湿、止痛、解痉，在此用之取其解表祛湿之用。《景岳全书》记载："防风，用此者用其气平散风……风能胜湿故亦祛湿，除遍体湿疮。"可配伍荆芥、白蒺藜、蝉蜕等祛风止痒，以治疗风疮疥癣或皮肤瘙痒症。研究表明，防风含挥发油、色酮类成分，具有解热、镇痛、抗病原微生物的功效。

金银花 味苦，性寒。归肺、胃、大肠经。具有清热解毒的功效，在此用之取其清热解毒之用。《洞天奥旨》记载："疮疡必用金银花者，以金银花可以消火毒也。"可配伍生地黄、玄参、丹参等，透热转气、清营护阴以治疗斑疹。研究表明，金银花含有绿原酸、异绿原酸、黄酮类、忍冬苷等成分，具有抗炎、抗病原体的功效。

当归 味辛、甘，性温。归肝、心、脾经。具有补血、活血、止痛、润肠的功效，在此用之取其补血活血之功。《本草别说》记载："气血昏乱者服之既定，此盖服之能使气血有所归。"可配伍熟地黄、白芍、川芎等，增强补血之功。亦可配伍柴胡、红花等祛瘀以生血。

苦参 味苦，性寒。归心、肝、胃、大肠、膀胱经。功主清热燥湿、祛风杀虫、利尿，在此用之取其清热燥湿、祛风之用。《名医别录》记载："苦参，养养肝胆气、安五脏、益智定惊。"可配伍黄柏、明矾、蛇床子等祛风止痒，以治疗皮肤瘙痒、脓包疮症；配伍蝉蜕、荆芥治疗皮肤风疹瘙痒；配伍硫黄、枯矾，治疗疥癣。研究表明，苦参含有苦参碱、氧化苦参碱、苦参素等成分，具有抗病原体的功效。

2. 对药分析

白鲜皮、甘草 白鲜皮，味苦，性寒。归脾、胃经。功主清热解毒、除湿、止痒。甘草，生用味甘、性平，炙用味甘、性温。归肺、脾、心、胃经。具有益气补中、调和药性的功效，兼能清热解毒、祛痰止咳、缓急止痛。甘草药性平和，可配伍多种药物，调和诸药，应用广泛。白鲜皮、甘草均可清热解毒，入脾、胃经，二者合用有增强清热解毒、使热去疹退之力，又可补中祛湿，缩短病程。

白鲜皮、地肤子 白鲜皮，味苦，性寒。归脾、胃经。功主清热解毒、除湿、止痒。地肤子，味苦，性寒。归膀胱经。功主清热利水、止痒。白鲜皮、地肤子均可清热除湿、止痒，二者合用有增强清热除湿、止痒的功效。使热退湿除疹消。

白鲜皮、茯苓 白鲜皮，味苦，性寒。归脾、胃经。功主清热解毒、除湿、止痒。茯苓，味甘、淡，性平。归心、脾、肺、肾经。功主利水渗湿、健脾安神，其性平和，虽有利水之功，却无伤阴之虑。白鲜皮、茯苓均可利水渗湿，归脾经。二者合用，可增强利水渗湿的功效，使湿除疹退。

白鲜皮、蝉蜕 白鲜皮，味苦，性寒。归脾、胃经。功主清热解毒，除湿，止痒。蝉蜕，味甘，性寒。归肺、肝经。功主疏风热、透疹、明目退翳、息风止痉，在此取其疏风热、透疹之用。白鲜皮、蝉蜕均可祛风止痒，于患有湿疹的儿童，风湿即去，血气自活，则热退疹除。

地肤子、甘草 地肤子，味苦，性寒。归膀胱经。功主清热利水、止痒。甘草，生用味甘、性平；炙用味甘、性温。归肺、脾、心、胃经。具有益气补中、调和药性的功效，兼能清热解毒、祛痰止咳、缓急

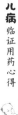

王雪峰小儿病临证用药心得

止痛。甘草、地肤子均可清热解毒，二者合用，增强清热解毒的功效，热去疹消。

3. 角药分析

当归、白芍、青皮　当归，味甘、辛，性温。专入肝、心、脾经。具有补血活血、调经止痛、润肠通便的功效。白芍，味苦、酸，性微寒。归肝、脾两经。具有平肝止痛、养血调经、敛阴止汗的功效。青皮，味苦、辛，性温。专入肝、胆、胃经。具有疏肝破气、消积化滞的功效。当归性温，具有活血的功效，血行则气动，故当归配伍青皮，行气而燥湿。湿邪去则湿疹消。白芍味酸、苦，具有敛阴的功效，三者共用，祛湿而不伤阴。

当归、防风、槟榔　当归，味甘、辛，性温。专入肝、心、脾经。具有补血活血、调经止痛、润肠通便的功效。防风，味辛、甘，性温。专入膀胱、肝、脾经。具有解表祛风，胜湿，止痉的功效。槟榔，味苦、辛，性温。专入胃、大肠经。具有杀虫、消积、行气、利水、截疟的功效。防风味辛性温，祛风胜湿。当归活血行气，防风祛风胜湿，槟榔行气利水，三者相伍，增强祛风胜湿之功，湿祛则疹消。

六神曲、麦芽、山楂　六神曲，味甘、辛，性温。专入脾，胃经。以健脾和胃、消食调中为主要功效。麦芽，味甘，性平。专入归脾、胃经。以行气消食、健脾开胃、退乳消胀为主要功效。山楂，味酸、甘，性微温。主入脾、胃、肝经。以消食健胃，行气散瘀为主要功效。六神曲、麦芽、山楂三者共奏消食健脾的功效，健脾以利湿，从而达到祛除湿疹的目的。

六神曲、板蓝根、枳壳　六神曲，味甘、辛，性温。专入脾，胃经。以健脾和胃，消食调中为主要功效。板蓝根，味苦，性寒。专入心、胃经。具有清热解毒，凉血，利咽的功效。枳壳，味苦、辛、酸，性温。专入脾、胃经。具有理气宽中、行滞消胀的功效。六神曲健脾消食，枳壳行滞消胀，两者共用，增强消食健脾祛湿之功。板蓝根清热解毒，三者共用，清热祛湿，湿热除，湿疹消。

六神曲、枳壳、半枝莲　六神曲，味甘、辛，性温。专入脾，胃经。以健脾和胃，消食调中为主要功效。枳壳，味苦、辛、酸，性温。

专入脾、胃经。具有理气宽中，行滞消胀的功效。半枝莲，味辛、苦，性寒。专入肺、肝、肾经。以清热解毒，化瘀利尿为主要功效。

4. 小复方分析

麻黄、蒲公英、紫花地丁、大青叶 蒲公英、紫花地丁、大青叶三者合用，增强清热解毒的功效；麻黄发泄腠理，透热外出。四者共用，增强清热之功。

赤小豆、连翘、麻黄、大青叶 大青叶清热解毒，连翘清营热，麻黄透热外出，赤小豆健脾祛湿、利水消肿。四者共用，清营卫湿热，缩短病程。

地肤子、赤芍、蝉蜕、半枝莲 地肤子清热祛湿、止痒；赤芍活血祛瘀行气，气行则湿祛；蝉蜕透疹外出。四者同用，从湿、热、瘀三方面共奏清热祛湿透疹之功，大大缩短病程。

地肤子、赤芍、蝉蜕、白鲜皮 地肤子、白鲜皮共用增强清热祛湿、止痒之功；赤芍活血祛瘀行气，气行则湿去；蝉蜕透疹外出。四者同用，清热祛湿透疹，缩短病程。

王雪峰小儿病临证用药心得

下 篇

药食同源

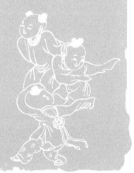

"药食同源"这一概念是在 20 世纪 20～30 年代提出的，药食同源的理论渊源却可以追溯到上古时期，神农尝百草而知百草性味，伊尹以滋味说汤而至于王道，《周礼》记载："食医，掌和王之六食、六饮、六膳、百羞、百酱、八珍之齐。"

第九章　药食同源内涵

一、药食同来源于自然

"神农尝百草，一日而遇七十毒"，这反映"安全性"是古人选择食物的一个重要标准。自然界动植物种类繁多，能作为食物的动植物必须无毒，而且久服而不伤人。在《神农本草经》中"毒性"的有无和大小是判断三品的重要标准，"上药一百二十种为君，主养命以应天，无毒，多服久服不伤人，欲轻身益气，不老延年者本上经"，如谷、大枣、山药、枸杞。在长期的生产生活中，古人发现很多食物有一定的治疗作用，而一些药材也可用于烹饪调味，药材和食材都来源于自然界，很难明确区分。其他国家和民族也有这个意义上的药食同源，比如傣族嚼槟榔以防瘴气，又如佤族的鸡肉烂饭即在饮食中体现了防病养生的思想。

二、药食同功作用于人体

药物治病，食物养人，都是作用在人体，故药物与食物具有功能的一致性。《周礼》记载："疾医……以五味、五谷、五药养其病。"《订正仲景全书金匮要略注》说："可凡饮食滋味，以养于生，食之有妨，反能为害……所食之味有与病相宜，有与身为害，若得宜则益体，害则成疾。"药王孙思邈也提出："食能排邪而安脏腑，悦神爽志，以资血气。"现代研究证明，某些食疗作用与抗氧化还原反应有关；不同的物质对人体可产生不同药理作用；药物和食物均可运用外源性 microRNA 调控人的靶基因进而调控人健康及代谢。这些研究从化学反应、药理作用、基因调控等方面入手研究了药食作用于人体的机制。

三、药食同理在性味

《神农本草经》所载药物以性味为首，药性有寒热温平之分，药味有酸苦甘辛咸之别。《素问·生气通天论》指出了气味厚薄对于人体的影响，即"味厚者为阴，薄为阴之阳。气厚者为阳，薄为阳之阴。味厚则泄，薄则通。气薄则发泄，厚则发热"。《素问·阴阳应象大论》阐述气味转化的关系，即"阳为气，阴为味。味归形，形归气，气归精，精归化；精食气，形食味，化生精，气生形"。《养老奉亲书》说："昔圣人诠置药石，疗诸疾病者，以其五脏本于五行，五行有相生胜之理也。荣卫本于阴阳，阴阳有逆顺之理也，故万物皆禀阴阳五行而生。"食物和药物的性味区分都是建立在四气五味和营卫理论的基础上，所以药食同源也是指药物与食物的理论同源。这不仅见于中医药学与饮食，民族医药与饮食中也有所体现。比如傣族饮食文化中就包含着丰富的傣医药知识，饮食与药物理论均以四塔五蕴理论为基础。

第十章　小儿常用药食同源的中药

一、小儿常用既是食品又是药品的中药（表 10–1）

表 10–1　小儿常用既是食品又是药品的中药

归类	中药名称	别名	性味	归经	功效	主治
安神类	酸枣仁	枣仁、酸枣核	性平，味甘	心、脾、肝、胆	养肝，宁心，安神，敛汗	虚烦不眠，惊悸怔忡，烦渴，虚汗
	灵芝	三秀、芝、灵芝草	性平，味甘	肺、心、脾	益气血，安心神，健脾胃，化痰止咳	心神不宁所致之失眠、惊悸、神经衰弱等；肺脾气虚所致之咳喘、虚劳短气、不思饮食等
补虚类	山药	薯蓣、山芋、薯药、怀山药	性平，味甘	脾、肺、肾	补脾养胃，生津益肺，补肾涩精	诸虚所致之食少、久泻不止、肺虚喘咳、尿频、虚热消渴等

归类	中药名称	别名	性味	归经	功效	主治
	沙棘	醋柳果、沙枣、酸刺	性温，味酸、涩	肺、脾、胃	止咳化痰，健脾消食，活血散瘀	脾胃虚弱、痰食积滞所致之消化不良，食积腹痛，胃痛，咳嗽痰多等
	玉竹	葳蕤、葳蕤	性平，味甘	肺、胃	滋阴润肺，生津	肺胃阴虚所致之燥咳，烦热口渴，多汗，体虚咳嗽等
	甘草	国老	性平，味甘	心、肺、脾、胃	补脾益气，润肺止咳，缓急止痛，清热解毒，调和药性	肺脾虚弱所致之倦怠乏力、惊悸气短、咳嗽痰多，缓解药物之毒性、烈性，脘腹、四肢挛急疼痛，痈肿疮毒等
	白扁豆	藊豆、白藊豆、南扁豆、沿篱豆、眉豆	性平，味甘、淡	脾、胃	健脾，化湿，消暑	脾胃虚弱所致之食欲不振，大便溏泄，暑湿吐泻等
	白扁豆花	南豆花、扁豆花	性平，味甘	脾、胃	消暑，化湿，和胃	夏伤暑湿之发热泄泻或下利
	龙眼肉	益智、桂圆、龙眼干、龙目、圆眼	性温，味甘	心、脾	补益心脾，养血安神	心脾气血不足所致之惊悸怔忡，健忘失眠，萎黄等
	百合	重迈、摩罗、百合蒜、夜花、白花百合	性微寒，味甘、微苦	心、肺	养阴润肺，清心安神	肺燥或肺阴虚所致之久咳、痰中带血，心烦失眠等

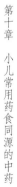

归类	中药名称	别名	性味	归经	功效	主治
	阿胶	傅致胶、盆覆胶、驴皮胶	性平，味甘	肝、肺、肾	补血养阴润燥	阴血亏虚所致之贫血，惊悸，燥咳，咯血，吐血，衄血，便血等。
	枣	壶、木蜜、干枣、美枣、凉枣	性平，味甘	心、脾、胃	补中益气，养血安神，调和药性	脾虚所致之食少，体倦，便溏
	枸杞子	西枸杞、甜菜子	性平，味甘	肝、肾、肺	滋补肝肾，明目，润肺	肝肾不足之头晕目眩，腰膝酸软，视力减退，消渴等；以及肺肾阴虚所致之虚劳咳嗽
	桑葚	桑葚、桑葚子、桑椹、桑椹子、桑实、桑果	性凉，味甘、酸、甜	心、肝、肾	补血滋阴，生津润燥，补肝益肾，息风滋液	眩晕，耳鸣，心悸，失眠，须发早白，津伤，口渴，内热消渴，血虚便秘；肝肾阴亏之消渴，便秘，目暗，耳鸣，瘰疬，关节不利
	益智仁	益智子、摘艼子	性温，味辛	脾、肾	温脾止泻摄涎，暖肾缩尿固精	脾胃虚寒之呕吐，泄泻，腹中冷痛，口多唾涎；肾虚之遗尿，尿频

归类	中药名称	别名	性味	归经	功效	主治
	黄精	老虎姜、鸡头参、黄鸡菜、节节高、仙人余粮	性平，味甘	脾、肺、肾	补气养阴，健脾，润肺，益肾	脾胃气虚，体倦乏力，胃阴不足，口干食少，肺虚燥咳，劳嗽咳血，精血不足，腰膝酸软
	黑芝麻	胡麻子、脂麻	性平，味甘	肝、肾	补肝肾，益精血，润肠燥	头晕病后脱发，肠燥便秘
	蜂蜜	百花蜜	性平，味甘	脾、肺、大肠	补中缓急，润肺止咳，润肠通便	脾胃虚弱之脘腹作痛，肺虚咳嗽，燥咳咽干，肠燥便秘
	人参	白菜参、红参、野山参	性微苦，味甘	脾、肺、心	大补元气，复脉固脱，补益脾肺，生津养血，安神益智	诸虚所致之肢冷脉微，脾虚食少，肺虚喘咳，津伤口渴，久病虚赢，惊悸失眠等
	当归	干归、秦归	性温，味甘辛	肝、心、脾	补血，活血，止痛，润肠	血虚所致之萎黄、眩晕、惊悸及虚寒腹痛，风湿痹痛，跌仆损伤，痈疽疮疡，肠燥便秘等

王雪峰小儿病
临证用药心得

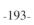

归类	中药名称	别名	性味	归经	功效	主治
	党参	台参、野台参、潞党参、西党参	性平，味甘	脾、肺	补中益气，养血生津	脾肺气虚或气血亏虚所致之食少倦怠，咳嗽虚喘，贫血，面色萎黄，惊悸气短，津伤口渴，内热消渴等
	西洋参	西洋人参、洋参、花旗参	性凉，味甘、微苦	心、脾、肺、肾	补气养阴，清热生津	气阴两虚所致之虚热烦倦，咳喘痰血，内热消渴，口燥咽干等
	黄芪	黄耆、王孙、绵黄芪	性微温，味甘	脾、肺	补气升阳，益卫固表，托毒生肌，利水消肿	脾气虚或肺气虚所致之乏力、食少便溏、表虚自汗、水肿，内热消渴，血虚萎黄，痹痛麻木，痈疽难溃，久溃不敛等
	杜仲叶	思仲叶	性温，味微辛	肝、肾	补肝肾，强筋骨	肝肾不足之头晕目眩，腰膝酸痛，筋骨痿软

归类	中药名称	别名	性味	归经	功效	主治
	铁皮石斛	铁皮兰、黑节草	性寒，味甘、淡、微咸	肝、肾	滋阴清热，生津止渴	热病伤津，口渴舌燥，病后虚热，胃病，干呕，舌光少苔
	肉苁蓉	肉松蓉、纵蓉、地精、金笋、大芸	性温，味甘、咸	肾、大肠	补肾阳，益精血，润肠通便	肾阳不足之腰膝酸软、筋骨无力，精血亏虚所致之肠燥便秘等
化湿类	砂仁	缩砂仁	性温，味辛	脾、胃、肾	化湿开胃，温脾止泻	湿困中焦、脾胃气滞所致之脘腹痞满，胸胁胀闷，纳差，吐泻
	藿香	广藿香、排香草、苏藿香	性微温，味辛	脾、胃、肺	祛暑解表，化湿和胃	湿困中焦所致之脘腹痞满、恶心呕吐，暑天外感风寒、内伤生冷所致之恶寒发热、头晕乏力、头痛胸闷、腹痛吐泻等
	草果	草果子、草果仁	性温，味辛	脾、胃	燥湿温中，截疟除痰	寒湿中阻所致之脘腹痞满，胸胁胀闷，纳差，呕吐泄泻等

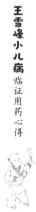
王雪峰小儿病临证用药心得

归类	中药名称	别名	性味	归经	功效	主治
化痰止咳类	白果	鸭脚子、灵眼、佛指柑、银杏	性平，味苦、涩	肺、肾	敛肺定喘，收涩止带，缩尿	肺肾两虚所致之咳嗽气喘，小便白浊，尿频等
	杏仁	北杏仁、苦杏仁	性微温，味苦	肺、大肠	止咳平喘，润肠通便	痰浊壅肺所致之咳嗽气喘，胸闷痰多，肠燥便秘等
	昆布	海带、海昆布、海草	性寒，味咸	肝、胃、肾	消痰软坚，利水退肿	痰浊壅阻所致之咳嗽，瘰疬，瘿瘤，噎膈等
	罗汉果	拉汉果、光果木鳖	性凉，味甘	肺、脾	清热润肺，化痰止咳，生津利咽，润肠通便	痰热壅肺所致之肺热痰火咳嗽，咽痛，肠燥便秘等
	桔梗	梗草、土人参、苦桔梗、白药、利如	性平，味苦、辛	肺	宣肺，利咽，祛痰，排脓	咳嗽痰多，胸闷不畅，咽痛音哑，肺痈吐脓
	胖大海	安南子、大发	性寒，味甘	肺、大肠	清热润肺，利咽开音，润肠通便	肺燥津伤所致之干咳无痰，咽喉肿痛，音哑，热结便秘
	紫苏籽	苏子、黑苏子、铁苏子、任子	性温，味辛	肺、大肠	降气，消痰平喘，润肠	痰壅气逆，咳嗽气喘，肠燥便秘

归类	中药名称	别名	性味	归经	功效	主治
活血类	桃仁	桃核仁	性平，味苦、甘	心、肝、肺、大肠	活血祛瘀，润肠通便，止咳平喘	瘀血阻滞所致之跌打损伤，忧郁痞闷，咳喘，便秘
	西红花	番红花、藏红花	性平，味甘	心、肝	活血化瘀，凉血解毒，解郁安神	瘀血阻滞所致之癥瘕，跌打损伤，忧郁痞闷等
	姜黄	宝鼎香、黄姜	性温，味苦、辛	肝、脾	破血行气	气滞血瘀所致之胸胁刺痛，胃痛，风湿肩背痛，跌打损伤等
解表类	白芷	名芷、香白芷	性温，味辛	肺、胃、大肠	解表散寒，祛风止痛，宣通鼻窍，燥湿止带，消肿排脓	主治风寒感冒、头痛、牙痛、痹痛等多种疼痛，鼻渊，疮痈肿毒，皮肤风湿瘙痒等
	姜（生姜、干姜）	姜、鲜姜	性微温，味辛	肺、脾、胃	解表散寒，温中止呕，化痰止咳，解鱼蟹毒	外感风寒所致之恶寒发热、头痛、恶心呕吐、寒痰咳嗽，鱼蟹中毒所致之恶心欲吐、腹痛
	香薷	石香薷、香薷草、香草	性微温，味辛	肺、脾、胃	发汗解表，化湿和中，利水消肿	暑湿所致之恶寒发热，头痛无汗，腹痛吐泻，水肿，小便不利

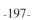

归类	中药名称	别名	性味	归经	功效	主治
	桑叶	铁扇子、蚕叶	性寒，味苦、甘	肺、肝	疏散风热，清肺润燥，平抑肝阳，清肝明目	外感风热或肝阳上亢所致之感冒，肺热燥咳，头晕头痛，目赤昏花，牙龈肿痛
	淡豆豉	香豉、淡豉	性寒，味苦	肺、胃	解表，除烦，宣郁，解毒	伤寒热病，寒热，头痛，烦躁，胸闷
	菊花	寿客、金英、黄华、秋菊、隐逸花	性微寒，味苦、甘	肺、肝	散风清热，平肝明目，清热解毒	风热感冒，头痛眩晕，目赤肿痛，眼目昏花，疮痈肿毒
	紫苏	苏叶、赤苏、紫苏、皱苏、尖苏、香苏叶、鸡冠紫苏、子苏	性温，味甘	脾、肺	解表散寒，行气宽中	外感风寒兼见胸闷呕逆之证，解鱼虾蟹中毒之呕吐腹痛
	葛根	干葛、葛条、粉葛、甘葛	性凉，味甘、辛	脾、胃	解肌退热，透疹，生津止渴，升阳止泻	表证发热，项背强痛，麻疹不透，热病口渴，阴虚消渴，热泻热痢，脾虚泄泻
	薄荷	野薄荷、夜息香、鱼香草	性凉，味辛	肺、肝	疏散风热，清利头目，利咽透疹，疏肝行气	外感风热，头痛，咽喉肿痛，食滞气胀，口疮，牙痛，瘾疹，温病初起，风疹瘙痒，肝郁气滞之胸闷胁痛

归类	中药名称	别名	性味	归经	功效	主治
	芫荽	胡荽、香菜、香荽	性温，味辛	肺、胃	发表透疹，健胃	麻疹不透，感冒无汗
	粉葛	无渣粉葛、葛马藤	性凉，味甘	胃、脾	解肌退热，生津，升阳止泻，透疹	外感发热头痛、项强、口渴、消渴、泻泄、热痢，高血压颈项强痛，麻疹不透
理气类	刀豆	葛豆、刀豆角、刀板豆、挟剑豆	性温，味辛	胃	降气止呃，温肾助阳	寒凝气滞所致之呕吐、呃逆等，以及肾阳虚所致之腰痛、尿频等
	代代花	枳壳花、酸橙花	性微寒，味酸、苦	心、脾、肺、肾	行气宽中，消食，化痰	脾胃气滞、痰食积滞所致之脘腹痞满、不思饮食、痰多胸闷等
	佛手	佛手柑、五指柑、手柑、福寿柑	性温，味辛、苦	肝、脾、胃、肺	疏肝解郁，理气和中，燥湿化痰	肝胃不和所致之胁肋胀满、脘腹痞满等，以及痰湿阻肺所致之久咳痰多、胸闷胀痛等
	橘红	橘红、芸皮	性温，味辛	肺、脾	理气，燥湿化痰，宽中	咳嗽，痰多，食积，呕吐
	橘皮	陈皮、贵老、红皮、黄橘皮、广橘皮、新会皮、红橘、大红袍、川橘	性温，味辛、苦	脾、肺	理气，调中，燥湿，化痰	治胸腹胀满、不思饮食、呕吐哕逆、咳嗽痰多，亦解鱼、蟹毒

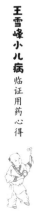

王雪峰小儿病临证用药心得

归类	中药名称	别名	性味	归经	功效	主治
	香橼	枸橼子、枸橼	性温，味辛、苦、酸	肝、脾、肺	疏肝理气，宽中，化痰	肝胃气滞所致之胸胁胀痛、呕吐嗳气，以及湿痰所致之脘腹痞满、胁肋胀满、痰多咳嗽
	薤白	薤白头、小根蒜、野蒜	性温，味辛、苦	肺、胃、大肠	通阳散结，行气导滞	寒痰阻滞、胸阳不振所致之胸痹心痛，胸满喘急，腹痛，腹泻等
	玫瑰花	徘徊花	性温，味甘、微苦	肝、脾	疏肝解郁，活血止痛	肝郁气滞、瘀血阻滞所致之胁腹胀痛，跌打损伤等
平肝类	决明子	草决明、还瞳子	性微寒，味甘、苦、咸	肝、大肠	清肝明目，润肠通便	肝经实火所致之目赤涩痛，羞明多泪，头痛眩晕，目暗不明，大便秘结等
	天麻	赤箭、神草、定风草	性平，味甘	肝	息风止痉，平肝潜阳，祛风通络	肝阳上亢所致之头痛眩晕，肢体麻木，小儿惊风，癫痫抽搐等
清热类	马齿苋	马苋、五行菜、长命菜	性微温，味酸、咸	肝、大肠	清热解毒，凉血止痢	热毒痢疾，疮疡肿毒，崩漏，便血

归类	中药名称	别名	性味	归经	功效	主治
	余甘子	油甘子、橄榄	性凉，味甘、酸、涩	肺、脾、胃	解毒利咽，清热生津，润肺化痰	咽喉肿痛，口干烦渴，咳嗽咳痰
	金银花	银花、忍冬花、二宝花	性寒，味甘	肺、心、胃	清热解毒，疏散风热	外感风热或温病初起所致之痈肿疔疮、喉痹、丹毒、热毒血痢等，以及预防乙脑、流脑等
	青果	青榄、橄榄、青子、黄榄、甘榄	性平，味甘、酸	肺、胃	清热解毒，利咽化痰，生津止渴	肺胃热毒所致之咽喉肿痛、咳嗽、烦热口渴，鱼蟹中毒等
	鱼腥草	蕺菜、菹菜、紫背鱼腥草、紫蕺、臭猪巢、侧耳根、折耳根、臭腥草	性微寒，味辛	肺、膀胱、大肠	清热解毒，消痈排脓，利尿通淋	湿热所致之肺痈吐脓，痰热喘咳，热痢，热淋，痈肿疮毒等
	枳子	拐枣、枳枣、棘枸、鸡爪梨、树蜜、鸡爪果、木蜜	性平，味甘	胃	止渴除烦，清湿热，解酒毒	烦渴呕逆，二便不利
	栀子	越桃、山栀	性寒，味苦	心、肺、三焦	泻火除烦，清热利湿，凉血解毒	里热所致之心烦，湿热黄疸，淋证涩痛，血热吐衄，目赤肿痛，火毒疮疡

归类	中药名称	别名	性味	归经	功效	主治
	淡竹叶	竹叶、金鸡米、竹叶卷心	性寒,味甘、淡	心、肺、胃、膀胱	清热泻火,除烦,利尿	热病烦渴,口疮尿赤,热淋涩痛
	菊苣	卡斯尼、蓝菊	性凉,味微苦、咸	脾、肝、膀胱	清肝利胆,健胃消食,利尿消肿	湿热黄疸,胃痛食少,水肿尿少
	红小豆	赤豆、红饭豆、饭豆、蛋白豆	性平,味甘、酸	心、小肠	利水消肿,清热解毒,消痈排脓	风水所致之水肿胀满、脚气肿痛等,湿毒所致之黄疸、风湿热痹、痈肿疮毒、肠痈腹痛等
	蒲公英	华花郎、蒲公草、食用蒲公英	性寒,苦、甘	肝、胃	清热解毒,消肿散结,利尿通淋	疔疮肿毒,乳痈,瘰疬,目赤,咽痛,肺痈,肠痈,湿热黄疸,热淋涩痛
	芦根	芦茅根、苇根、芦头、芦柴根	性寒,味甘	肺、胃	清热泻火,生津止渴,除烦,止呕,利尿	热病烦渴,肺热燥咳,内热消渴,疮疡肿毒
	山银花	山花、南银花、山金银花、土忍冬	性寒,味甘	肺、心、胃	清热解毒,疏散风热	痈肿疔疮,喉痹,丹毒,热毒血痢,风热感冒,温病发热
	布渣叶	蓑衣子、破布叶、麻布叶	性凉,味酸	脾、胃	消食化滞,清热利湿	饮食积滞,感冒发热,湿热黄疸等

归类	中药名称	别名	性味	归经	功效	主治
	夏枯草	麦夏枯、铁色草、棒柱头花、灯笼头、牯草、广谷草、棒头柱、六月干、夏枯头、大头花、古牛草、丝线吊铜钟	性寒，味辛、苦	肝、胆	清肝泻火，明目，散结消肿	肝火上炎所致之目赤肿痛，头痛，眩晕，瘿瘤，瘰疬等
驱虫类	榧子	香榧、玉榧、木榧	性平，味甘	肺、胃、大肠	杀虫消积，润肺止咳，润燥通便	钩虫病、蛔虫病、绦虫病，虫枳腹痛，小儿疳积，肺燥咳嗽，大便秘结
祛风湿类	乌梢蛇	乌蛇	性平，味甘	肝	祛风，通络，止痉	风湿阻络所致之久痹、麻木拘挛等，又用于破伤风、顽癣、麻风疬毒等
	木瓜	宣木瓜、光皮木瓜	性温，味酸	肝、脾	舒筋活络、和胃化湿	风湿阻络所致之痹痛、筋脉拘挛、麻木不仁等，以及湿阻中焦所致之消渴、脘腹痞满、吐泻转筋等
	蝮蛇	虺、土虺蛇、土锦、灰地匾、地扁蛇、土球子	性温，味甘	脾、肝	祛风，通络，止痛，解毒	风湿痹痛，麻风，瘰疬，疮疖，疥癣，痔疾，肿瘤

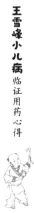

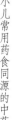

归类	中药名称	别名	性味	归经	功效	主治
收涩类	乌梅	酸梅、黄仔、合汉梅、干枝梅	性平，味酸涩	肺、肝、脾、大肠	敛肺止咳，生津止渴，涩肠止泻，安蛔	诸虚所致之久咳、久泻久痢、虚热、消渴等，又用于蛔厥
	肉豆蔻	肉果、玉果、迦拘勒	性温，味辛	脾、胃、大肠	温中行气，涩肠止泻	脾肾阳虚所致之五更泄，腹痛，纳差等
	芡实	卵菱、鸡头实、鸡头、鸡头果、刺莲藕	性平，味甘、涩	脾、肾	固肾涩精，补脾祛湿，止泻	脾肾两虚所致之遗尿，食少，泄泻等
	莲子	藕实、水芝丹、莲实、莲蓬子、莲肉	性平，味甘、涩	脾、肾、心	补脾止泻，止带，益肾涩精，养心安神	脾虚泄泻，心悸失眠
	覆盆子	黑刺莓、乌藨子、小托盘、马连果、马灵果	性微温，味甘、酸	肝、肾	补肝肾，助阳缩尿，固精明目	肝肾不足所致之遗尿，尿频，目暗不明等
	荷叶	莲叶	性平，味苦、辛。	肝、脾、胃	清暑化湿，升发清阳，凉血止血；荷叶炭则有收涩化瘀止血的功能	暑热烦渴，暑湿泄泻，脾虚泄泻，血热吐衄，便血。荷叶炭出血症
	山茱萸	枣皮	性微温，味酸	肝、肾	补益肝肾，收敛固涩	肝肾亏损所致之遗尿、尿频、体虚欲脱等

归类	中药名称	别名	性味	归经	功效	主治
温里类	丁香	公丁香、丁子香、百里馨	性温，味辛	脾、胃、肺、肾	温中降逆，散寒止痛，温肾助阳	胃寒所致之呕吐、呃逆、脘腹冷痛等，以及肾阳不足所致之腰膝酸软
	八角	大茴香、舶茴香	性热，味辛、甘	胃、膀胱	温肾阳，开胃止呕，散小肠寒疝	胃寒所致之呕吐、呃逆、脘腹冷痛等，肾阳不足所致之腰膝酸软及小肠寒疝
	小茴香	茴香子、小茴、怀香子、茴香菜籽、谷茴香	性温，味辛	肝、肾、膀胱、胃	散寒止痛，理气和胃	中焦虚寒、肝经寒凝气滞所致之脘腹冷痛，胁腹胀痛，小腹冷痛，寒疝腹痛，呃逆等
	肉桂	玉桂、牡桂、菌桂	性大热，味辛、甘	脾、肾、心、肝	补火助阳，引火归原，温通经脉，散寒止痛	阳虚所致之心腹冷痛、寒疝腹痛、阴疽、胸痹，以及虚阳上浮所致之发热、咽痛、虚喘等
	花椒	蜀椒、秦椒、川椒、大椒、汉椒、巴椒	性温，味辛	脾、胃、肾	温中止痛，杀虫止痒，除湿止泻	中焦实寒或虚寒所致之脘腹冷痛等，小儿蛲虫病、虫积腹痛、肛周瘙痒等，以及湿困中焦所致之湿疹、阴痒、呕吐泄泻等

归类	中药名称	别名	性味	归经	功效	主治
	高良姜	风姜、小良姜、膏凉姜	性热，味辛	脾、胃	温胃止呕，散寒止痛	脘腹冷痛，胃寒呕吐，嗳气吞酸
	黑胡椒	白胡椒、胡椒	性热，味辛	胃、大肠	温中散寒，下气，消痰	腹痛泄泻，食欲不振，癫痫痰多
	山柰	沙姜、三柰、三柰子、三赖、山辣	性温，味辛	脾、胃	温中化湿，行气止痛	胸腹冷痛，寒湿吐泻，骨鲠喉，牙痛，跌打肿痛等
	荜茇	荜拨、鼠尾、荜拨、阿梨诃他、椹圣、荜芨	性热，味辛	胃、大肠	温中散寒，下气止痛	脘腹冷痛，呕吐，泄泻，寒凝气滞之胸痹心痛，头痛，牙痛
消食类	山楂	山里红果、东山楂、红果、胭脂果	性微温，味酸、甘	脾、胃、肝	消食健胃，化痰消滞，活血散瘀	食积所致之脘腹胀痛，纳呆厌食，嗳腐吞酸等
	鸡内金	鸡肫胵里黄皮、鸡肫内黄皮、鸡中金	性平，味甘	脾、胃、小肠、膀胱	健脾消食，通淋化石	健脾消食，通淋化石
	麦芽	麦蘖、大麦毛、大麦芽	性平，味甘	脾、胃、肝	消食化积	食积所致之食欲不振、脘腹胀满等，用于肝郁气滞之胃痛等
	莱菔子	萝卜子、芦菔子、萝白子、菜头子	性平，味辛、甘	肺、脾、胃	消食除胀，降气化痰	饮食停滞，脘腹胀痛，大便秘结，积滞泻痢，痰壅喘咳

归类	中药名称	别名	性味	归经	功效	主治
泻下类	火麻仁	麻子仁、大麻仁、白麻子、冬麻子	性平，味甘	脾、大肠	润肠通便，滋养补虚	津血亏虚所致之便秘等
	郁李仁	郁里仁、郁子仁	性平，味甘、辛、苦	大肠、小肠	润肠通便，利水消肿	津枯肠燥所致之便秘腹胀，以及水湿内停所致之小便不利、脚气水肿、腹水胀满等
止血类	小蓟	刺儿菜、刺菜、曲曲菜	性凉，味甘	心、肝	凉血止血，解毒消痈	血热妄行所致的咯血、衄血、吐血、尿血、热毒疮疡
	槐花	金药树、护房树、豆槐	性微寒，味苦	肝、大肠	凉血止血，清肝泻火	便血，痔血，血痢，吐血，衄血，肝热目赤，头痛眩晕
	槐米	白槐、柚花	性微寒，味苦	肝、大肠	凉血止血，清肝泻火	便血，痔血，血痢，吐血，衄血，肝热目赤，头痛眩晕
	白茅根	丝茅草、茅草、白茅草	性寒，味甘	肺、胃、膀胱	凉血止血，清热利尿	血热吐血，衄血，尿血，热病烦渴，肺热咳嗽，胃热呕吐，湿热黄疸，水肿尿少，热淋涩痛
	松花粉	松花	性温，味甘	肝、脾	收敛止血，燥湿敛疮	外伤出血，湿疹，黄水疮，皮肤糜烂，脓水淋沥

归类	中药名称	别名	性味	归经	功效	主治
利水渗湿类	茯苓	云苓、茯菟、松薯、松木薯、松苓	性平，味甘淡	心、脾、肾	利水渗湿，健脾，宁心安神	脾虚湿盛所致之各种水肿、泄泻、痰饮、纳差等，以及心脾两虚所致之心悸、失眠
	薏苡仁	苡米、苡仁米、菩提子	性凉，味甘淡	脾、胃、肺	利水渗湿，健脾除痹，消肿排脓	脾虚湿盛所致之水肿、泄泻、痰饮、湿痹、肢体拘挛疼痛、脚气肿痛、淋浊等，以及肺痈、肠痈等

二、小儿常用具有保健功能的中药（表10-2）

表10-2　小儿常用具有保健功能的中药

归类	中药名称	别名	性味	归经	功效	主治
安神类	柏子仁	柏实、柏子、侧柏子	性平，味甘	心、肾、大肠	养心安神，润肠通便	阴血亏虚、心失所养所致之虚烦失眠、惊悸怔忡、头晕健忘，肠燥便秘，阴虚盗汗等
	首乌藤	首乌藤、赤葛、九真藤、棋藤	性平，味甘	心、肝	养血安神，祛风通络	失眠多梦，血虚身痛，风湿痹痛；外治皮肤瘙痒

归类	中药名称	别名	性味	归经	功效	主治
	远志	小草、细草、小鸡腿、细叶远志、线茶	性温、味苦、辛	心、肾、肺	安神益智，交通心肾，祛痰开窍，消散痈肿	心肾不交引起的失眠多梦，健忘惊悸，神志恍惚，咳痰不爽，疮疡肿毒，乳房肿痛
补虚类	刺五加	刺拐棒、坎拐棒子、一百针、老虎潦	性温、味辛、微苦	脾、肾、心	益气健脾，补肾安神	脾肾阳虚之体虚乏力，食欲不振，腰膝酸痛，失眠多梦
	人参	白菜参、红参、野山参	性微温，味甘、微苦	脾、肺，心	大补元气，复脉固脱，补益脾肺，生津养血，安神益智	诸虚所致之肢冷脉微，脾虚食少，肺虚喘咳，津伤口渴，内热消渴，久病虚羸，惊悸失眠等
	女贞子	女贞实、冬青子、鼠梓子	性凉，味甘、苦	肝、肾	补益肝肾，清热明目	肝肾阴虚所致之腰膝软弱，疼痛拘挛，目暗不明，发热等
	白术	於术	性温、味苦、甘	脾、胃	补气健脾，燥湿利水，止汗	脾虚所致之食少，腹胀泄泻，痰饮眩悸，水肿，自汗等
	西洋参	西洋人参、洋参、花旗参	性凉，味甘、微苦	心、脾、肺、肾	补气养阴，清热生津	气阴两虚所致之虚热烦倦，咳喘痰血，内热消渴，口燥咽干等
	党参	台参、野台参、潞党参、西党参	性平，味甘	脾、肺	补中益气，养血生津	脾肺气虚或气血亏虚所致之食少倦怠，咳嗽虚喘，贫血，面色萎黄，惊悸气短，津伤口渴，内热消渴等

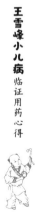

归类	中药名称	别名	性味	归经	功效	主治
	黄芪	黄耆、王孙、绵黄芪	性微温，味甘	脾、肺	补气升阳，益卫固表，托毒生肌，利水消肿	脾气虚或肺气虚所致之乏力、食少便溏，中气下陷之久泻脱肛、便血，表虚自汗，水肿，内热消渴，血虚萎黄，痹痛麻木，痈疽难溃、久溃不敛等
	鳖甲	上甲、鳖壳、团鱼甲、鳖盖子	性微寒，味咸	肝、肾	滋阴清热，潜阳息风，软坚散结	阴虚所致之骨蒸劳热、咯血、动风等，以及癥瘕积聚等
	蛤蚧	蛤蟹、仙蟾、大壁虎、蚧蛇	性平，味咸	肺、肾	益肾补肺，定喘止嗽	肺肾两虚所致之神差体倦，久咳虚喘，尿频等
	蜂胶		性寒，味苦、辛	脾、胃	补虚弱，化浊脂，止消渴；外用解毒消肿，收敛生肌	体虚早衰，高脂血症，消渴；外治皮肤皲裂，烧烫伤
	墨旱莲	水旱莲、莲子草、墨菜	性凉，味甘、酸	肝、肾	凉血，止血，补肾，益阴	吐血、咳血、衄血、尿血，便血，血痢
	熟地黄	熟地	性微温，味甘	肝、肾	养血滋阴，补精益髓	血虚所致之萎黄、惊悸怔忡等，肝肾阴虚所致之腰膝酸软、骨蒸潮热、盗汗、内热消渴、眩晕耳鸣等，肝肾亏虚所致的健忘等

归类	中药名称	别名	性味	归经	功效	主治
	人参叶	人参苗、参叶	性寒,味苦、甘	肺、胃	补气,益肺,祛暑生津	气虚咳嗽,暑热烦躁,津伤口渴,头目不清,四肢倦乏
	人参果	人头七、开口箭	性温,味甘	脾、胃	强心补肾生津止渴补脾健胃调经活血	神经衰弱,失眠头昏,烦躁口渴,不思饮食
	马鹿胎		性温,味甘、咸	肝、肾、心	益肾壮阳补虚生精	虚损劳伤,精血不足
	马鹿骨		性微热,味甘	肾	补虚劳,强筋骨	风湿四肢疼痛,筋骨冷痹,肾虚腰痛,乏力
	天冬	大当门根、天门冬	性寒,味甘、苦	肺、肾	滋阴,润燥,清肺降火	阴虚发热,咳嗽吐血,肺痿,肺痈,咽喉肿痛,消渴,便秘
	太子参	孩儿参、童参	性平,味甘、微苦	脾、肺	补气健脾、生津润肺	脾肺气阴两虚之体倦,食欲不振,病后虚弱,自汗,口渴,肺燥干咳
	巴戟天	鸡肠风、鸡眼藤、黑藤钻、兔仔肠、三角藤、糠藤	性微温,味甘、辛	肾、肝	补肾阳强筋骨祛风湿	少腹冷痛,风湿痹痛,筋骨痿软
	北沙参	银条参、野香菜根	性微寒,味甘	肺、胃	清肺养阴益胃生津	肺阴虚或燥热所致之干咳少痰、肺热燥咳、劳嗽痰血,胃阴虚或热伤胃阴所致之口渴咽干、胃脘隐痛

归类	中药名称	别名	性味	归经	功效	主治
	淫羊藿	刚前、仙灵脾、千两金、三叉骨、肺经草	性温，味辛、甘	肝、肾	补肾壮阳，强筋健骨，祛风除湿	肾阳虚衰所致之筋骨痿软，风湿痹痛，麻木拘挛
	菟丝子	吐丝子、黄藤子、菟丝实	性平，味辛、甘	肝、肾、脾	补阳益阴，固精缩尿，明目止泻	肾虚所致之腰痛，肝肾不足所致目暗不明，脾肾虚弱之泄泻
	绞股蓝	七叶胆、小苦类、公罗锅底	性凉，味苦、微甘	肺、脾	清热解毒，止咳祛痰	慢性支气管炎，传染性肝炎，肾炎，胃肠炎
	红景天	参玛、米旺洛娃、洛门其兔	性寒，味甘	脾、肺	健脾益气，清肺止咳，活血化瘀	脾气虚衰之倦怠乏力，肺阴虚、肺热之咳嗽，配伍其他活血类用于跌打损伤等瘀血证
	当归	干归、秦归	性温，味甘、辛	肝、心、脾	补血，活血，止痛，润肠	血虚所致之萎黄、眩晕、惊悸，以及虚寒腹痛、风湿痹痛、跌仆损伤、痈疽疮疡，肠燥便秘等
	白芍	白芍类、金芍类	性微寒，味苦、酸	肝、脾	养血敛阴，柔肝止痛，平抑肝阳	肝血亏虚或肝脾不调所致之萎黄，自汗盗汗，胁痛，腹痛，四肢挛痛，头痛眩晕等
	葫芦巴	胡卢巴、胡芦巴	性温，味苦	肾	温肾助阳，祛寒逐湿，温经止痛	肾阳不足之下元虚冷，小腹冷痛，寒疝腹痛，寒湿脚气
	石斛	林兰、禁生、杜兰、悬竹、千年竹	性微寒，味甘、微苦	胃、肺、肾	生津养胃，滋阴清热，润肺益肾，明目	目暗，口干口渴，视力减退或腰膝软弱等

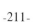

归类	中药名称	别名	性味	归经	功效	主治
	制何首乌	多花蓼、紫乌藤、九真藤	性温，味苦、甘、涩	肝、心、肾	补肝肾，益精血，乌须发，强筋骨，化浊降脂	血虚萎黄，眩晕耳鸣，须发早白，腰膝酸软，肢体麻木，崩漏带下，久疟体虚
	杜仲	思仙、木棉、思仲、石思仙	性温，味甘、微辛	肝、肾	补肝肾，强筋骨	肝肾不足、冲任不固所致之腰痛，头晕目眩等
	杜仲叶	思仲叶	性温，味微辛	肝、肾	补肝肾，强筋骨，降血压	肝肾不足之腰膝酸软，筋骨痿弱等症
	沙苑子	白蒺藜、沙苑蒺藜子、潼蒺藜、沙蒺藜	性温，味甘	肝、肾	补肾助阳，固精缩尿，养肝明目	肾虚腰痛，遗精早泄，遗尿尿频，白浊带下，肝肾不足之眩晕、目暗昏花
	补骨脂	破故纸	性温，味苦、辛	肾、脾	补肾壮阳，固精缩尿，温脾止泻	命门火衰所致之尿频、遗尿，脾肾阳虚之五更泄，肾不纳气之虚喘等
	麦冬	麦门冬、沿阶草	性微寒，味甘、微苦	心、肺、胃	养阴润肺，益胃生津，清心除烦	肺胃阴虚之津少口渴、干咳咯血，心阴不足之心悸易惊及热病后期热伤津液等
	龟甲	龟板、乌龟壳、乌龟板、下甲、血板、烫板	性微寒，味咸、甘	肝、肾、心	滋阴潜阳，益肾强骨，养血补心，固精止崩	阴虚潮热，骨蒸盗汗，头晕目眩，虚风内动，筋骨痿软，心虚健忘

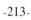

归类	中药名称	别名	性味	归经	功效	主治
化湿类	苍术	赤术、枪头菜、马蓟	性温，味辛、苦	脾、胃、肝	燥湿健脾，祛风散寒，明目	湿阻中焦之脘腹胀满、泄泻、水肿，脚气痿蹙，风湿痹痛，风寒感冒，夜盲，眼目昏涩
	佩兰	兰草、泽兰、圆梗泽兰、省头草	性平，味辛	脾、胃、肺	芳香化湿，醒脾开胃，发表解暑	湿浊中阻之脘痞呕恶、口中甜腻、口臭、多涎，暑湿表证之头胀胸闷
	厚朴花		性微温，味苦	脾、胃	行气宽中，开郁化湿	肝胃气滞之胸脘胀闷，食欲不振，纳谷不香，感冒咳嗽等
	白豆蔻	白蔻、蔻仁、蔻米	性温，味辛	脾、胃	化湿行气，温中止呕	湿困中焦、脾胃气滞所致之脘腹痞满，胸胁胀闷，纳差，呕吐泄泻等
化痰止咳平喘类	川贝母	西贝母、西贝	性微寒，味甘、苦	肺、心	清热化痰，润肺止咳，散结消肿	肺虚久咳，虚劳咳嗽，燥热咳嗽，痰热咳嗽，肺痈，瘰疬，痈肿，乳痈
	平贝母	平贝	性微寒，味苦、微甘	肺、心	清热润肺，化痰止咳	痰热壅肺所致之肺热咳嗽，痰多胸闷，咳痰带血，胸胁胀满
	桑白皮	桑根皮	性寒，味甘	肺	泻肺平喘，利水消肿	肺热喘咳，水肿胀满尿少，面目肌肤浮肿
	浙贝母	浙贝、大贝、象贝、元宝贝、珠贝	性微寒，味苦	肺、心	清热散结，化痰止咳	风热犯肺，痰火咳嗽，肺痈，乳痈，瘰疬，疮毒
	玫瑰茄	红金梅、红梅果、洛神葵、洛济葵	性凉，味酸	肾	敛肺止咳，降血压	肺虚咳嗽，高血压

归类	中药名称	别名	性味	归经	功效	主治
	竹茹	竹皮、青竹茹	性微寒，味甘	肺、胃	清热化痰，除烦止呕	痰热咳嗽，胆火夹痰，烦热呕吐，惊悸失眠，舌强不语，胃热呕吐
	湖北贝母	板贝、窑贝、奉节贝母、平贝	性凉，味微苦	肺、心	清热化痰止咳，散结	热痰咳嗽，痰核瘰疬，痈肿疮毒
	银杏叶	飞蛾叶、鸭脚子	性平，味甘、苦、涩	心、肺	活血化瘀通络止痛，敛肺平喘	瘀血阻络之胸痹心痛，肺虚咳喘
活血化瘀类	怀牛膝	对节菜、山苋菜、铁平膝、怀夕、红牛膝	性平，味苦、甘、酸	肝、肾	逐瘀通经，补肝肾，强筋骨，利尿通淋，引血下行	瘀血阻滞之跌扑伤痛，腰膝酸痛，筋骨无力
	益母草	茺蔚、益明、苦低草、臭秽、贞蔚	性微寒，味苦、辛	心、肝、膀胱	利水消肿，清热解毒	气滞血瘀所致之跌仆损伤，肾病水肿，小便不利，尿血，痈肿疮疡
	姜黄	宝鼎香、黄姜	性温，味苦、辛	肝、脾	破血行气	气滞血瘀所致之胸胁刺痛，胃痛，风湿肩背痛，跌仆损伤等
	红花	红蓝花、刺红花、草红花	性温，味辛	心、肝	活血通经，散瘀止痛	癥瘕痞块，跌仆损伤，疮疡肿痛
	骨碎补	肉碎补、石岩姜、猴姜、毛姜、申姜、爬岩姜、岩连姜	性温，味苦	肾、肝	补肾强骨，续伤止痛	肾虚腰痛，耳鸣耳聋，牙齿松动，跌仆闪挫，筋骨折伤；

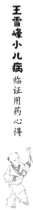

王雪峰小儿病临证用药心得

归类	中药名称	别名	性味	归经	功效	主治
	川芎	香果、芎穷	性温，味辛	肝、胆、心包	活血行气，祛风止痛	气滞血瘀之头痛眩晕等
	丹参	紫丹参	性微寒，味苦	心、心包、肝	活血化瘀，凉血消痈，养血安神	血瘀所致之癥瘕积聚，胸腹刺痛，创伤肿痛等
	川牛膝	拐牛膝、白牛膝、肉牛膝	性平，味甘、微苦	肝、肾	活血通络，利尿通淋	跌仆损伤，风湿痹痛，热淋，石淋
解表类	升麻	莽牛卡架、龙眼根、窟窿牙根	性微寒，味辛、微甘	肺、脾、胃、大肠	发表透疹，清热解毒，升举阳气	风热头痛，齿痛，口疮，咽喉肿痛，麻疹不透，阳毒发斑，脱肛
	木贼	锉草、笔头草、笔筒草、节骨草	性平，味甘、苦	肺、肝	散风热，退目翳	风热目赤，迎风流泪，目生云翳
	牛蒡子	大力子、恶实	性寒，味辛、苦	肺、胃	疏散风热，宣肺透疹，解毒利咽	风热感冒，咳嗽痰多，麻疹，风疹，咽喉肿痛，痄腮丹毒，痈肿疮毒
	牛蒡根	恶实根、鼠黏根、牛菜	性凉，味苦、微甘	肺、心	散风热，消毒肿	风热感冒，头痛，咳嗽，热毒而肿，咽喉肿痛，风湿痹痛，癥瘕积块，痈疖恶疮，痔疮脱肛
	苦丁茶	茶丁、富丁茶、皋卢茶	性寒，味甘、苦	肝、肺、胃	疏风清热，明目生津	风热头痛，齿痛，目赤，聤耳，口疮，热病烦渴，泄泻，痢疾
理气类	木香	广木香、蜜香	性温，味辛、苦	脾、胃、大肠、胆、三焦	行气止痛，健脾消食	脾胃气滞所致之脘腹胀满疼痛，纳食不香，食少腹胀

归类	中药名称	别名	性味	归经	功效	主治
	玫瑰花	徘徊花、刺玫花、湖花、笔头花、蓓蕾花、红玫瑰	性温、味甘、微苦	肝、脾	行气解郁，和血，止痛	肝胃气痛，食少呕恶，跌仆伤痛
	青皮	青橘皮、青柑皮	性温，味苦、辛	肝、胆、胃	疏肝破气，消积化滞	肝郁气滞之胸胁胀痛、疝气疼痛、乳房肿痛，入胃而行气止脘腹疼痛，食积腹痛，癥瘕积聚，久疟痞块
	枳壳	苦橙	性温，味苦、辛、酸	脾、胃	理气宽胸，行滞消积	胸胁气滞，胀满疼痛，食积不化，痰饮内停，胃下垂，脱肛
	枳实	鹅眼枳实	性温，味苦、辛、酸	脾、胃	破气消积，化痰散痞	积滞内停，痞满胀痛，泄利后重，大便不通，痰滞气阻胸痹，结胸，胃下垂，脱肛
	香附	莎草、香附子、雷公头、三棱草、香头草、回头青、雀头香	性平，味辛、微苦、微甘	肝、脾、三焦	行气解郁	肝郁气滞之胸、胁、脘腹胀痛，消化不良，胸脘痞闷，寒疝腹痛
利水渗湿类	车前子	车前实、虾蟆衣子、猪耳朵穗子、凤眼前仁	性寒，味甘	肾、膀胱	利水，清热，明目，祛痰	小便不通，尿血，暑湿泻痢，咳嗽多痰，湿痹，目赤障翳

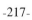

归类	中药名称	别名	性味	归经	功效	主治
	车前草	罘苢、马舄、当道、陵舄、牛舌草、车前、虾蟆衣、牛遗、胜舄、车轮菜、胜舄菜、蛤蚂草、虾蟆草、钱贯草、牛舄、地胆头、白贯、猪耳、饭匙草、七星草、五根草、黄蟆龟草、蟾蜍草、猪肚菜、灰盆草、打官司草、车轱辘菜、驴耳朵菜	性寒，味甘	肝、肾、肺、小肠	利水，清热，明目，祛痰	小便不通，尿血，黄疸，水肿，热肉，泄泻，鼻衄，目赤肿痛，喉痹乳蛾，咳嗽，皮肤溃疡
	泽泻	水泽、如意花、车苦菜、天鹅蛋、天秃、一枝花	性寒，味甘	肾、膀胱	利水渗湿，泄热，化浊降脂	小便不利，水肿胀满，泄泻尿少，痰饮眩晕，热淋涩痛，高血脂

归类	中药名称	别名	性味	归经	功效	主治
平肝息风类	石决明	真珠母、鲍鱼皮	性寒，味咸	肝	平肝潜阳，清肝明目	肝阳上亢所致之头目眩晕，视物昏花，青盲内障、虚劳骨蒸等
	蒺藜	刺蒺藜、白蒺藜	性平，味苦、辛	肝	平肝潜阳，疏肝解郁，祛风明目，祛风止痒	肝阳上亢，风热头痛，肝气郁结证，风热目赤多泪，风疹瘙痒，湿疹
	天麻	赤箭、神草、定风草	性平，味甘	肝	息风止痉，平肝潜阳，祛风通络	肝阳上亢所致之头痛眩晕，肢体麻木，小儿惊风，癫痫抽搐
	珍珠	真珠、蚌珠、真珠子、类珠	性寒，味甘、咸	心、肝	安神定惊，明目祛翳，解毒生肌	心神不宁、心悸失眠、多梦健忘，急慢惊风之高热烦躁、神昏抽搐，癫痫抽搐，目赤翳障、视物不清，诸疮肿毒、溃久不敛，皮肤色斑，跌仆损伤、金疮，肾虚耳聋、五心烦热、盗汗，脾虚积热、脘腹胀满、气逆呕恶等
	罗布麻	红麻、茶叶花、红柳子、羊肚拉角	性凉，味甘、苦	肝	平肝安神，清热利水	眩晕，心悸失眠，浮肿尿少，高血压，神经衰弱，肾炎浮肿
清热类	土茯苓	白余粮、草禹余粮、刺猪苓、过山龙、硬饭、冷饭头、山地粟、土苓、红土苓	性平，味甘、淡	肝、胃	解毒，除湿，通利关节	汞中毒所致之肢体拘挛、筋骨疼痛，以及用于湿热淋浊、痈肿、瘰疬、疥癣等

归类	中药名称	别名	性味	归经	功效	主治
	越橘	熊果叶	叶：性温，味苦；果：性平，味酸、甘	叶：肾膀胱；果：胃、大肠	叶：利尿解毒；果：清热利湿，止痢	叶：尿道炎、膀胱炎，果：肠炎、痢疾
	酸角	通血图、通血香、木罕、曼姆、罗望子、酸饺、酸豆、甜目坎	性凉，味甘、酸	脾、胃	止渴消热消食，养肝明目	中暑，消化不良，食积，腹痛，慢性胃炎，便秘，高血压，缺铁性心脏病
	玄参	元参、乌元参、黑参	性微寒，味甘、苦、咸	肺、胃、肾	凉血滋阴，泻火解毒	热病伤阴，舌绛烦渴，温毒发斑，津伤便秘，骨蒸劳嗽，目赤，咽痛，瘰疬，白喉，痈肿疮毒
	生地黄	干地黄	性寒，味甘	心、肝、肾	清热凉血，养阴生津	热入营血所致之温毒发斑、吐血、衄血、舌绛烦渴、津伤便秘、阴虚所致之骨蒸劳热、虚热消渴
	积雪草	崩大碗、马蹄草、雷公根、蚶壳草、铜钱草、落得打	性寒，味苦、辛	肝、脾、肾	清热利湿，解毒消肿	湿热黄疸，中暑腹泻，砂淋、血淋，痈肿疮毒，跌仆损伤
	野菊花	野菊、野黄菊、苦薏	性微寒，味苦、辛、	肝、心	清热解毒	疔疮痈肿，目赤肿痛，头痛眩晕

归类	中药名称	别名	性味	归经	功效	主治
	金荞麦	赤地利、赤薜荔、金锁银开	性凉，味微辛、涩	肺	清热解毒，排脓祛瘀	肺痈，肺热咳嗽，瘰疬疮疖，咽喉肿痛
	地骨皮	杞根、地骨、地辅、地节、枸杞	性寒，味甘	肺、肝、肾	凉血除蒸，清肺降火	阴虚潮热，骨蒸盗汗，肺热咳嗽，咯血、衄血，内热消渴
	牡丹皮	牡丹根皮、丹皮、丹根	性微寒，味苦、辛	心、肝、肾	清热凉血，活血化瘀	热入营血所致之温毒发斑、吐血、尿血、夜热早凉、痈肿疮毒等，以及跌仆损伤等
	赤芍	山芍类、草芍类	性微寒，味苦	肝	清热凉血，散瘀止痛	热入营血，温毒发斑，吐血衄血，目赤肿痛，肝郁胁痛，癥瘕腹痛，跌仆损伤，痈肿疮疡
	知母	蒜辫子草、羊胡子根、地参	性寒，味苦、甘	肺、胃、肾	清热泻火，滋阴润燥	外感热病，高热烦渴，肺热燥咳，骨蒸潮热，肠燥便秘
祛风湿类	五加皮	南五加皮、刺五加、刺五甲	性温，味辛、苦	肝、肾	祛风湿，补肝肾，强筋骨	风湿痹痛，筋骨痿软，小儿行迟，体虚乏力，水肿，脚气
	桑枝	铁扇子	性寒，味苦、甘	肺、肝	祛风清热，凉血明目	风温发热，头痛，目赤，口渴，肺热咳嗽，风痹，瘾疹，下肢象皮肿
收涩类	山茱萸	枣皮	性微温，味酸	肝、肾	补益肝肾，收敛固涩	肝肾亏损所致之遗尿，尿频，体虚欲脱等

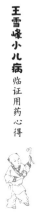

王雪峰小儿病临证用药心得

归类	中药名称	别名	性味	归经	功效	主治
	五味子	北五味子、辽五味子	性温，酸、甘	肺、心、肾	收敛固涩，益气生津，补肾宁心	久嗽虚喘，梦遗滑精，遗尿尿频，久泻不止，自汗，盗汗，津伤口渴，短气脉虚，心悸失眠
	金樱子	糖罐子、刺梨子、山石榴、山鸡头子	性平，味酸、甘、涩	肾、膀胱、大肠	固精缩尿，固崩止带，涩肠止泻	遗尿，尿频，久泄久利等
	诃子	诃黎勒	性平，味苦、酸、涩	肺、大肠	涩肠止泻，敛肺止咳，降火利咽	久泄久利，便血脱肛；肺虚喘咳，久嗽不止，咽痛音哑
温里类	丁香	公丁香、丁子香、百里馨	性温，味辛	脾、胃、肺、肾	温中降逆，散寒止痛，温肾助阳	胃寒所致之呕吐、呃逆、脘腹冷痛等，肾阳不足所致之腰膝酸软
	吴茱萸	石虎、疏毛吴茱萸、茶辣、辣子、臭辣子	性热，味辛、苦，有小毒	肝、脾、胃、肾	有散寒止痛，降逆止呕，助阳止泻的功效	寒凝肝脉之厥阴头痛、经行腹痛、寒疝腹痛、寒湿脚气肿痛、脘腹胀痛，呕吐吞酸，脾肾阳虚之五更泄泻
	荜茇	荜拔、鼠尾	性热，味辛	胃、大肠	温中散寒，下气止痛	实寒或虚寒所致之胃脘冷痛、呕吐、呃逆、泄泻等
消食类	刺玫果	刺莓果、刺木果	性温，味酸、苦	肝、脾、胃、膀胱	健脾消食，活血调经，敛肺止咳	消化不良，食欲不振，脘腹胀痛，腹泻

归类	中药名称	别名	性味	归经	功效	主治
泻下类	熟大黄	制大黄、熟军、制军	性寒，味苦	脾、胃、大肠、肝、心包	泻热通肠，凉血解毒，逐瘀通经	实热便秘，积滞腹痛，泄利不爽，湿热黄疸，血热吐衄，目赤，咽肿，肠痈腹痛，上消化道出血，痈肿疔疮，跌仆损伤，外治水火烫伤上消化道出血
	生何首乌	首乌、赤首乌、铁砂、红内消	性微温，味苦、涩、	肝、肾	截疟解毒，润肠通便	阴血不足之肠燥便秘，瘰疬疮疡，痈疽肿毒
	番泻叶	旃那叶、泻叶	性寒，味甘、苦	大肠	泻下通便	热结便秘，亦可用于习惯性便秘；腹水肿胀
	芦荟	卢会、讷会、象胆、奴会、劳伟	性寒，味苦	肝、胃、大肠	泻下通便，清肝泻火，杀虫疗疳	热结便秘，惊痫抽搐，小儿疳积，癣疮
	制大黄	将军、火参、牛舌、肤如、蜀、锦纹、黄良	性寒，味苦	脾、胃、大肠、肝、心包	泻下攻积，清热泻火，凉血解毒，止血，逐瘀通经，利湿退黄	实热便秘，积滞腹痛，泄利不爽，湿热黄疸，血热吐衄，目赤，咽肿，肠痈疔疮，跌仆损伤；外用适量，治水火烫伤
止血类	侧柏叶	扁柏叶、丛柏叶、柏叶	性寒，味苦、涩	肺、肝、脾	凉血止血，化痰止咳，生发乌发	吐血、衄血、咯血、便血，肺热咳嗽，血热脱发
	三七	参三七、田七	性温，味甘、微苦	肝、胃	化瘀止血，消肿定痛，补虚强壮	血瘀所致之胸胁刺痛、跌仆肿痛等，血虚所致之体倦乏力

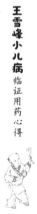

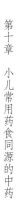

归类	中药名称	别名	性味	归经	功效	主治
	槐实	槐角、金类树、槐实、护房树	性寒，味苦	肝、大肠	清热泻火，凉血止血	肠热便血，痔肿出血，肝热头痛，眩晕目赤
	蒲黄	蒲厘花粉、蒲花、蒲棒花粉、蒲草黄	性平，味甘	肝、心包	收涩止血，行血祛瘀，利尿	各种内外出血证，心腹疼痛
	大蓟	虎蓟、马蓟	性凉，味甘、苦	心、肝	凉血止血，散瘀消痈	血热咯血、衄血、吐血、便血、尿血，疮痈肿毒
	白及	白根、地螺丝、白鸡儿、白鸡娃、连及草、羊角七	性微寒，味苦、甘、涩	肺、肝、胃	收敛止血，消肿生肌	咯血吐血，外伤出血，疮疡肿毒，皮肤皲裂
	茜草	茹卢本、茅搜、蘆茹、茜根	性寒，味苦	肝	凉血化瘀，止血通经	吐血，衄血，关节痹痛，跌仆肿痛，外伤出血

第十一章　食疗与药膳

一、小儿病药膳方

1. 急性肾炎

黄鱼茶叶汤

【原料】黄鱼 1 尾（约 250g），茶叶 15g，砂仁 10g，陈皮 10g，味精、醋各适量。

【制作方法】小黄鱼洗净去鳞及内脏，将茶、砂仁（研末）、陈皮（切丝）用纱布包好，与鱼同炖。可加味精、醋调味，不放盐。

【主治及适应证】肾炎水肿。

胡椒蛋

【原料】白胡椒 7 粒，鲜鸡蛋 1 个。

【制作方法】将鸡蛋大头顶端钻一小孔，白胡椒研粉装入蛋内，用面粉封孔，湿纸包裹，放蒸笼内蒸熟，食时剥壳，将鸡蛋、胡椒一起吃下。

【主治及适应证】肾炎水肿。

玉米薏仁粥

【原料】鲜玉米须 30g（干品 15g），薏苡仁 50g。

【制作方法】先将玉米须洗净加水煎 15 分钟，去渣留汤，加入薏仁文火煮熟成粥。

【主治及适应证】肾炎水肿。

瓜翠绿豆汤

【原料】西瓜翠衣 100g，绿豆 30g，白糖适量。

【制作方法】西瓜去瓤，将白绿瓜皮切成小块，与绿豆一起放入锅内，加水武火烧开后，文火煮 5～10 分钟，将汤倒出，加入适量白糖代茶饮。

【主治及适应证】暑天肾炎、肾病患儿。

泽泻粳米粥

【原料】粳米 50g，泽泻粉 10g。

【制作方法】将粳米洗净，加水 500mL 煮沸后，加入泽泻粉，文火煮成粥。

【主治及适应证】急性肾炎水肿尿少。

茅根粳米粥

【原料】鲜茅根 100g（干品 30g），粳米 100g。

【制作方法】将茅根洗净，加水煮 20 分钟，去茅根留汤，加入粳米，文火煮成米粥。

【主治及适应证】急性肾炎水肿血尿。

鲜茅根汤

【原料】鲜茅根 60g（干品 20g）。

【制作方法】茅根洗净，煎汤代茶饮用。

【主治及适应证】对早期浮肿尿少，血尿有显效。尤其对恢复期，仅镜检血尿者效佳。

竹叶茅根茶

【原料】淡竹叶 10g，白茅根 10g，白糖适量。

【制作方法】将竹叶茅根洗净，沸水冲泡，加白糖，适量以调味，代茶频饮之。

【主治及适应证】急性肾炎水肿，血尿，小便赤涩不利。

荠菜蛋汤

【原料】鲜荠菜 100g，鸡蛋 1 个，盐、味精各适量。

【制作方法】荠菜洗净，加水碗煮至碗水时，将鸡蛋去壳打匀，淋入锅中煮成蛋花状，加盐少许味精适量。

【主治及适应证】肾炎以血尿为主的患儿。

2. 慢性肾炎、肾病综合征

芪术全鸡汤

【原料】黄芪30g，白术10g，小公鸡一只（约250g），葱3段，生姜3片，盐、味精各适量。

【制作方法】小公鸡洗净去内脏，黄芪、白术纱布包，填鸡肚内，放入葱、姜加水煮烂。去黄芪、白术，加盐少许，味精适量。

【主治及适应证】慢性肾炎、肾病。

茯苓粳米粥

【原料】茯苓片10g，粳米50g，白糖适量。

【制作方法】茯苓研成细粉，与粳米煮粥，加白糖适量调味。

【主治及适应证】慢性肾炎轻度浮肿，食少乏力，腹胀便溏。

黄芪鲤鱼汤

【原料】鲤鱼1尾（约500g），黄芪30g，赤小豆30g，味精、香油各适量。

【制作方法】砂仁、生姜片加水煮沸30分钟。再将洗净去内脏和鱼鳞的鲤鱼入药，用文火炖30分钟，去药渣。不加盐，加味精、香油调味。

【主治及适应证】慢性肾炎、肾病。因鲤鱼含高蛋白，故肾功不全者忌用。

大蒜蒸西瓜

【原料】西瓜1个（约1500g），大蒜3头。

【制作方法】用刀在西瓜顶挖一三角形的洞，将大蒜剥皮分成瓣，放入瓜内，用挖去的瓜皮盖上洞口，蒸熟后食用。

【主治及适应证】慢性肾炎、肾病肾功不全者。

茶蒜鲫鱼汤

【原料】活鲫鱼1尾（约250g），龙井茶15g，砂仁末5g，红皮蒜10瓣。

【制作方法】鲫鱼去鳞及内脏，洗净。将茶、砂仁放入鱼肚，大蒜剥皮成瓣与鱼同煮熟，喝汤。

王雪峰小儿病临证用药心得

【主治及适应证】慢性肾炎、肾病。

羊奶

【原料】鲜羊奶。用量视年龄大小而定。

【制作方法】鲜羊奶煮沸后，待温饮之。

【主治及适应证】肾炎、肾病恢复期。

3. 小儿泄泻

怀山薏仁粥

【原料】怀山药、薏苡仁、芡实各 15g，糯米 50g，红糖适量。

【制作方法】怀山药洗净切丁，薏苡仁洗净，芡实浸发 3 小时，糯米淘洗干净。锅置旺火上，加适量清水，煮沸后下薏米、芡实煮熟软，再放入糯米煮稠后，放入怀山药煮 20 分钟，撒入红糖和匀即可。

【主治及适应证】小儿脾气虚弱所致泄泻。

胡萝卜粳米粥

【原料】鲜胡萝卜 50g，粳米 50g，红糖适量。

【制作方法】胡萝卜洗净切丁，粳米淘洗干净。米煮熟软，再下胡萝卜煮稠，投入红糖和匀即可。

【主治及适应证】脾虚所致泄泻。

鸡蛋糯米粥

【原料】鸡蛋 1 个，糯米 50g。

【制作方法】锅置旺火上煮沸，下糯米煮稠，再下鸡蛋和匀即可。

【主治及适应证】久泻患儿。

大枣粳米粥

【原料】大枣 10g，粳米 25g，怀山药 6g。

【制作方法】大枣洗净弃壳，粳米洗净，怀山药洗净切丁。锅置旺火上，加清水适量煮沸，下入粳米煮稠，再放入怀山药、大枣煮 20 分钟即可。

【主治及适应证】脾虚所致泄泻。

山药芡实小米粥

【原料】山药 30g，芡实 30g，小米 100g。

【制作方法】武火煮开，转文火煮 30 分钟，即可食用。

【主治及适应证】小儿脾胃虚弱导致的泄泻。

党参山药粳米粥

【原料】党参15g，山药30g，人参15g，粳米80g。

【制作方法】武火煮开，转文火煮40分钟，即可食用。

【主治及适应证】小儿脾气虚弱导致的泄泻。

参莲大枣粥

【原料】党参15g，莲子30g，大枣5枚，粳米50g，白糖适量。

【制作方法】先将党参、莲子研成细末，大枣去核切碎，再将粳米与党参末、莲子末、大枣肉一起加适量水煮成粥，加白糖少许，即可食用。

【主治及适应证】身体虚弱、脾胃功能较弱引起的泄泻。

糯米固肠粥

【原料】糯米80g，山药30g，胡椒粉、白糖适量。

【制作方法】先将糯米炒微黄，山药研成细末，然后把二者放入锅中，加适量水共煮成粥，食时加胡椒粉少许，白糖适量调服。

【主治及适应证】脾胃虚寒引起的泄泻。

麦曲消食液

【原料】麦芽30g，神曲15g，焦山楂30g，红糖适量。

【制作方法】麦芽30g，神曲15g，焦山楂30g，共研成粉，做成饼，在柴火炭中烧成焦黄，捣碎放入杯中，冲入开水，搅烂搅匀，澄清，取上清液，加少许红糖调味即可。

【主治及适应证】小儿伤食泻。

马齿苋粥

【原料】鲜马齿苋50～100g（干品减半），粳米30g，少许白糖。

【制作方法】鲜马齿苋50～100g（干品减半）与粳米30g煮成粥，可加少许白糖调味。若无马齿苋可用鲜丝瓜叶、凤尾草或飞扬草50g（选一二味即可）煎取汁液与粳米煮成粥。

【主治及适应证】小儿湿热泻。

茯苓车前粥

【原料】车前子30g，茯苓粉15g，粳米30g，白糖少许。

【制作方法】车前子 30g，加水 500mL，煮沸后小火煎 20 分钟，滤去渣，取药液，加茯苓粉 15g，粳米 30g，煮成粥，加白糖少许调味。

【主治及适应证】小儿脾虚泻初起。

山药芡实糕

【原料】怀山药 100g，芡实 50g，陈皮 10g，大枣 250g 去核，白糖20g。

【制作方法】怀山药 100g，芡实 50g，陈皮 10g，烘干后共研成粉末和匀；大枣 250g 去核，捣成枣泥，与山药、芡实、陈皮粉加白糖20g 揉和在一起，做成糕块（每块重约 15g），上笼蒸熟即成。

【主治及适应证】脾虚泻，久泻不止。

怀莲芡豆粥

【原料】怀山药 10g，莲子 10g，扁豆 10g，芡实 10g，粳米 50g，糖或盐适量。

【制作方法】将上述材料洗净，同放入砂锅中，加清水适量煲粥。加糖或盐调味，即可食用。

【主治及适应证】小儿脾虚泻。

番石榴蜜糖水

【原料】番石榴 2 个（带皮），蜜糖少许。

【制作方法】番石榴 2 个（带皮），水煎去渣后冲入蜜糖少许。

【主治及适应证】小儿腹泻、粪便稀薄，无发热症状者。

豆蔻乌骨鸡

【原料】肉豆蔻 15g，草果 10g，乌骨鸡半只，调料适量。

【制作方法】乌骨鸡按常法宰杀后，沸水烫过去毛，剖开去内脏，冲洗干净，取半只斩大块，开水锅中焯去腥污；肉豆蔻和草果等放入料理袋内，扎紧袋口。炖锅内盛鸡块，放入料理袋，加热水适量，煮沸后小火炖煮至熟烂，弃除料理袋，加精盐、胡椒粉调味。

【主治及适应证】小儿脾阳虚弱导致的泄泻。

藿香薏仁粥

【原料】藿香、厚朴花各 6g，薏苡仁、扁豆各 15g，鲜荷叶、西瓜汁各适量。

【制作方法】将薏米、扁豆水煎，沸后入藿香、厚朴花、鲜荷叶，再煎几沸取汁，调入西瓜汁。

【主治及适应证】湿胜泄泻。

茯苓车前子粥

【原料】茯苓粉、车前子各 30g，粳米 60g，白糖适量。

【制作方法】先将车前子（纱布包）加水 300g，煎半小时取出。加粳米和茯苓粉共煮粥，粥成时加白糖适量。

【主治及适应证】湿热泄泻。

山药扁豆粥

【原料】白扁豆 15g，白米、鲜山药各 30g，白糖适量。

【制作方法】先将鲜山药洗净，去皮切片，备用。再煮白米、白扁豆半熟。加入山药片，煮粥，加糖。

【主治及适应证】湿胜泄泻。

参莲大枣粥

【原料】党参、干莲子各 10g，粳米 30g，枣适量。

【制作方法】党参、莲子碾细末待用。将大枣用水略煮，剥皮去核，取枣肉切碎。以煮枣水将米、枣肉、党参末、莲子末煮成粥。

【主治及适应证】脾胃虚弱所致泄泻。

荔枝干粥

【原料】荔枝干 15g，山荔枝干 15g，山药、莲子各 10g，粳米 30g。

【制作方法】山药去皮洗净，捣烂；莲子沸水浸泡后去皮、心；粳米淘洗净。先将荔枝干、山药、莲子同放入砂锅内，加水煮至熟烂，再下粳米，同煮成粥。

【主治及适应证】脾胃虚弱引起的腹泻。

4. 小儿疳积

塘角鱼粥

【原料】塘角鱼（正式名称胡子鲶）250g，粳米 90g，盐适量。

【制作方法】先将鱼用花生油煎煮熟透并去刺，加入粳米煮成稀粥，加少许食盐调味。

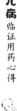
王雪峰小儿病临证用药心得

【主治及适应证】小儿疳积、纳呆、体瘦。

5. 小儿夜盲

猪肝杞子粥

【原料】猪肝250g，枸杞子20g，粳米90g，盐、酱油各适量。

【制作方法】猪肝切片，以少许盐、酱油浸泡。先将枸杞子和粳米煮成稀粥，加入猪肝。

【主治及适应证】小儿夜盲、视力不足、流泪。

6. 小儿食欲不振

助食粥

【原料】牛肉250g，生姜丝10g，粳米90g，生葱15g。

【制作方法】牛肉切片，以生姜丝、食盐、酱油浸泡，加入粳米煮粥，最后加入生葱。

【主治及适应证】小儿食欲不振、体瘦、便溏等。

7. 小儿麻痹症

牛筋千斤粥

【原料】牛筋60g，千斤拔30g，粳米30g，盐、葱、生姜各适量。

【制作方法】以清水800mL将牛筋煮烂，加入千斤拔煮水去渣，最后加入粳米煮成稀粥，加少许盐、葱、生姜调味。

【主治及适应证】小儿麻痹症下肢萎缩、不温，走路不便等。

8. 小儿百日咳

百部杏贝粥

【原料】百部、杏仁各20g，粳米30g，川贝10g。

【制作方法】百部、杏仁加水300mL煎煮去渣，取汁加入粳米煮成稀粥。最后把川贝磨成粉，加入粥内即成。

【主治及适应证】阵发性顿咳、咳后有吼声的百日咳。

9. 小儿消化不良

薏苡仁三仙粥

【原料】薏苡仁30g，炒山楂20g，炒谷仁、炒麦芽各30g，粳米30g，盐适量。

【制作方法】薏苡仁、炒山楂、炒谷仁、炒麦芽加水500mL煎煮去渣，加入粳米煮成稀粥，以少许盐调味。

【主治及适应证】小儿大便稀、次数多，颜色黄绿或呈水样，有酸臭气的消化不良者。

10. 小儿盗汗

浮小麦沙虫粥

【原料】沙虫 30g，浮小麦 60g，粳米 100g。

【制作方法】沙虫去净沙，与浮小麦共煮烂，加入粳米，与水 800mL 煮成稀粥。

【主治及适应证】小儿盗汗和纳呆体瘦。

11. 小儿麻疹

银花芫荽粥

【原料】金银花 20g，芫荽 30g，粳米 60g。

【制作方法】金银花、芫荽加水 300mL 煎煮去渣，加入粳米煮成稀粥。

【主治及适应证】小儿麻疹。

12. 小儿夜眠不安

马蹄甘蔗汤

【原料】荸荠（马蹄）90g，甘蔗 60g。

【制作方法】荸荠（马蹄）去皮切成块，与甘蔗炖汤。

【主治及适应证】阴虚之口干渴、心烦失眠的小儿夜眠不安症。

13. 小儿痱子

绿豆冬瓜汤

【原料】绿豆 300g，冬瓜 90g。

【制作方法】以清水 800mL 煮绿豆至熟烂，加入冬瓜煮成汤。

【主治及适应证】小儿全身皮肤急性粟粒样皮疹。

14. 小儿食积

山楂麦芽粥

【原料】山楂 30g，麦芽 30g，粳米 80g，白糖适量。

【制作方法】先将山楂、麦芽包好放入锅中，加适量水，煎煮 30 分钟后去掉药渣，再加入粳米煮成稀粥，加适量白糖调味，即可食用。

【主治及适应证】儿童食积或消化不良。

消食泻火茶

【原料】金银花 5g，竹茹 10g，广陈皮 5g，山楂 10g，麦芽 5g，谷芽 5g，乌梅 3g，蜂蜜、糖适量。

【制作方法】将金银花、竹茹、广陈皮、山楂、麦芽、谷芽、乌梅放至较大容器中，开水冲泡约 15 分钟后，加蜂蜜、糖适量，即可饮用。

【主治及适应证】儿童食积有热。

15. 小儿便秘

芪术瘦肉汤

【原料】瘦肉 100g，黄芪、白术各 10g，大枣数枚。

【制作方法】白术、黄芪、大枣、瘦肉武火煮开后，转文火焖煮 30 分钟，即可食用。

【主治及适应证】儿童虚证便秘。

16. 小儿咳嗽

蜂蜜蒸雪梨

【原料】雪梨 1 个，蜂蜜适量。

【制作方法】将雪梨洗净开盖去核，放入蜂蜜，盖严，置碗中蒸熟。

【主治及适应证】小儿感冒咳嗽。

川贝蒸鲜梨

【原料】鲜梨 1 个，川贝 3g。

【制作方法】将鲜梨洗净开盖去核，装入川贝，盖严，蒸熟，去川贝食梨饮汁。

【主治及适应证】百日咳。

煨瓜蒌梨

【原料】梨 1 个，瓜蒌皮 1 个，面粉适量。

【制作方法】瓜蒌皮焙焦为末备用，梨洗净、去核，把瓜蒌皮末放入其中，盖严，用面团包住，烧熟。

【主治及适应证】麻疹咳嗽。

薏米根饮

【原料】薏米根 9 ～ 15g，蜂蜜适量。

【制作方法】将薏米根煎汤调蜜。

【主治及适应证】小儿肺炎发热喘咳。

刀豆饮

【原料】刀豆子 15g，冰糖适量

【制作方法】将刀豆水煎去渣后，加冰糖饮服。

【主治及适应证】小儿百日咳。

冰糖萝卜汁

【原料】白萝卜，冰糖适量。

【制作方法】将白萝卜洗净切碎，以洁净纱布绞汁，每次取白萝卜汁 30mL，加冰糖适量，再加沸水适量搅匀。

【主治及适应证】百日咳（初期、顿咳期、恢复期）的辅助治疗。

川贝杏仁饮

【原料】川贝母 6g，杏仁 3g，冰糖适量。

【制作方法】将川贝母洗净，杏仁去皮洗净后放入锅内，加清水适量，用武火烧沸后，再放入冰糖，转用文火煮 30 分钟即成。

【主治及适应证】外感咳嗽，鼻塞流涕，痰稀白等。

杏仁麦冬饮

【原料】杏仁 6g，麦冬 10g，蜂蜜适量。

【制作方法】将杏仁去皮打碎，麦冬洗净，杏仁，麦冬放入锅内，加清水适量，用武火烧沸后，转用文火煮 5 分钟，去渣，留汁即成，服用时加入蜂蜜即可。

【主治及适应证】小儿麻疹后期，余热未尽，时有咳嗽、唇舌干燥等症。

五味杏仁乌骨鸡

【原料】五味子 10g，甜杏仁 10g，白萝卜 100g，乌骨鸡一只（约 750g）。

【制作方法】乌骨鸡去毛及内脏，洗净，五味子、甜杏仁装入纱布袋内，先浸湿，白萝卜切块，同填入鸡腹内，隔水清蒸至熟烂，去纱布

王雪峰小儿病临证用药心得

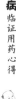

袋药渣。

【主治及适应证】小儿反复呼吸道感染及哮喘的预防。

梨粥

【原料】雪梨1个半，大米100g。

【制作方法】把雪梨洗净切碎，加水适量煎煮30分钟，捞去梨渣。再加入淘净的大米，煮成粥。

【主治及适应证】小儿肺热咳嗽、食欲不振、发热、口干等症。

生梨贝母羹

【原料】雪莉3～4个，川贝母10g，冰糖适量。

【制作方法】将雪梨洗净，去核、去心、去蒂，切块。将雪梨放入锅中，加川贝母、冰糖，加水没过雪梨。盖上锅盖，等水沸腾后开小火，煮上5分钟即可。

【主治及适应证】寒痰咳嗽。

桑叶菊花茶

【原料】桑叶、菊花各适量。

【制作方法】加入约120mL沸水后，耐心等待3～5分钟，即可饮用。

【主治及适应证】肝火旺盛引起的咳嗽。

17. 小儿流涎

姜糖神曲茶

【原料】生姜两片，神曲半块，糖适量。

【制作方法】将生姜、神曲、糖同放罐内，加水煮沸即成。

【主治及适应证】小儿流涎。

大枣陈皮竹叶汤

【原料】大枣5枚，陈皮5g，竹叶5g。

【制作方法】将大枣、陈皮、竹叶水煎服。

【主治及适应证】小儿流涎。

18. 小儿贫血

参枣莲子粥

【原料】党参15g，红枣20g（去核），莲子30g，粳米30g。

【制作方法】上物共入锅中，加清水适量，煮至米烂熟即可。

【主治及适应证】缺铁性贫血、病后体质虚弱者。

麻花糊

【原料】黑芝麻、花生仁（连衣）各若干。

【制作方法】分别洗净，入炒锅中炒熟，研成粉末。每次各取 15g，加入热开水 120 ～ 150mL，调成糊状，加入白糖适量调味即可。

【主治及适应证】缺铁性贫血。

木耳红枣煎

【原料】黑木耳 3g，红枣 15 枚（去核）。

【制作方法】煮熟后加少许糖，1 岁内服汁，1 岁以上同食黑木耳及红枣。

【主治及适应证】防治小儿缺铁性贫血。

韭菜炒羊肝

【原料】韭菜 100g，羊肝 120g。

【制作方法】羊肝去筋膜切片，韭菜切段。起锅加油、调料，旺火急炒，至熟即可。

【主治及适应证】缺铁性贫血。

乌鸡参芪汤

【原料】乌鸡肉 150g，党参、北黄芪各 30g。

【制作方法】乌鸡肉沸水稍浸，除去血腥味，然后切块；党参、北黄芪各洗净后用纱布包好，加调料与鸡肉置炖盅，隔水清炖。

【主治及适应证】缺铁性贫血。

猪肝菠菜汤

【原料】猪肝 100g，菠菜 200g，姜、盐各适量。

【制作方法】猪肝切片，菠菜去根洗净，切段；锅内水烧开后放少许姜片及盐，放入肝片和菠菜，至水沸肝熟。

【主治及适应证】缺铁性贫血症状较轻者。

黄豆皂矾丸

【原料】炒黄豆 60g，煅皂矾 30g，大枣 60 枚。

【制作方法】炒黄豆、煅皂矾均研为细末，另用大枣煎汁，取枣汁

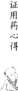

与豆、矾细末捣和均匀，揉为小药丸，晾干备用。

【主治及适应证】营养不良、肠虫病、病后体弱导致的缺铁性贫血。

花生大枣汤

【原料】花生（连花生衣）、大枣（去核）各 20g，龙眼肉 15g。

【制作方法】上三物加水适量，共煮 30 分钟。

【主治及适应证】小儿贫血。

19. 小儿多动症

酸枣莲子粥

【原料】莲子（去心）50g，酸枣仁 10g（煎煮取汁），粳米 100g。

【制作方法】粳米与莲子同煮，待熟时加入酸枣仁汁煮至粥状，加适量冰糖。

【主治及适应证】心肾失交、神明不足导致的小儿多动症，症见坐立不安，好动多言，健忘易怒，乏力多汗，舌红少苔，脉细而数。

钩藤燕麦粥

【原料】钩藤 9g，燕麦片 60 克，大枣 20 枚。

【制作方法】钩藤、红枣先加水煎汁，后加燕麦片同煮成粥，待熟时加冰糖食之。

【主治及适应证】心肾失交、神明不足导致的小儿多动症，症见坐立不安，好动多言，健忘易怒，乏力多汗，舌红少苔，脉细而数。

桑椹菊花茶

【原料】桑椹 9g，白菊花 4.5g。

【制作方法】泡茶喝，不加糖，喝时可反复加沸水泡至味淡为止。

【主治及适应证】心肾失交、神明不足导致的小儿多动症，症见坐立不安，好动多言，健忘易怒，乏力多汗，舌红少苔，脉细而数。

核桃芝麻糊

【原料】核桃仁、芝麻各 50g，藕粉适量。

【制作方法】先将核桃仁、芝麻炒熟粉碎，加水适量煮沸，以藕粉勾芡成糊即成。

【主治及适应证】心肾失交、神明不足导致的小儿多动症，症见坐立不安，好动多言，健忘易怒，乏力多汗，舌红少苔，脉细而数。

健脾宝花粉

【原料】白扁豆、山药、薏苡仁、茯苓各100g，金针菜50g，陈皮10g，白糖50g。

【制作方法】将白扁豆、山药、薏苡、茯苓、金针菜、陈皮烘干研粉，并加入白糖充分研匀即成。

【主治及适应证】心脾两虚、阴虚火旺导致的小儿多动症，症见纳食不佳，羸瘦虚弱，面黄少华、心烦行乖，口渴尿赤，舌淡胖或红有薄苔，脉弱或数。

天麻地黄鸭

【原料】鸭肉250g，天麻10g，生地黄15g。

【制作方法】鸭肉洗净切块，将鸭肉与二味药同放入盅内清炖至熟烂，拣去药渣，加适量调味品即成。

【主治及适应证】心脾两虚、阴虚火旺导致的小儿多动症，症见纳食不佳，羸瘦虚弱，面黄少华、心烦行乖，口渴尿赤，舌淡胖或红有薄苔，脉弱或数。

猪肚莲子羹

【原料】猪肚一具，莲子250g，淀粉适量。

【制作方法】先将猪肚洗净，切成块或丝与莲子同煮烂，加淀粉适量勾芡成羹，可加适量调味品。

【主治及适应证】心脾两虚、阴虚火旺导致的小儿多动症，症见纳食不佳，羸瘦虚弱，面黄少华，心烦行乖，口渴尿赤，舌淡胖或红有薄苔，脉弱或数。

蕉麻羹

【原料】香蕉100g，炒熟芝麻20g，藕粉、冰糖各适量。

【制作方法】炒熟芝麻粉碎，加水煮至将熟，香蕉去皮，将香蕉、芝麻充分拌和弄碎，加入藕粉及冰糖。

【主治及适应证】多动症。

20. 小儿发热

甘蔗马蹄饮

【原料】甘蔗250g，马蹄（荸荠）250g。

【制作方法】甘蔗、马蹄（荸荠）共榨取汁饮用。

【主治及适应证】小儿发热后阴津受损，低热不退，纳食减少，烦躁不安，舌红少苔，脉细而数等。

西瓜绿皮汤

【原料】西瓜绿皮300g。

【制作方法】西瓜绿皮煮水代茶，加白糖或冰糖。

【主治及适应证】小儿夏季高热，小便黄少，口渴烦躁，脉数舌红等症。

牛蒡银华粥

【原料】牛蒡根50g，金银花15g，粳米50g。

【制作方法】牛蒡根与金银花煎汁过滤后，用汁加粳米，常法煮粥食用。

【主治及适应证】小儿流行性腮腺炎发热，腮部肿胀，局部压痛者。

绿豆菜心汤

【原料】绿豆50g，白菜心2个，冰糖少许。

【制作方法】绿豆洗净，入锅煮至将熟时，放入白菜心，再煮20分钟，加冰糖少许调味。

【主治及适应证】小儿夏季热，高热无汗，尿多，纳差等症。

薄荷粥

【原料】薄荷15g（鲜品30g），粳米50～100g，冰糖适量。

【制作方法】先将薄荷煎汤（不宜久煎，一般煮2～3分钟），去渣取汁。粳米洗净煮粥，待粥将熟时，加入冰糖适量及薄荷汤，再煮一二沸即可。

【主治及适应证】小儿感冒发热，头痛目赤，咽喉肿痛。并可作为夏季防暑解热饮料。

马齿苋苦瓜粥

【原料】苦瓜 100g，粳米 60g，马齿苋 15g，冰糖 100g。

【制作方法】苦瓜洗净去瓤，切成小丁块，马齿苋洗净切碎备用。粳米洗净入锅加水适量煮至米粒开花，放入苦瓜丁、马齿苋末、冰糖，熬煮成粥。

【主治及适应证】小儿中暑发热，烦渴痢疾，便稀或脓血等。

豆豉黄酒汤

【原料】淡豆豉 15g，葱须 30g，黄酒 50mL。

【制作方法】淡豆豉 15g 加水适量，煎煮 10 分钟，再加洗净的葱须 30g，继续煎煮 50 分钟，最后加黄酒 50mL 即可。

【主治及适应证】小儿头痛发热，畏寒恶风者。

沙参煲鸡蛋

【原料】沙参 30g，鸡蛋 2 只，冰糖或白糖适量。

【制作方法】沙参 30g，鸡蛋 2 只，加清水 2 碗同煮，蛋熟后去壳再煮半小时，加冰糖或白糖适量。

【主治及适应证】小儿发热牙痛、口干烦渴、低热盗汗等。

21. 小儿反复呼吸道感染

百合花生粥

【原料】干百合 20g，花生米 30g，糯米 60g。

【制作方法】干百合加水泡胀，与花生米共放锅内煮熟，再与糯米加水煮粥，最后加糖少许食用。

【主治及适应证】小儿反复呼吸道感染。

参枣鸽肉饭

【原料】鸽肉 100g，怀山药 20g，党参 10g，大枣 8 枚，粳米 50g，生姜、酱油、麻油、白砂糖适量。

【制作方法】先将党参、怀山药洗净，煎取浓汁；鸽肉洗净，切薄片，置碗内，加入酱油、姜末腌渍约 15 分钟；将粳米淘洗，入锅中加水适量煮沸后，加入药汁、鸽肉片、红枣放在饭上，加盖用小火焖熟；将酱油、麻油、白砂糖调成汁，淋在饭上即成。

【主治及适应证】小儿反复呼吸道感染。

黄芪双菇面

【原料】黄芪 15g，鲜蘑菇、水发香菇各 25g。

【制作方法】黄芪 15g，煎汤 50mL；鲜蘑菇、水发香菇各 25g，加油适量拌炒后，再加入黄芪汤煮熟；取挂面适量煮熟后捞出，放入黄芪双菇汤内，再加适当调料煮沸即可。

【主治及适应证】小儿反复呼吸道感染。

鸡汤糊

【原料】母鸡肉 250g，猪腿肉 300g，肉桂 10g，党参 20g，麦片 100g，面粉 200g，盐、味精、香油各适量。

【制作方法】母鸡肉、猪腿肉、肉桂、党参（肉桂、党参用纱布包），加水 3000mL 煮汤至肉烂，取出肉及药包后余汤约 2000mL；将鸡肉、猪肉切成丝，取麦片 100g，放入汤内煮沸后，再缓慢加入面粉 200g，调成均匀糊状，最后加适量盐及味精即成。食用时取糊适量加入鸡肉丝、猪肉丝及适量香油。

【主治及适应证】小儿反复呼吸道感染，以冬季服用最佳。

黄芪蒸鹌鹑

【原料】黄芪 10g，鹌鹑 2 只（去毛和内脏），姜、葱、酒、盐各适量。

【制作方法】黄芪 10g，鹌鹑 2 只（去毛和内脏），加适量的水和姜、葱、盐、酒，清蒸，吃鹌鹑喝汤。

【主治及适应证】小儿反复呼吸道感染。

银香煎

【原料】干香菇 100g，银耳 100g，冰糖适量。

【制作方法】干香菇洗净泡软，加水煎汁约 500mL（渣可食用）；银耳泡发洗净，加入香菇汁和适量水，煮至酥烂，加适量冰糖。

【主治及适应证】小儿反复呼吸道感染。

芫荽豆腐羹

【原料】豆腐 250g，鲜芫荽 20g，虾米、盐、味精、淀粉各适量。

【制作方法】豆腐切成粒状。鲜芫荽洗净切碎，起油锅煸炒后，加入鲜汤、虾米适量，将豆腐倒入煮沸，加盐、味精等调料，淀粉勾芡成羹。

【主治及适应证】小儿反复呼吸道感染。

22. 自汗

山药茶

【原料】山药 30g，扁豆 20g，生薏米 30g，粳米 100g，白糖适量。

【制作方法】研成细末，混匀，放入铁锅中炒黄；服用时盛 2～3 匙放在碗中，用沸水冲搅，放白糖即可。

【主治及适应证】脾虚不足导致的自汗。

茯苓糕

【原料】茯苓 30g，高粱米 30g，赤小豆 30g，桂花、白面、鲜酵母、白糖各适量。

【制作方法】茯苓、高粱米、赤小豆研成细末，加入白糖、桂花、白面适量，用水和面，再加鲜酵母，待醒 10 分钟左右，上锅蒸糕。若怕此几种食物不易消化，也可先将茯苓、高粱米、赤小豆等细面炒熟，再与白面和匀，发制蒸糕。

【主治及适应证】脾虚不足导致的自汗。

姜糖调营饮

【原料】生姜 3 片，大枣 5 枚，红糖适量，桂皮 1 片。

【制作方法】先将桂皮打碎，生姜切丝，全部放入锅中，兑水后煎煮半小时，用纱布滤去渣滓。

【主治及适应证】小儿自汗。

青果茶

【原料】青果（橄榄）5 枚，葱头数片，生姜 2 片，桑叶 3g，茶叶、白糖适量。

【制作方法】上物共同入锅兑水，煎煮半小时，服时放入一撮茶叶于杯中，用温热药液冲泡茶，再放适量白糖。

【主治及适应证】营卫不和所致自汗。

生津止汗粥

【原料】粳米 100g，荸荠 5 个，生石膏 30g，知母 10g，竹叶 10g，适量白糖。

王雪峰小儿病临证用药心得

【制作方法】先将生石膏、知母、竹叶兑水煎煮半小时，滤净药渣，用煎药的汤液煮粳米为粥，将要煮熟时，放入洗净、去皮，切成碎丁的荸荠，待熟后放入适量白糖。

【主治及适应证】气不摄津所致自汗。

清胃乌梅汤

【原料】乌梅5枚，鲜马齿苋10g，鲜芦根30g，冰糖适量。

【制作方法】将诸品放锅中煎煮40分钟左右，置于冰箱中，饮时过滤，过浓可兑入适量凉开水。

【主治及适应证】小儿夏季自汗。

敛液菠菜汤

【原料】菠菜200g，猪肉50g，黄芪10g，防己10g，白术10g，醋、酱油、淀粉、味精、胡椒粉各适量。

【制作方法】先将生黄芪、防己、白术兑水煮半小时，滗渣留液，用此液再兑入适量清水，放入洗净切段的菠菜，将熟时涮入酱油煨过的猪肉片。最后用一小碗将醋、酱油、淀粉适量调匀，倒入汤中，用勺搅拌成微稠状，再放入味精、胡椒粉调味。

【主治及适应证】卫气不足所致自汗。

薏米防风粥

【原料】生薏苡仁100g，防风10g，浮小麦30g。

【制作方法】将浮小麦、防风装入纱布袋中，与生薏苡仁同煮，如平常做粥法，注意多放些水，煮半小时后，取出纱布袋，生薏苡仁继续煎煮，待熟烂即可。

【主治及适应证】卫气不足所致自汗。

23. 急性扁桃体炎

丝瓜冰糖饮

【原料】丝瓜200g，金银花15g，冰糖30g。

【制作方法】将鲜嫩丝瓜洗净，切小段；将丝瓜段、金银花和冰糖共放在盘内，放锅内蒸，至丝瓜熟透即可。

【主治及适应证】小儿急性扁桃体炎。

爽咽饮

【原料】橄榄 12 枚，白萝卜 200g。

【制作方法】把白萝卜切成丝，将橄榄洗净后，用刀劈开；砂锅内放入适量清水，倒进切好的白萝卜丝和橄榄，文火煮 20 分钟即可。

【主治及适应证】小儿急性扁桃体炎。

24. 厌食

米汤鹌鹑蛋

【原料】大米 50g，山药 20g，薏苡仁 30g，鸡内金 6g，鹌鹑蛋 1 个，糖 15g。

【制作方法】将大米、山药、薏米淘洗干净，放瓦罐中，加清水 1500mL，用旺火煮沸，煮至黏稠，滤去渣末，留汁待用；鸡内金烤焦研成粉末状；将鹌鹑蛋与鸡内金粉一同入米汤中煮沸，放入适量白糖即可。

【主治及适应证】小儿厌食症、小儿消化不良、小儿营养不良及小儿大脑发育迟缓。

谷麦芽鸭胗汤

【原料】谷芽 20g，麦芽 20g，鲜鸭胗 1 个。

【制作方法】鲜鸭胗洗净，剖开撕下鸭内金，将谷芽、麦芽同放入锅内，加适量清水煲 1 小时。

【主治及适应证】小儿脾虚食欲不振或厌食。

蘑菇鸡糜羹

【原料】草鸡肉糜 100g，鲜蘑菇 50g，精盐、鸡汤、素油、调料、水淀粉等调味料各适量。

【制作方法】草鸡取胸脯或腿肉剁成糜约 100g，鲜蘑切碎，锅入油置火上将上两物入油锅煸一下，加鸡汤适量煮沸，加入调味料后乘沸加入水淀粉调入薄芡。

【主治及适应证】小儿厌食。

沙参玉竹猪肚汤

【原料】沙参 15g，玉竹 15g，猪肚 200g，蜜枣 3 枚，精盐、味精少许。

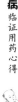

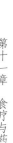

【制作方法】将猪肚洗净，切小块，与沙参、玉竹、蜜枣同放锅内，加适量清水，锅上火煲2小时，以盐、味精调味即可。

【主治及适应证】小儿不思饮食或知饥而少食，口干多饮，形体消瘦，大便干结等。

三鲜消滞饮

【原料】鲜山楂20g，鲜萝卜30g，鲜青橘皮6g，冰糖适量。

【制作方法】将鲜山楂、鲜萝卜、鲜青橘皮洗净，切丝，共入锅加水适量，用旺火烧开后改用文火煨半小时，然后用干净纱布过滤，弃渣取汁后，加入冰糖继续煮沸即成。

【主治及适应证】积滞伤脾之小儿消化不良及厌食症。

姜橘鲤鱼

【原料】鲤鱼1条（约500g），生姜30g，橘皮10g，胡椒1g，盐、葱少许。

【制作方法】将鲜鲤鱼去鳞，剖腹去内脏，洗净，将上列各物（除盐、葱外）用纱布包好，塞入鱼腹，加水适量，小火炖熟，加盐、葱调味。

【主治及适应证】小儿脾胃虚弱、厌食。

西瓜西红柿汁

【原料】西瓜、西红柿各适量。

【制作方法】西瓜去皮及籽，留瓤，西红柿开水烫一烫剥皮，将二者同入榨汁机内榨汁，收集于干净器皿中，无榨汁机亦可分别用2～3层纱布包裹压榨取汁，混合而成。

【主治及适应证】小儿厌食，脾胃积热。

山药糊

【原料】山楂100g，鸡内金30g，锅巴1500g，莲子120g，陈皮30g，山药末10g，白糖适量。

【制作方法】将锅巴、山楂、鸡内金、莲子、陈皮共炒焙令干，研为细末，加入白糖拌匀，存于干净陶器内。将山药切片晒干，研为末。取山药末10g，入锅内加水适量煮为糊糊即成。

【主治及适应证】小儿厌食，湿热蕴积脾胃。

党参白术糕

【原料】党参90g，白术60g，茯苓、扁豆、薏米、山药、芡实各180g，陈皮45g，糯米粉、米粉各1500g，白糖500g。

【制作方法】将上列诸药晒干，研为细末，与糯米粉、米粉、白糖共同混匀，用水调面，加适量发酵粉发酵，入蒸锅蒸为甜糕。

【主治及适应证】小儿脾胃虚弱，食欲不振。

内金粉粥

【原料】鸡内金6个，干橘皮3g，白豆蔻2g，粳米50g，白砂糖适量。

【制作方法】将以上前3味药研末，粳米熬粥，粥熟时入药末，加白砂糖适量。

【主治及适应证】小儿厌食。

消食散

【原料】川厚朴200g，鸡内金、陈皮各60g，建曲、槟榔、谷芽、麦芽、茯苓各100g。

【制作方法】以上各药分炒，共研细末，贮瓶备用。开水泡服或本方取常量水煎服。

【主治及适应证】小儿食积导致厌食。

四君蒸鸭

【原料】嫩肥鸭1只（约1400g），党参15g，白术10g，茯苓10g，炙甘草6g，姜10g，葱5g，绍酒15g，精盐10g，味精1g，鲜汤700g。

【制作方法】鸭子宰杀放血，拔毛，去掉嘴、脚、内脏，洗净，入开水中汆一下捞起，将鸭翅向背上盘起。党参、白术、茯苓、甘草洗净切片，装入洁净纱布袋中并扎紧口，将药袋放入鸭腹内。鸭子放大碗中，加入姜、葱、绍酒、鲜汤，用湿绵纸封住碗口，入蒸笼中蒸约3小时，至鸭骨松裂时取出。拣出绵纸，取出药袋，将鸭子放至盘内，拣去姜葱，加精盐、味精，适量注入原汤即成。

【主治及适应证】脾胃气虚之食少便溏，面色萎黄，语声低微，四肢无力，舌质淡，脉细弱等。

党参茯苓粥

【原料】党参 10g，茯苓 10g，生姜 10g，粳米 100g，食盐适量。

【制作方法】将党参、茯苓、生姜 3 味食材煎水，去渣取汁，与粳米一同煮成粥，加食盐调味。

【主治及适应证】脾胃虚弱引起的厌食。

莲肉膏

【原料】莲肉（炒）、粳米（炒）各 200g，茯苓 100g，白砂糖适量。

【制作方法】前三物为末，白砂糖调成膏。

【主治及适应证】病后胃弱引起的厌食。

健胃益气糕

【原料】茯苓、山药、芡实、莲子各 200g，陈仓米粉、糯米粉各3000g，白蜜、白糖各 500g。

【制作方法】将前四味物研成细末，与米粉、糯米粉及白糖拌匀，加入少量清水和匀，压入模型内，脱块成糕，上笼蒸熟。

【主治及适应证】脾胃虚弱引起的厌食。

黄芪煲猪蹄

【原料】核桃仁 30g，炙黄芪 20g，葱 100g，猪蹄 2 个，盐适量。

【制作方法】将猪蹄拔去毛桩，洗净，用刀划口，同核桃仁、炙黄芪放入锅中。将葱切段，放入锅中，加水适量和盐少许，先用武火烧沸，后用文火炖熬，直至熟烂即成。

【主治及适应证】气血亏虚所致厌食。

黄芪猴头汤

【原料】猴头菇 150g，鸡肉 250g，黄芪 30g，油菜心 100g，料酒15g，大葱 20g，姜 15g，盐 5g，味精 1g，胡椒粉 1g。

【制作方法】猴头菇冲洗后，放入盆内用温水泡发，约 30 分钟，捞出削去底部的木质部分，再洗净切成约 2mm 厚的大片。发猴头菇的水用纱布过滤待用。黄芪洗净，切斜片。鸡肉剁成约 3cm 长、1.5cm 宽的长方形。葱切段，姜切片，油菜心用清水洗净备用。锅烧热下入猪油，投入葱、姜、鸡块共煸炒。放入精盐、料酒、发猴头菇的水、黄芪和少量清汤，用大火煮沸后再用小火烧约 1 小时。然后下入猴头菇片再煮半小时，先捞出鸡块放在碗的底部，再捞出猴头菇片盖在上面。汤中下入油菜心、味精、胡椒粉，略煮片刻舀入汤盆内即成。

【主治及适应证】气血虚弱引起的厌食。

玫瑰三泡台

【原料】玫瑰花 3 朵，枸杞子 3g，红枣 3 枚，绿茶 2g，龙眼 3 个。

【制作方法】上物沸水煮开冲下焖 3～5 分钟即可饮用。

【主治及适应证】肝郁气滞、脾胃肝脾不和所导致厌食。

党参茯苓粥

【原料】党参 10g，薏米 10g，姜片 10g，粳米 100g，盐适量。

【制作方法】将党参、薏米、姜片煎水，去渣取汁，与粳米一同熬成粥，加盐调味。

【主治及适应证】脾胃虚寒引起的厌食。

25. 小儿中暑

党参生脉茶

【原料】党参 15g，麦冬 12g，五味子 6g。

【制作方法】上物煎水，代茶饮。

【主治及适应证】暑热伤气引起的中暑。

苦瓜炒香干

【原料】苦瓜 200g，豆腐干 150g，洋葱半个，胡椒粉 1 小勺，盐 1 小勺。

【制作方法】苦瓜洗干净去瓤，顺长切两半，再斜刀切薄片。切好的苦瓜片用 1 小勺盐拌匀腌渍 10 分钟。香干也切长片，洋葱切丝。炒锅热油，放入香干煎炒，香干外表微焦色，放入洋葱。加胡椒粉，炒出葱香，放入苦瓜片，一直干炒，把水分炒干即可。

【主治及适应证】暑热伤气引起的中暑。

26. 小儿遗尿

枸杞羊肾粥

【原料】粳米 50g，羊肉（瘦）250g，枸杞叶 500g，羊腰 50g，大葱 8g，五香粉 3g。

【制作方法】将羊腰、羊肉洗净，粳米淘洗干净。将枸杞叶、羊腰、羊肉放入锅内，加入清水、大葱及五香粉熬制成汤，把粳米下入汤内熬成粥，即可食用。

【主治及适应证】肾虚劳损引起的遗尿。

27. 小儿感冒

姜糖苏叶茶

【原料】生姜 15g，苏叶、红糖各 10g。

【制作方法】将生姜洗净，切丝；苏叶洗净，合并装入茶杯内，开水冲泡，盖上盖浸泡 10 分钟，调入红糖搅匀。代茶热饮。

【主治及适应证】风寒感冒。

28. 小儿失眠

百合炒芹菜

【原料】芹菜 500g，新鲜百合 200g，黄酒、油、盐、鸡精、糖、葱花、生姜末各适量。

【制作方法】芹菜摘去根和老叶，洗净后放入开水锅中焯透捞出，沥干水分，以竖刀切成几瓣，再以横刀切成 3cm 长的段。将百合去掉杂质后洗净，剥成片状，备用。锅置火上，注油烧热，加入葱花、生姜末炝锅，再倒入百合、芹菜继续煸炒，最后放入黄酒、糖、盐、鸡精和少量清水，翻炒几下，出锅即可。

【主治及适应证】虚火上炎引起的失眠。

29. 小儿头痛

菊槐绿茶饮

【原料】绿茶、菊花、槐花各 3g。

【制作方法】菊花、槐花分别洗净。取一茶杯，放入菊花、槐花、绿茶，冲入沸水，加盖，焖泡 5 分钟即可。

【主治及适应证】肝阳上亢引起的头痛。

30. 小儿腹胀

健脾化湿茶

【原料】白扁豆花、陈皮各适量。

【制作方法】上物沸水冲下，焖 3 ～ 5 分钟即可饮用。

【主治及适应证】脾虚湿滞引起的腹胀。

二、小儿体质调理食疗方

1. 特禀质

【山药拨鱼】山药 200g，大豆粉 200g，面粉 500g。先将面粉和大豆粉用水调成面糊备用。再将山药煮熟研烂，与面糊一起调成稠糊，用匙将面糊逐条拨入开水锅中，形状和鱼片相似，故名山药拨鱼，煮熟即成。温热食用。

【黄芪杞菊茶】黄芪、枸杞子、黄菊花各 8g，冰糖少许。将先将黄芪、枸杞子加水煎煮取汁，再趁热用药汁冲泡黄菊花；或将前 3 味一同放入茶壶中，加沸水冲泡。冲泡后盖上盖子，焖 10 分钟，根据需要放入冰糖调味，代茶饮用。

【花生大枣汤】花生（连花生衣）、大枣（去核）各 20g，龙眼肉 15g，加水适量，共煮 30 分钟，饮服。

【豆蔻乌骨鸡】肉豆蔻 15g，草果 10g，乌骨鸡半只，调料适量。乌骨鸡按常法宰杀后，沸水烫过去毛，剖开去内脏，冲洗干净，取半只斩大块，开水锅中焯去腥污。肉豆蔻和草果等放入料理袋内，扎紧袋口。炖锅内盛鸡块，放入料理袋，加热水适量，煮沸后小火炖煮至熟烂，弃除料理袋，加精盐、胡椒粉调味。喝汤食肉，分次食用。

【芫荽发疹饮】香菜 30g，胡萝卜 50g，荸荠 30g。各物洗净，切碎，先将后两物放入锅内，加水 1000mL，煎至 600mL，再加香菜稍煮即可。待温后饮用，连服 3～5 天。

【生地排骨汤】生地黄、土茯苓各 15g，黑豆 100g，猪排骨 100～200g，调料适量。排骨洗净切块，开水锅中烫去血污；黑豆洗净。先把生地黄和土茯苓水煎，去渣留汁，再加入黑豆和排骨小火煲 1.5 小时，加精盐、胡椒粉调味。饮汤食肉，分次食用。

2. 气虚质

【大枣粥】大枣 5 枚，粳米 100g，蜂蜜适量。大枣去皮洗净，粳米淘洗干净，与枣一起放入锅内，加水适量，先用武火烧开，后改文火熬

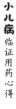

至米熟粥成，再加入蜂蜜，搅拌均匀，盛碗内即成。空腹食用，每日2次。

【姜糖苏叶茶】生姜15g，苏叶、红糖各10g。将生姜洗净，切丝。苏叶洗净。二者合并装入茶杯内，开水冲泡，焖10分钟，调入红糖搅匀。代茶热饮。

【生梨贝母羹】雪莉3～4个，川贝母10g，冰糖适量。将雪梨洗净，去核、去蒂，切块，放入锅中。加川贝母、冰糖，加水没过雪梨；盖上锅盖，等水沸腾后开小火，煮5分钟即可。

【桑叶菊花茶】桑叶、菊花各适量。加入约120mL沸水后，耐心等待3～5分钟，即可饮用。

【黄芪猴头汤】猴头菇150g，鸡肉250g，黄芪30g，油菜心100g，料酒15g，葱20g，姜15g，盐5g，味精1g，胡椒粉1g。猴头菇冲洗后，放入盆内用温水泡发，约30分钟。猴头菇捞出，削去底部的木质部分，再洗净切成约2mm厚的大片。发猴头菇的水用纱布过滤待用。黄芪洗净，切斜片。鸡肉切成约3cm长、1.5cm宽的长方形。葱切段，姜切片，油菜心洗净备用。锅烧热下入猪油，投入葱、姜、鸡块共煸炒。放入盐、料酒、发猴头菇的水、黄芪和少量清汤。用大火煮沸后再用小火烧约1小时，然后下入猴头菇片再煮半小时。先捞出鸡块放在碗的底部，再捞出猴头菇片盖在上面。汤中下入油菜心、味精、胡椒粉，略煮片刻舀入汤盆内即成。

【川贝秋梨膏】秋梨、川贝母、麦冬、百合、款冬花、砂糖、蜂蜜各适量。将秋梨洗净，榨干梨汁并在梨汁中加入砂糖、蜂蜜，用火熬制，随后再加入川贝母、百合、麦冬和款冬花，用微火熬至浓稠状时即成。

【黄芪煲猪蹄】核桃仁30g，炙黄芪20g，葱100g，猪蹄2个，盐适量。将猪蹄拔去毛桩，洗净，用刀划口，同核桃仁、炙黄芪放入锅中。将葱切段，放入锅中，加水适量和盐少许，先用武火烧沸，后用文火炖熬，直至熟烂即成。

【黄芪蒸鸡】母鸡1只，黄芪30g，生姜7片，葱1棵，盐适量，料酒适量。鸡开膛后洗净。入沸水锅里焯一下捞出，控水备用；黄芪洗净后切段，中间剖开，装入鸡腹内；鸡放入能容下的盆里，上面撒上葱、姜、盐、料酒，加小半盆的开水，入蒸锅，大火蒸至肉烂。加入味精、胡椒粉调味，即可出锅。

【党参茯苓粥】党参10g，茯苓10g，生姜10g，粳米100g，盐适量。将党参、茯苓、生姜煎水，去渣取汁，与粳米一同煮成粥，加盐调味食。

【健脾化湿茶】白扁豆花、陈皮各适量。沸水焖3～5分钟即可饮用。

【荔枝干粥】荔枝干15g，山药、莲子各10g，粳米30g。山药去皮洗净，捣烂。莲子沸水浸泡后去皮、心，粳米淘洗净。先将荔枝干、山药、莲子同放入砂锅内，加水煮至熟烂，再下粳米，同煮成粥。

【四君蒸鸭】嫩肥鸭1只（约1400g），党参15g，白术10g，茯苓10g，炙甘草6g，姜10g，葱5g，绍酒15g，盐10g，味精1g，鲜汤700g。鸭子宰杀放血，拔毛，去掉嘴、脚、内脏，洗净，入开水中余一下捞起，将鸭翅向背上盘起。党参、白术、茯苓、甘草洗净切片，装入洁净纱布袋中并扎紧口，将药袋放入鸭腹内。鸭子放大碗中，加入姜、葱、绍酒、鲜汤，用湿绵纸封住碗口，入蒸笼中蒸约3小时，至鸭骨松裂时取出。拣出绵纸，取出药袋，将鸭子放至盘内，拣去姜葱，加盐、味精，适量注入原汤即成。

【莲肉膏】莲肉（炒）、粳米（炒）各200g，茯苓100g。上为末，砂糖调成膏。

【健胃益气糕】茯苓、山药、芡实、莲子各200g，陈仓米粉、糯米粉、粳米粉各3000g，白蜜、白糖各500g。将前4味药研成细末，与米粉及白糖拌匀，加入少量清水和匀，压入模型内，脱块成糕，上笼蒸熟。

【苁蓉羊骨汤】肉苁蓉15g，菟丝子5g，羊连尾脊骨半条，葱段、姜片、精盐、料酒各适量。肉苁蓉、菟丝子洗净，加水煎取浓汁。羊脊骨剁块、砸碎，加水2500mL，放入葱段、姜片、料酒，煮熟，加入药汁、精盐，搅匀即可。空腹分次食用，吃肉喝汤。

【阿胶胡桃膏】阿胶250g，黑芝麻、胡桃肉、桂圆各150g，大枣

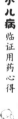

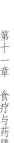

500g，黄酒 500g，冰糖（敲碎）250g。黑芝麻炒香、碾碎。大枣去核，与胡桃肉、桂圆一起切小粒。阿胶砸碎，用黄酒浸泡 2 天，然后与黄酒一起放在陶瓷或玻璃等容器中，隔水蒸炖至阿胶完全融化。再将黑芝麻碎与胡桃、桂圆、大枣粒放入锅中搅拌均匀，调入冰糖，待冰糖完全融化后立即熄火。趁热倒入事先准备好的涂抹了香油等油脂的冷却盘内，摊成厚度约 0.5cm，并用铲刀按实压平，1 小时左右凝固后，用刀切成约麻将牌大小即可。切好的阿胶糕要放在案板上，待凉透后再装入干净的容器中密封。随意嚼食，每次吃 1 ～ 2 块，1 日 1 ～ 2 次。

【枸杞羊腰粥】粳米 50g，羊肉（瘦）250g，枸杞叶 500g，羊腰 50g，大葱 8g，五香粉 3g。将羊腰、羊肉洗净，粳米淘洗干净。将枸杞叶、羊腰、羊肉放入锅内，加入清水、大葱及五香粉熬制成汤，把粳米下入汤内熬成粥，即可食用。

3. 阳虚质

【羊肉稷米粥】羊肉 100g，稷米 100g，葱、盐各适量。将羊肉洗净，切丁，放入锅中加适量水煮至八成熟，再放入粳米、葱、盐，煮熟即成。

【锁阳养生茶】锁阳 3g，山药、党参、覆盆子各 2g，红茶 1.5g。前 4 味药物加水煎煮 2 遍，取药汁 300mL，放保温杯中备用。用时以热药汁浸泡红茶饮用，至味淡为止。

4. 阴虚质

【地仙煎】山药 500g，杏仁（去皮尖）500g，生牛乳 1000mL。将杏仁研细，与牛乳和山药一起，绞取汁液，加水煮沸后，改文火收汁，然后装瓶密封备用。

【山药芝麻糊】山药 15g，黑芝麻、冰糖各 20g，牛奶 200mL，粳米 60g，玫瑰糖 6g。粳米洗净，用清水泡约 1 小时，捞出沥干水分，然后用文火炒香。山药洗净，切成小粒。黑芝麻炒香研末。将大米、山药、黑芝麻放入盆内，加牛奶、清水适量拌匀，磨细，滤出细茸待用。锅内加清水、冰糖，煮沸后至冰糖溶化，用纱布滤净糖汁，再将糖汁放入锅内煮沸后，倒入芝麻等细茸，不断搅动，再加玫瑰糖搅匀即成。当主食食用。

【四仁通便茶】杏仁、松子仁、大麻子仁、柏子仁各 9g。四仁共捣烂，开水冲泡加盖片刻，代茶频饮。

【秋梨膏】秋梨 3200g，麦冬 32g，款冬花 24g，百合 32g，冰糖 640g。梨切碎，渣取汁，梨渣加清水再煎煮 1 次，过滤取汁，二汁合并备用。麦冬、冬花、百合、贝母加 10 倍量的水煮沸 1 小时，滤出药液，再加 6 倍量的水煮沸 30 分钟，滤出药汁，二液混合，并兑入梨汁，文火浓缩至稀流膏时，加入捣碎之冰糖末，搅拌溶解，再煮片刻。每服 10～15mL，每日 2 次，温开水冲服。

【山药芝麻糊】山药 15g，黑芝麻 120g，粳米 60g，鲜牛奶 200mL，冰糖 120g，玫瑰糖 6g。粳米淘净，水泡约 1 小时，捞出沥干，文火炒香。山药洗净，切成小颗粒，芝麻洗净沥干，炒香。三物同入盆中，加入牛奶、清水调匀，磨细，滤去细茸，取浆液待用。另取锅加入清水、冰糖，烧沸溶化，用纱布滤净，糖汁放入锅内再次烧沸后，将粳米、山药、芝麻浆慢慢倒入锅内，不断搅动，加玫瑰糖搅拌成糊状，熟后起锅。早晚各服 1 小碗。

【银耳羹】银耳 5g，鸡蛋 1 个，冰糖 60g。银耳温水泡发半小时，发透后去蒂，择净杂质，将其撕为片状，加水煮 2～3 小时，直至煮烂。冰糖溶化，鸡蛋倒出蛋清，兑入清水少许，倒入冰糖汁内搅匀。倒入银耳内，即可食用。

【益寿鸽蛋汤】枸杞子 10g，龙眼肉 10g，制黄精 10g，鸽蛋 4 枚，冰糖 30g。枸杞子洗净，龙眼肉、制黄精分别洗净、切碎，冰糖打碎待用。锅中注入清水约 750mL，加入上 3 味药物同煮。待煮沸 15 分钟后，再将鸽蛋打入锅内，冰糖碎块同时下锅，煮至蛋熟即成。每日服 1 剂，连服 7 日。

【百合二冬盅】鲜百合 150g，天冬、麦冬各 10g，金瓜 1 个，银耳、枸杞子各少许，醪糟、白糖、冰糖各适量。金瓜洗净，在其纵向 1/6 处横切作盖，将盅口上下刻成锯齿形，挖出瓜瓤，雕成瓜盅盛器。先将百合、天冬、麦冬、枸杞子洗净，银耳水发、洗净、撕碎。再将上述各物放金瓜盅内，加醪糟、白糖、冰糖后，上笼蒸烂即可。随意食用盅内各物及金瓜。

【百合白鸭汤】百合30克（鲜品增倍），北沙参、枸杞子各10克，大枣20克，白鸭1只（1500克左右），生姜、葱、精盐、黄酒、胡椒各适量。百合、北沙参、枸杞子、大枣洗净，装入料理袋，扎紧袋口；白鸭如常法洗净，切块，沸水焯去腥污；生姜切片、葱切段。将鸭块与料理袋以及适量的生姜、葱放入炖锅内小火炖1小时左右后，捞出料理袋，加精盐、胡椒调味即可。佐餐食用，食肉喝汤。

5. 痰湿质

【冬瓜饼】冬瓜250g，大麦面500g，植物油适量。将冬瓜洗净切碎取汁，用冬瓜汁和大麦面，将面擀开加油抹匀，卷起做成饼，烙熟即可。

6. 湿热质

【鲜拌三皮】西瓜皮200g，黄瓜皮200g，冬瓜皮200g，盐适量。将西瓜皮刮去蜡质外皮，冬瓜皮刮去绒毛外皮，与黄瓜皮二起，在开水锅内焯一下，待冷，切成条状，置盘中，用少许食盐拌匀即成。

7. 气郁质

【橘饼】蜜橘500g，蜂蜜、白糖各适量。选新鲜橘子，去掉种子后浸泡以去涩味，取出放入沸水中煮5～10分钟，取出，沥干水分；再放入蜂蜜中浸泡约2天时间，将白糖按重量1∶1溶解于水中制成糖液，与浸泡好的橘果一起置于锅中加热，至糖液黏稠，捞出橘果，置于干净的器皿上晒干，再均匀撒一层白糖于橘果上，可置干燥的玻璃瓶中密封贮存。

【百合炒芹菜】芹菜500g，新鲜百合200g，干红辣椒2个，黄酒、植物油、精盐、鸡精、白糖、葱花、生姜末各适量。芹菜摘去根和老叶，洗净后放入开水锅中焯透捞出，沥干水分，以竖刀切成几瓣，再以横刀切成3cm长的段。将百合去掉杂质后洗净，剥成片状，备用。把干红辣椒去蒂、子后洗净，切成细丝备用。锅置火上，注油烧热，加入葱花、生姜末、辣椒丝炝锅，再倒入百合、芹菜继续煸炒，最后放入黄酒、白糖、精盐、鸡精和少量清水，翻炒几下，出锅即可。

【苦瓜炒香干】苦瓜200g，香干150g，洋葱半个，胡椒粉1小勺，盐1小勺。苦瓜洗干净去瓤，顺长切两半，在斜刀切薄片。切好的苦瓜片用 1 小勺盐拌匀腌渍 10 分钟。香干也切长片，洋葱切丝。炒锅热油，放入香干煎炒，看到香干外表微焦色，放入洋葱，加胡椒粉，炒出葱香，放入苦瓜片，炒匀。一直干炒，把水分炒干即可。

【菊槐绿茶饮】绿茶、菊花、槐花各 3g。菊花、槐花分别洗净。取一茶杯，放入菊花、槐花、绿茶，冲入沸水，加盖，焖泡 5 分钟即可。

【玫瑰三泡台】玫瑰花 3 朵，枸杞子 3g，红枣 3 枚，绿茶 2g，龙眼 3 个。沸水煮开冲下焖 3～5 分钟即可饮用。

8. 阳热质

【西瓜皮拌火腿】西瓜皮 500g，火腿 50g，香菇 25g，盐适量。西瓜皮去外层青皮，切成细丝，再将火腿切成细丝备用。香菇切成细丝，用温水焯熟，与西瓜皮丝、火腿丝一起放入盘中，加盐，拌匀即成。

【竹叶石膏粥】鲜竹叶或鲜淡竹叶 10g（干品减半），生石膏 30g，粳米 50g，白糖适量。竹叶或淡竹叶洗净，同石膏一起加水煎煮，除去药渣，放进粳米，煮成稀粥，白糖调味即成。1 天分 2～3 次食完。

【银荷炒豆芽】金银花、干荷叶各 5g，莲藕、猪瘦肉各 50g，绿豆芽 100g，花生油、生姜丝、盐、醋各适量。金银花和荷叶水煎取汁。莲藕切片，放凉水中洗去淀粉，取出控干水分；猪肉切细丝；绿豆芽洗净，控干水分。锅放火上，锅热后倒入适量花生油，煸炒猪肉丝，炒到七八分熟时盛出。余油，先放生姜丝爆香，再入莲藕片，一边煸炒，一边加入煎汁，至煎汁吸干后，再加煸过的猪肉丝与绿豆芽，放少许盐、醋，大火速炒匀即可装盘。佐餐食用。

【芹汁蜂蜜茶】芹菜、精制蜂蜜各适量。芹菜洗净、捣烂、绞汁，加入等量的蜂蜜。开水冲饮，每次 20mL，每天 3 次。

【公英通便茶】蒲公英 30～60g，蜂蜜适量。蒲公英水煎取汁 200mL 左右，加蜂蜜适量调匀，代茶饮服，连用 3～5 天。

【鞠通五汁饮】秋梨 100g，荸荠、莲藕各 250g，鲜苇根 50g（干品减半）、麦冬 25g（干品减半）。秋梨去皮核，荸荠、莲藕去皮，鲜苇根、麦冬洗净，用榨汁机榨取鲜汁（干品苇根、麦冬另洗净，加水煎汁，放凉并入鲜汁）。一般宜凉饮，不甚喜凉者可隔水炖热温饮。

9.血瘀质

【炒红果】红果 500g，冰糖适量。将红果洗净，去除籽和蒂。将山楂放入锅中，在上面撒上适量冰糖，然后加入适量的清水煎煮，煮沸后改文火炖烂，起锅放凉后装入容器中储存。

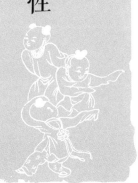

附篇

中药肾毒性

《周礼》:"医师掌医之政,聚毒药以供医事。"《类经》云:"药以治病,因毒为能,所谓毒药,是气味之有偏也。""毒"是指药物所具有的偏性,是药物"补偏救弊"、治疗疾病的物质基础。"是药三分毒",任何药物均各有其偏性,认识中草药的肾毒性具有一定的临床实践意义。

附表 1　单味中药肾毒性

序号	分类	药物
1	植物类	雷公藤、昆明山海棠、厚朴、苦丁茶、马桑果、益母草、鬼臼、冬虫夏草、棉酚、苍耳子、艾叶、苦楝皮、天花粉、牵牛子、金樱根、土贝母、土荆芥、巴豆、芦荟、使君子、铁脚威灵仙、大枫子、野芋头、喜树、蓖麻子、黎辣根、蔓乌头、柴胡、山豆根、黑豆、皂荚、蜡梅根、泽泻、侧柏叶、望江南子、及已、常山、鸦胆子、马桑根、细辛、芫花、甘遂、大戟、罂粟壳、三七、土三七、广防己、汉防己、马兜铃、天仙藤、青木香、寻骨风、山慈菇、丢了棒、川乌、草乌、天麻、胖大海、马钱子、决明子、野百合、藜芦、瓜蒂、土牛膝、洋金花、夹竹桃、桃仁、石榴皮、商陆、八角莲、槟榔、博落回、白果、朱砂莲、棉籽油、千年健、番泻叶、肉桂、臭梧桐、独活、白头翁、毒蕈、虎杖、松节、荜澄茄、补骨脂、大黄、栀子、山道年、川楝子、土细辛、白花丹、黄独、六轴子、八角枫、相棉籽、乌柏、油桐子、钩吻、苦参、苦楝根、枳实、蛇床子、桂皮、苦杏仁、贯众、半夏、天南星、附子、大麻仁、木通、含羞草、红椰子根、生黄芪、龙葵、二丑、人参、樟脑、穿心莲、马桑果、魔芋、雪上一支蒿
2	动物类	鱼胆、全蝎、蜈蚣、斑蝥、红娘子、蟾蜍、海马、蜂蜜、水蛭、猪苦胆、鹿茸、冬虫夏草、蜂毒、麝香、蝙蝠
3	矿物类	代赭石、红升丹、芒硝、石膏、红粉、朱砂、雄黄、砒石、水银、密陀僧、硼砂、胆矾、砒霜、红矾、轻粉、铅丹

附表 2　中药制剂肾毒性

序号	分类	药物
1	经典方剂	甘草干姜汤、柴胡加龙骨牡蛎汤、芍药甘草汤、紫雪丹、苏合香丸、安宫牛黄丸、天王补心丹
2	中成药	耳聋丸、排石冲剂、斑蝥酸钠片、速效伤风胶囊、牛黄镇惊丸、牛黄清热散、四虫散、龙胆泻肝丸、八正合剂、分清五淋丸、大黄清胃丸、甘露清毒丸、补心丸、参茸卫生丸、肾炎四味片、复方斑蝥散、牛黄解毒丸、中华铁打丸、清开灵注射液、穿心莲片、蝮蛇抗栓酶、鸦胆子油乳、复方丹参、三黄片、感冒通、速效伤风胶囊、人参蜂王浆、牛黄解毒片、正清风痛宁、天麻丸、藿香正气水、健儿宝、沉香化滞丸、牛黄清心丸、柏子养心丸、朱砂安神丸、再造丸、人参再造丸、大活络丹、局方至宝丹、十香返生丹、磁朱丸、妙灵丹、小儿保元丹、回生救急散、小儿百寿丹、至宝锭、琥珀抱龙丸、六神丸、三品一条枪、枯痔散、八正散、当归四逆丸、四虫散

附表 3　肾毒性的毒性成分

序号	分类	药物
1	碱类	雷公藤、昆明山海棠、草乌、川乌、山慈菇、北豆根、益母草、蓖麻子、毒蕈、麻黄、钩吻、相思子、使君子、商陆、大戟、苦参、汉防己、槟榔、天花粉、附子、马钱子
3	酸类	关木通、广防己、马兜铃、天仙藤、青木香、寻骨风、雷公藤、细辛
4	苷类	苍耳子、黄药子、栀子、洋地黄、夹竹桃、土牛膝、贯众、及己、芦荟、鸦胆子、使君子、铁扁担、土三七、牵牛子、柴胡、番泻叶
8	蛋白类	巴豆、望江南子、苍耳子、相思子、水蛭、蓖麻、天花粉
9	萜类	川楝子、关木通
10	鞣质类	大黄、五倍子、石榴皮、四季青
11	内酯类	马桑果
12	醇类	关木通、天仙藤
13	毒素类	巴豆、斑蝥、白头翁、商陆、水蛭、白果、川楝子、益母草

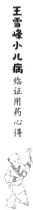

王雪峰小儿病临证用药心得